齐昌菊

名中医学术经验集

齐昌菊 葛谈 主编

上海浦江教育出版社
（原上海中医药大学出版社）

图书在版编目（CIP）数据

齐昌菊名中医学术经验集 / 齐昌菊, 葛谈主编. --
上海：上海浦江教育出版社有限公司, 2025.6.
ISBN 978-7-81121-978-4

Ⅰ. R249.7

中国国家版本馆 CIP 数据核字第 2025B8J744 号

QI CHANGJU MINGZHONGYI XUESHU JINGYAN JI

齐昌菊名中医学术经验集

上海浦江教育出版社出版发行

社址：上海市海港大道 1550 号　邮政编码：201306

电话：（021）38284910（12）（发行）　38284923（总编室）　38284910（传真）

E-mail：cbs@shmtu.edu.cn　URL：http://www.pujiangpress.com

上海光扬印务有限公司印装

幅面尺寸：185 mm × 260 mm　印张：18.5　插页：6　字数：345 千字

2025 年 6 月第 1 版　2025 年 7 月第 1 次印刷

责任编辑：王　艳　封面设计：曾国铭

定价：89.00 元

编委会

主　编：齐昌菊　葛　谈
副主编：苏　齐　齐佳龙　商　越　唐　颖
编　委：王　蓉　叶建军　冯欣茵　邢海珊　刘金岚
　　　　刘秋根　许甜甜　孙　静　孙　璐　孙晓伟
　　　　苏旭波　李　丹　李　庆　李　烨　李　游
　　　　李慧明　吴梦涵　吴嘉琪　张　欢　张凯熠
　　　　张晶莹　张静芬　郁　丹　金　燕　赵春燕
　　　　胡　平　胡文科　胡丽萍　姜光智　祝婷婷
　　　　姚煜沁　唐依婷　唐燕萍　谈敏华　董　朋
　　　　蒋曙鑫　蔡罗平

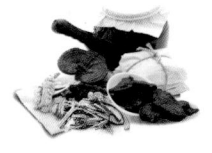

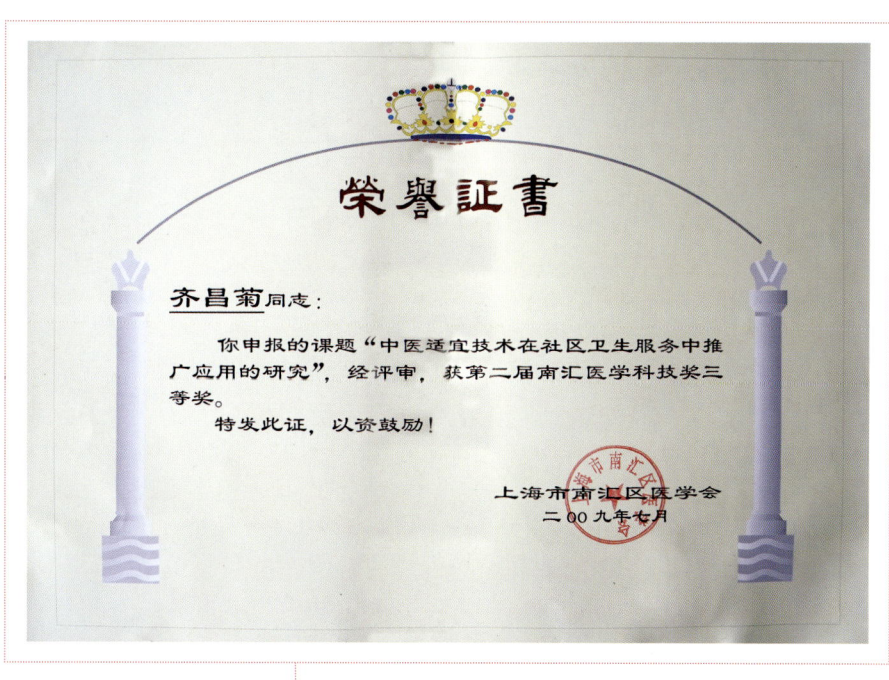

2009 区卫生科技奖

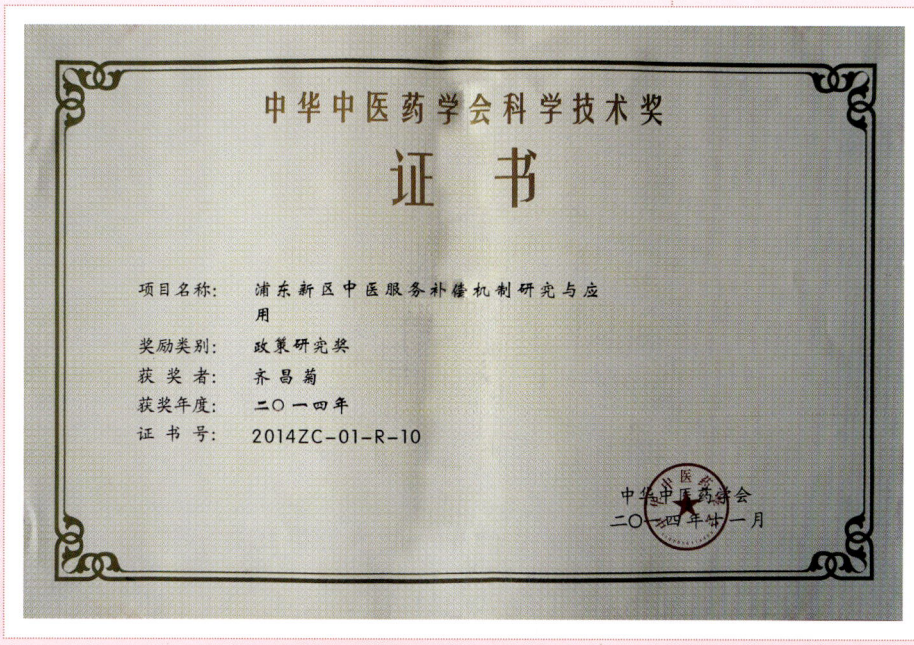

2014 中华中医药学会科技奖

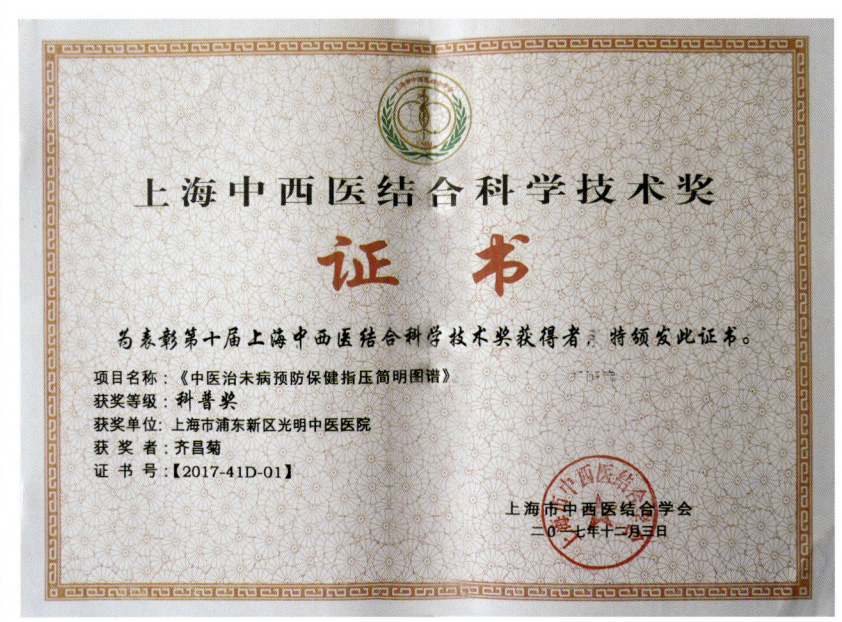

2017 上海中西医结合科学技术科普奖

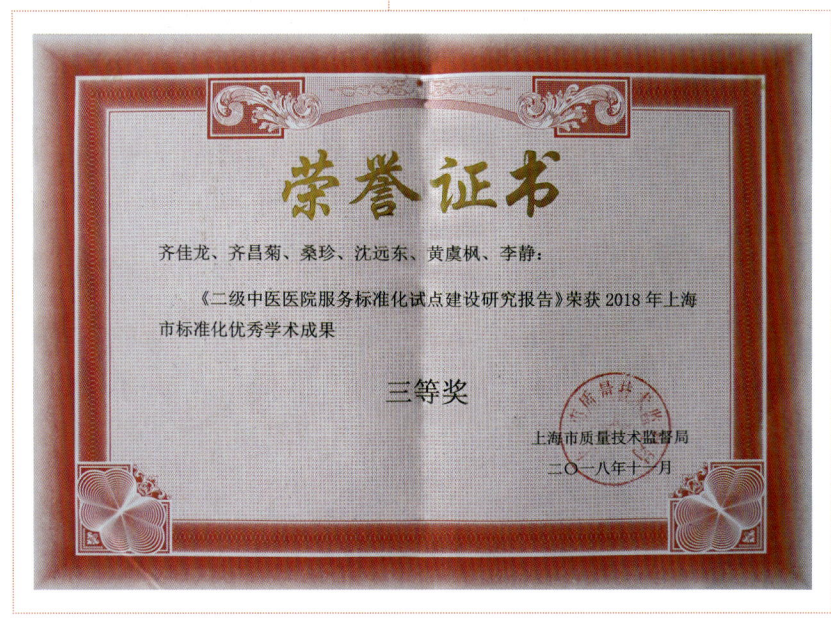

2018 上海市标准化成果奖

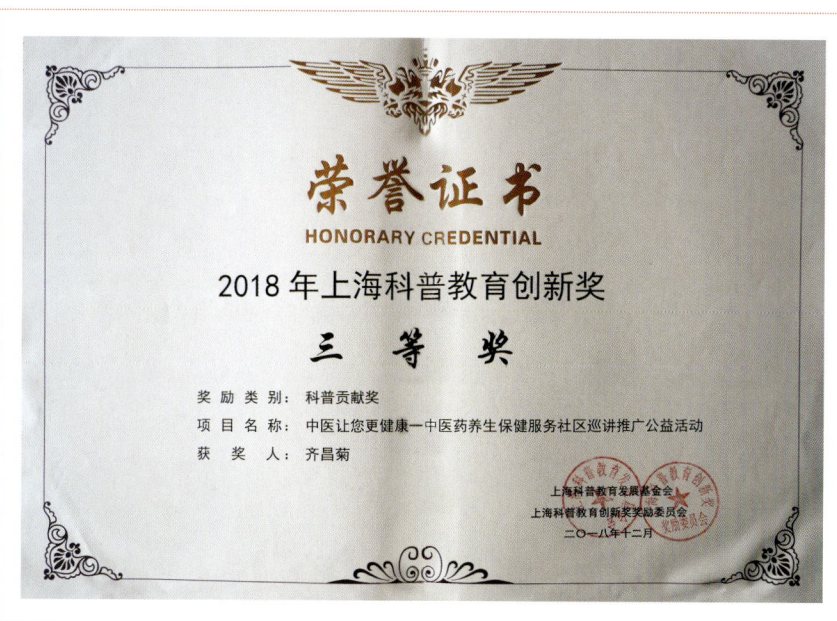

2018上海市科普教育创新奖

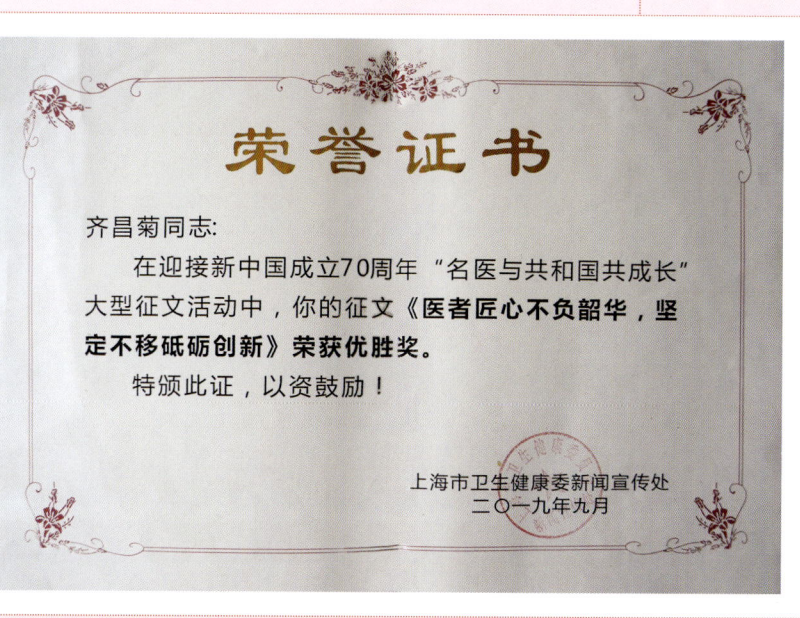

2019『名医与共和国共成长』征文优胜奖

2019 中国民族医药学会学术著作奖

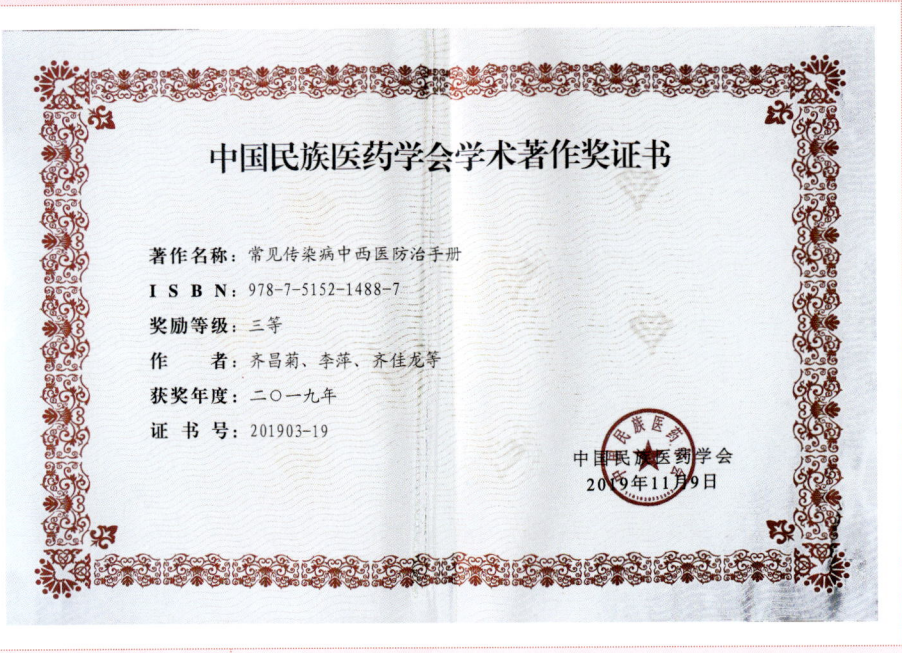

2022 上海市中医药科技奖

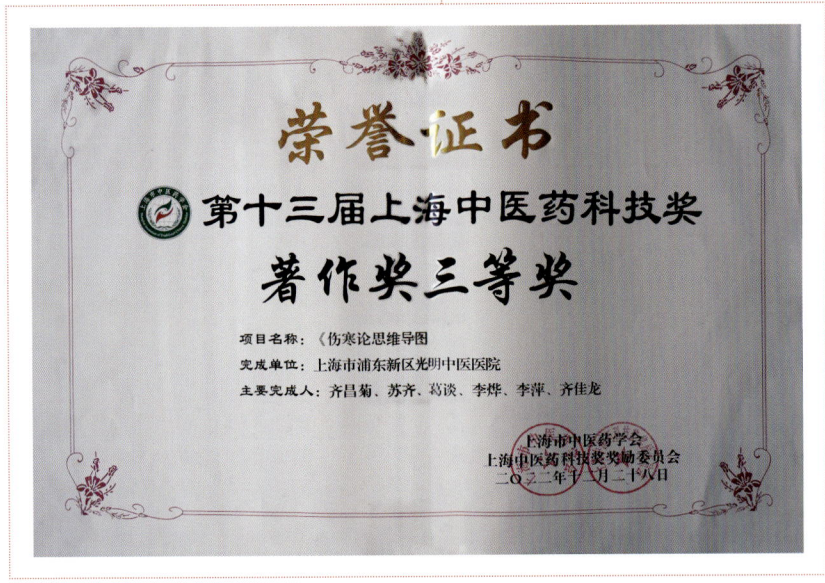

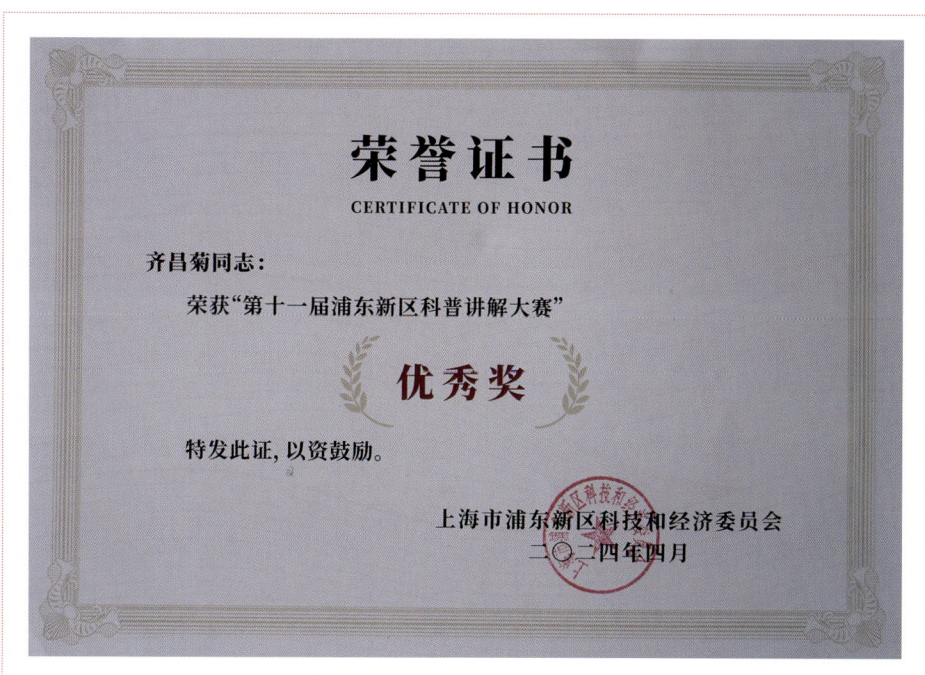

2024 区科委科普大赛优秀奖

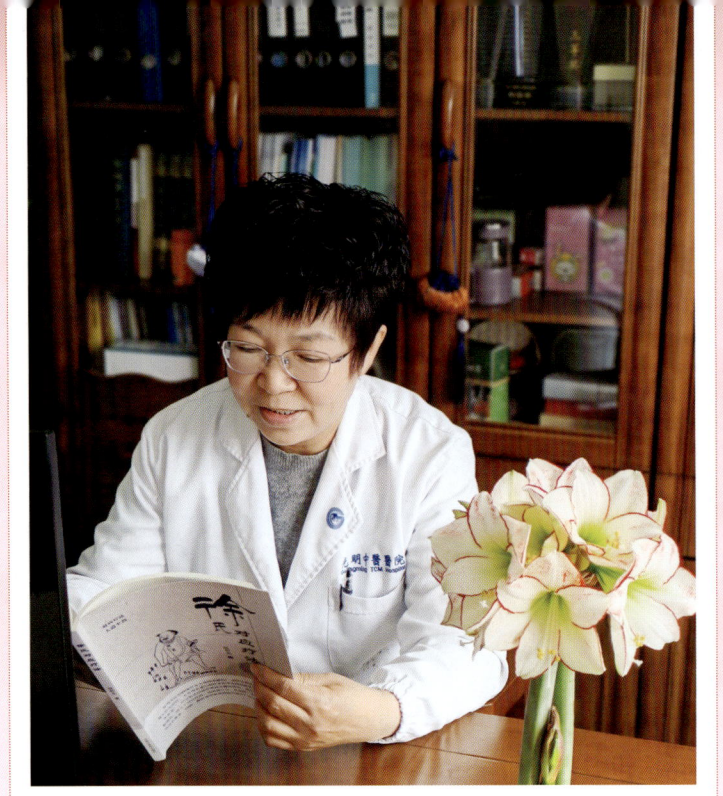

专家讲堂

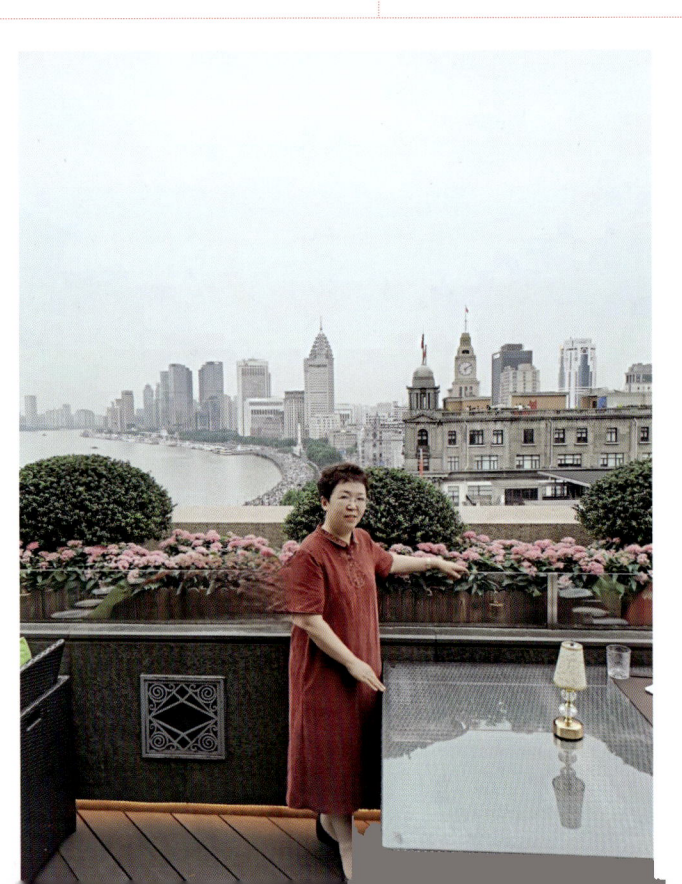

难得有闲

悉心带教

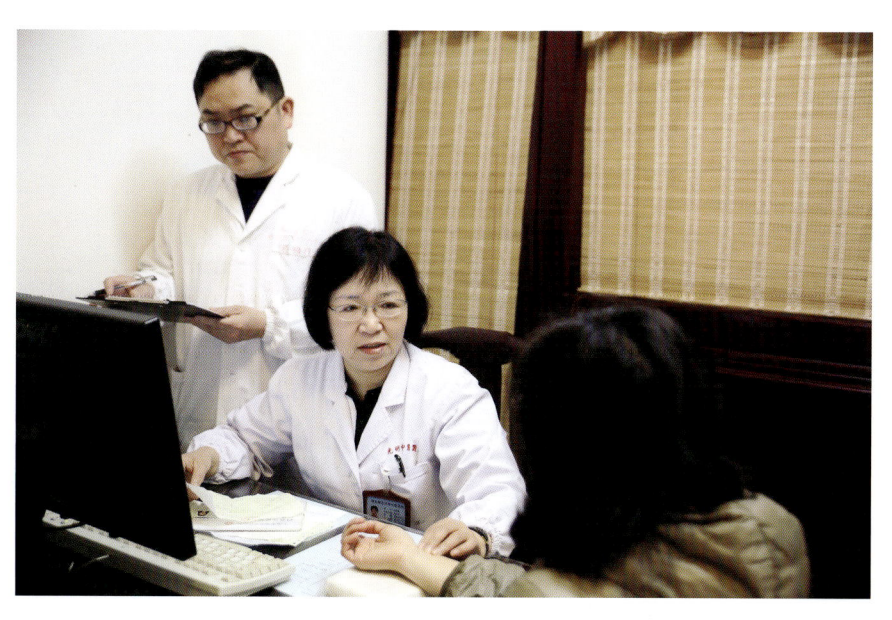

喜收高徒

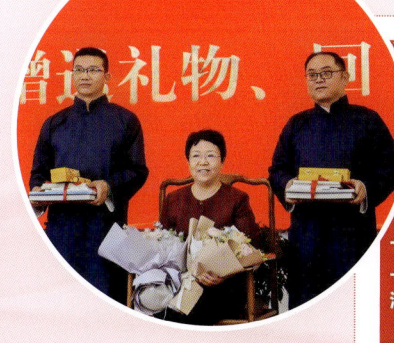

薪火传承

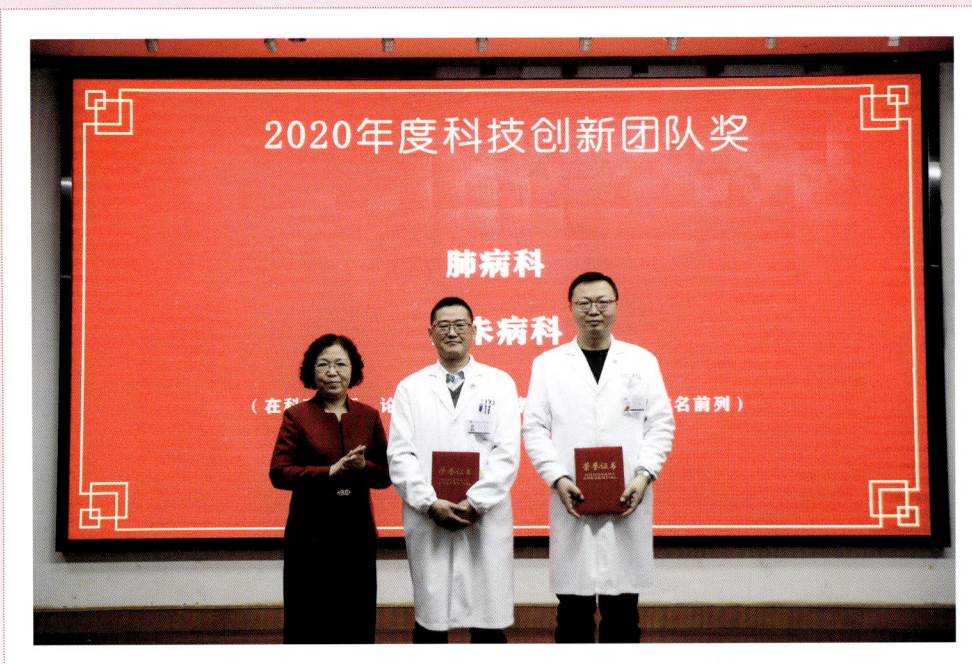

获奖成果

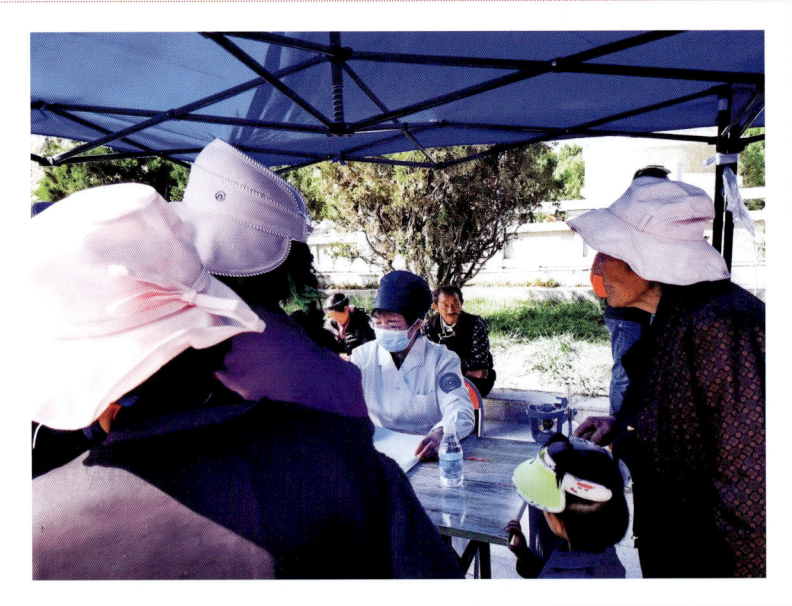

援藏义诊

前言

中医药事业需守正创新，传承发展，此乃时代赋予我们的责任，亦是我们应有的担当。上海市浦东新区作为国家首批中医药综合改革试验区，近年来在中医药医疗、科研、预防保健、人才培养、学科建设、科技创新、中医文化等诸多领域进行了一系列有益的探索。师承教育是中医药人才培养的一项重要举措。浦东新区名中医齐昌菊主任医师，临床工作三十七年来，始终致力于中医药事业的传承与创新工作，积累了丰富的临床、教学、科研与管理经验。在临床工作中论治有据，整体辨证，博采众方，以针药并用、中药内服与外用相结合等综合治疗方法，治疗各科疑难杂症，并取得了较好的疗效。其中，"齐昌菊全国基层名老中医专家传承工作室"作为国家级项目，正是这一举措的重要载体和生动实践。

齐主任先后担任中华中医药学会民间特色诊疗技术分会副主任委员、上海市针灸学会常务理事、上海市中医药学会中医适宜技术分会副主任委员、上海市浦东新区医学会针灸专业委员会主任委员等多项学术任职，被评为浦东新区"好医生"，入选"上海市浦东新区卫生高级人才名人录"。作为课题第一负责人，承担上海市卫生健康委，浦东新区科委、科协、卫生健康委等科研课题专项20余项，以第一作者和通信作者发表论文20余篇，主编出版《中医针灸适宜技术简明图谱》《中医"治未病"预防保健指压简明图谱》等专著11部。曾荣获中华中医药学会科学技术奖、上海市浦东新区卫生科技进步三等奖、上海市中西医结合科学技术奖（科普奖）、上海市科普教育创新奖三等奖、上海市标准化优秀学术成果三等奖、上海中医药学会科技奖（著作奖）等奖项。

齐主任不仅在临证中言传身教，而且善于总结经验，带领工作室团队深耕中医药事业，倾囊相授，把多年的临床经验无私传承给青年中医师们。本书亦介绍了团队在临床中针药并用治疗妇科病、各种痛证、慢性病、皮肤

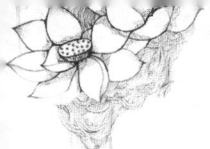

病，以及情志不遂等多个典型医案，为青年中医提供学习和借鉴。

"业精于勤荒于嬉，行成于思毁于随。"在中医药事业的漫长征途上，齐主任将以已积累的三十余载经验为新起点，带领团队成员，在医疗、科研、教学、行政管理等方面继续探索，为培养更多的中医药复合型人才而努力。

《齐昌菊名中医学术经验集》是以齐主任的学生、门人为主撰写的一部学术著作，全书分"名医小传""学术经验""齐氏医话""论文选载"等章，较全面地叙述了齐主任的学术思想、临证经验，以及医论医话、验案验方，以期为后学提供一个学习载体。

然，诚如前贤所说，"书不尽言，言不尽意"。读者如果发现其中的不当之处，还望不吝指正，以便重印时改正。

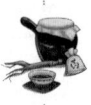

目录

名医小传 /001

学术思想 /005

注重平衡，留意协调 /007
养治结合，重在调心 /010
病、证、病机，次第辨清 /011
内外兼治，标本兼顾 /013
针药并用，相辅相成 /014

临床经验 /017

冬病夏治，重在预防 /019
远近取穴，相得益彰 /021
注重督脉，温补阳气 /023
适宜技术，简便验廉 /025
 （一）拔罐 /025
 （二）中药泡洗 /027
 （三）小儿捏脊 /030
 （四）葫芦灸 /031
 （五）督灸 /034

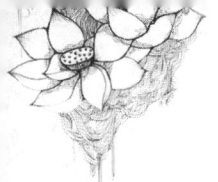

　　（六）八卦灸　　　　　　　　　　　　　　　／036

　　（七）温通推刮　　　　　　　　　　　　　　／038

　　（八）蜜芽罐　　　　　　　　　　　　　　　／042

　　（九）温通盆灸　　　　　　　　　　　　　　／044

　　（十）光明神灸　　　　　　　　　　　　　　／046

　特色针法，实用有效　　　　　　　　　　　　　／049

　　（一）一针疗法　　　　　　　　　　　　　　／049

　　（二）平衡针疗法　　　　　　　　　　　　　／053

　　（三）巨刺　　　　　　　　　　　　　　　　／056

医案选辑　　　　　　　　　　　　　　　　　　／059

　针药并用治痛证　　　　　　　　　　　　　　　／061

　　（一）头痛诊治　　　　　　　　　　　　　　／061

　　（二）痹证诊治　　　　　　　　　　　　　　／066

　针药并用治妇科病　　　　　　　　　　　　　　／087

　　（一）崩漏　　　　　　　　　　　　　　　　／089

　　（二）月经失调　　　　　　　　　　　　　　／094

　　（三）痛经　　　　　　　　　　　　　　　　／102

　　（四）经前紧张综合征　　　　　　　　　　　／112

　　（五）闭经　　　　　　　　　　　　　　　　／115

　　（六）带下病　　　　　　　　　　　　　　　／116

　　（七）经行浮肿　　　　　　　　　　　　　　／118

　　（八）更年期综合征　　　　　　　　　　　　／120

　　（九）多囊卵巢综合征　　　　　　　　　　　／121

　针药并用治慢性病　　　　　　　　　　　　　　／123

　　（一）面瘫　　　　　　　　　　　　　　　　／124

　　（二）中风　　　　　　　　　　　　　　　　／131

　　（三）帕金森病　　　　　　　　　　　　　　／140

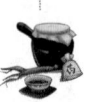

（四）失眠	/142
（五）胃痞	/145
（六）咳嗽	/146
针药并用治皮肤病	/149
（一）肌痹	/151
（二）痤疮	/152
（三）慢性荨麻疹	/154
（四）湿疹	/155
（五）黄褐斑	/156
针药并用治情绪障碍	/160
（一）郁证	/161
（二）神经官能症	/166

齐氏医话 /169

高血压观	/171
医话腰痛	/174
第一法：针灸并用通经络	/174
第二法：刺络拔罐除宛陈	/175
第三法：拍打拉筋舒筋骨	/175
腰九针治腰痛	/177
"迎头结尾"法治带状疱疹	/178

论文选载 /181

《伤寒论》药物煎煮法与疗效	/183
阿是穴配合巨刺肩痛穴治疗肩关节周围炎疗效观察	/187
癫痫病病名初探	/194
电针联合皮肤牵引治疗膝骨关节炎临床疗效观察	/197

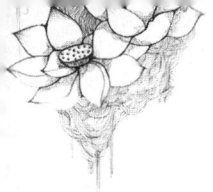

董氏奇穴配合阿是穴围刺治疗网球肘 30 例疗效观察 /202

督灸联合附子理中汤治疗脾肾阳虚型慢性疲劳综合征的临床疗效及对疲劳程度和中医证候的影响 /206

巨刺肩痛穴治疗肩关节周围炎临床观察 /213

平衡针配合阿是穴围刺治疗网球肘 30 例临床观察 /218

齐昌菊教授治疗局部皮肤浅感觉障碍一例 /223

腕踝针结合体针治疗急性腰扭伤临床观察 /225

温针灸治疗强直性脊柱炎临床观察 /229

县级中医医院如何发挥在农村三级中医药服务网络中的龙头作用 /234

穴位敷贴对缓解期慢性阻塞性肺疾病患者生活质量的影响 /240

穴位敷贴治疗慢性阻塞性肺疾病的研究进展 /244

针灸治疗黄褐斑的现状与展望 /249

针药并用治疗血瘀寒凝型筋骨病 30 例临床观察 /259

针药结合治疗肝郁气滞型黄褐斑疗效观察 /264

中草药治疗糖尿病并发疖肿 60 例疗效观察 /271

中医治未病理论的古代文献梳理及内涵浅析 /273

中医综合治疗颈椎病临床疗效观察 /278

自制悬灸器防治慢性支气管炎 30 例临床观察 /283

附录 /288

名医小传

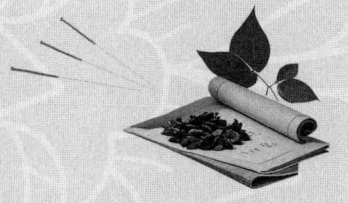

齐昌菊，1988年7月毕业于内蒙古医学院中医系中医专业，后在哈尔滨铁路局分局医院工作多年，2002年9月作为人才引进到上海市浦东新区光明中医医院工作，先后担任针灸科副主任（主持工作）、医疗业务院长、科教院长。

齐昌菊自1988年毕业起，从事中医临床工作和医院管理工作37年，致力于中医药事业的传承创新工作。"师古而不泥古，传承而又创新"，齐昌菊2011年入选浦东新区高级人才名人录，2014年被评为浦东新区名中医，2021年获批成立齐昌菊浦东新区名医工作室，2024年获评全国基层名老中医，培养出多名中医药骨干人才，带领团队率先在区域内开展中医药综合服务，形成可复制可推广的新模式，吸引区域内及全国各地医疗机构观摩学习。在多年的临床实践与教学工作中，齐昌菊总结出"有诸内必形诸外"内外兼治；"汤药攻其内，针灸攻其外"针药并用；"左盛则右病，右盛则左病"巨刺疗法；"阴平阳秘精神乃至"未病先防等独特的中医药学术思想。善于整体辨证施治，循经取穴、针药并用治疗郁证、风湿痹痛证、失眠症、痛风、中风后遗症、三叉神经痛、痛经、强直性脊柱炎、食管癌术后反流性胃炎、慢性非特异性溃疡性结肠炎；运用"面八针"治疗难治性面瘫，"腰九针"治疗腰痛，"迎头结尾"刺络疗法治疗带状疱疹后遗神经痛、高热等神经系统疾病等，刺络放血治疗小儿高热惊厥、火针治疗慢性筋骨病、湿疹等顽症痼疾。

齐昌菊于2014年、2018年分别获聘上海市社区师带徒导师，先后培养4名基层中医药骨干人才，依托浦东新区名中医工作室和齐昌菊名家工作室建设培养8名中医继承型人才。

2005年至2023年，齐昌菊被聘为上海中医药大学兼职副教授、兼职教授，承担在校大学生的临床实践带教工作，累积带教36人次。连续八年承办国家级中医药继续教育项目，承办2024年中华中医药学会民间特色诊疗技术研究分会年会。先后奔赴西藏、云南，柔性援藏、援滇，开展义诊、教学查房等工作，在全国范围内推广中医适宜技术项目，助力中医药特色服务

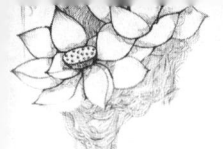

项目的推广与应用，提升基层中医药服务能力建设。

她主持科研课题20余项，发表学术论文20篇，主编出版医学著作十余部，入选浦东新区卫生高级人才名人，担任浦东新区中医药事业发展联席会议办公室负责人。曾先后兼任多项学术任职：中华中医药学会民间特色诊疗技术研究分会副主任委员；上海市针灸学会常务理事；上海市中医药学会民间特色诊疗技术研究分会副主任委员；上海市中医药学会亚健康分会副主任委员；上海市中医药学会慢病管理分会副主任委员；上海市中医药学会中医适宜技术分会副主任委员；世界中医药学会联合会真实世界研究专业委员会常务理事；上海市浦东新区医学会针灸专业委员会主任委员；上海市浦东新区中医药协会针灸专业委员会主任委员；上海市浦东新区中医药协会养生保健专业委员会委员。

学术思想

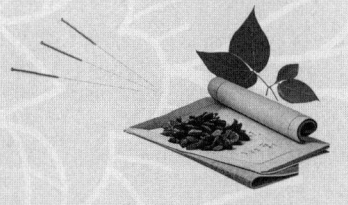

注重平衡，留意协调

《黄帝内经素问·上古天真论》中，岐伯与黄帝在讨论养生时曰："上古之人，其知道者，法于阴阳，和于术数，食饮有节，起居有常，不妄作劳，故能形与神俱，而尽终其天年，度百岁乃去。"养生具体的做法本应如此，效仿上古之人，做"知道者"，顺应"天人相应"规律，并"法于阴阳，和于术数"，且应"食饮有节，起居有常，不妄作劳"，达到"形与神俱"，以期"终其天年"。

人体作为一个复杂而协调的"巨系统"，其核心在于维持平衡状态。中医理论中的"天人相应"观念，正是将人体视为与自然界、社会环境相互关联的整体，强调人体健康受多种自然因素，如四季更替、节气变化、昼夜转换等的深刻影响。

在临床实践中，中医遵循人体的生物节律、阴阳平衡、气血流通等自然规律，以调整和维护人体内外环境的平衡状态。

天人相应：强调人应与自然和谐相处，顺应自然规律，如季节变化、昼夜更替等。

阴阳平衡：维持身体阴阳的平衡是健康的关键，所谓"阴平阳秘，精神乃治"，阴阳失衡会导致疾病的发生，所谓"阴阳离决，精气乃绝"。

五行理论：木、火、土、金、水五种元素相互制约、相互滋养，五行之间通过相生、相克来调节人体的五脏六腑使之达到动态平衡，达到身体健康的目的。

脏腑协调：各个脏腑之间要相互协调，保持功能的正常运作。

气血和畅：气血是人体生命活动的基础，气血流畅是健康的重要条件。

这些平衡状态是人体健康的核心，而调养与治疗的结合理念正是基于对这些规律的深刻理解。

中医以阴阳两个属性名词来阐述这种平衡状态，即阴阳平衡。在人体中，阴阳平衡体现为寒热、虚实等多个方面的相互依存与制约。只有当阴阳

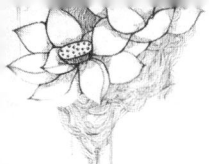

处于相对平衡状态时,人体的各项生理功能才能得以正常发挥,从而维持身体的稳定与健康。

现代医学同样强调生理平衡的重要性。身体内部的呼吸、循环、消化等多个系统需要协同工作,以维持身体的正常运作。这种生理平衡包括血液的酸碱平衡、体温的调节等多个方面,是维持生命活动所必不可少的。

为了保持平衡以实现健康,人体需要从以下几个方面入手:

(1)饮食调节:选择食物时,注意其性质,如寒凉食物和温热食物的搭配。例如,夏天可以适量食用一些寒凉食物以清热解暑,冬天则宜食用一些温热食物以温中散寒。

(2)作息规律:保持规律的作息时间,顺应自然界的昼夜变化。晚上应早睡以养阴,早上应早起以养阳。

(3)情绪管理:保持心态平和,避免极端情绪,如过度激动或长期抑郁,因为情绪波动会影响身体的阴阳平衡。

(4)适度运动:适量运动可以促进气血流通,增强阳气,但要避免过度劳累,以免损伤阴液。

(5)环境适应:根据季节变化调整生活习惯,如夏季应避免过度暴晒,冬季则应注意保暖。

(6)劳逸结合:合理安排工作和休息时间,避免过度劳累或过度安逸。

(7)性生活适度:性生活应适度,过度的性生活会损伤肾精,导致阴阳失衡。

(8)中医调理:在必要时,可以通过中医的方法,如针灸、拔罐、按摩等来调节身体的阴阳平衡。

(9)药物辅助:在中医师的指导下,合理使用中药来调理身体的阴阳平衡。

(10)精神修养:通过冥想、气功、太极拳等方法来培养精神力量,增强内在的阴阳平衡。

(11)顺应自然:遵循自然界的规律,如日出而作,日落而息,春生夏长,秋收冬藏。

(12)个性化养生:根据个人的体质和生活习惯,制定适合自己的养生计划。

日常状态下,对于普通个体来说,前四个方面是最重要的。营养平衡是维持生命活动的基础。人体需要各种营养物质如蛋白质、脂类、维生素、矿物质等来支持新陈代谢过程。如果饮食不均衡,摄入的营养物质过多或过少，都会导致营养失衡，进而影响身体的正常功能。

情绪管理是保持身体健康的重要因素。情绪的变化会对身体产生不同的影响，过度的压力、焦虑、愤怒等负面情绪可能会对身体造成负担，影响免疫系统的功能。因此，个体需要学会调节情绪，保持平和的心态，以减轻身体的紧张状态。

运动平衡和作息平衡是保持身体健康的关键。适度的运动有助于增强身体机能，但过度运动可能会引发损伤；而规律的作息则有助于维持身体的生物钟，保证各项生理功能按时进行。个体需要合理安排运动量和作息时间，以保持身体的平衡状态。

黄龙祥教授曾说过，疾病是身体的一部分，再高明的上工也不能根除疾病，人的一生始终与疾病保持一种动态的平衡。因此，生病是人生必不可避免的一部分，再健康的人也难以避免。当人体处在疾病这一特殊情况下，就需要中医调理、药物辅助等其他方面的协助，以恢复平衡。

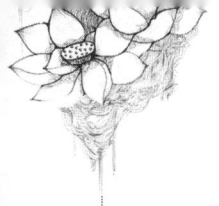

养治结合，重在调心

齐氏秉持的"三分治疗，七分调理"的医学理念，是对中医防治观的拓展与延伸，充分展现了中医"治未病"的深远智慧。在当代社会，面对高节奏的工作和生活，许多人长期处于亚健康状态，身心俱疲，进而诱发一系列疾病，尤其是胃肠道疾病，如胃溃疡、慢性腹泻等，这类疾病常被视为心身疾病的典型代表。

在临床实践中，齐氏对每位患者的问诊、触诊及治疗过程均极为细致，致力于让患者感受到无微不至的关怀，使患者安心。经过多年的临床实践，齐氏深刻认识到许多疾病与心理状态之间存在着紧密的联系。这类患者往往具有情绪不稳定、易抑郁、心情沮丧、缺乏自我意识与自信、存在偏执倾向及对疾病有错误认知等共同特征。因此，在治疗此类疾病时，不仅要关注病证本身，还需注重纠正患者的错误认知，引导其树立积极正面的心态。若仅重视疾病治疗而忽视心理层面的疏导，则病情难以得到有效控制或治愈。

中医认为，心为君主之官，主宰神明与血脉，其健康状态直接影响全身各脏腑的功能。中医养生之道不仅在于调养身体，更在于滋养心灵。心安则神明自安，如此五脏六腑方能各司其职，保持和谐运转。因此，在治疗过程中，需特别关注患者的心理状态，引导其保持心态平和，以助于病情的恢复。

中医还强调气机与七情的重要性。长期或过度的喜、怒、忧、思、悲、恐、惊等情绪变化均会影响气机的正常运行。若气机散乱、运动失调，则易导致疾病的发生。因此，在治疗过程中需注重调节患者的气机与情绪状态，引导其凝神定志、保持心态平和。

此外，齐氏认为治病与养病均需医患双方的共同努力与配合。在治疗过程中，患者应积极配合医生的治疗方案并遵医嘱；在养病期间，医生则需给予患者必要的指导与叮嘱，同时患者也需保持心态平和、适当锻炼、规律作息，并树立恢复健康的信心与愉悦的精神状态以加速治疗效果的显现。

病、证、病机，次第辨清

在现代医学的影响下，众多医生在治病时，普遍将明确诊断视为首要且关键的步骤。大多数医生的思维惯性是先明确诊断，治疗也就有的放矢。这通常依赖于现代医学的知识和多样化的检查手段，包括体格检查、实验室检查、影像学检查等，旨在精确把握病情本质，为后续治疗奠定坚实基础。

而实际临床中，患者的不适与医学的诊断并非绝对的匹配，常常存在"头痛查头，腰痛查骨"的现象，即使查出了一些结构上的异常，也很难从根本上解除患者的病痛。因此齐氏认为医生的主要责任是解除病痛，其次是恢复结构上的异常。

受医学检查手段的影响，现代医学对人体疾病的命名与传统中医的疾病名称相比更为繁杂，分别从症状、解剖结构、影像学、细胞、基因等多角度命名，这就造成不同检测手段对同一部位进行检查诊断，得出的疾病名不同。

再者，由于两种医学的理论基础不同，在针对同一患者进行诊治过程中，存在很多观念上的冲突，因此要特别留心辨病、辨证、辨病机的概念和应用边界。

在中医临床实践中，望、闻、问、切作为收集临床资料的四大核心方式，其重要性不言而喻。值得注意的是，中医的特色是辨证施治，并非不重视辨病，而是更侧重于辨证。中医更侧重于辨证施治，即运用望、闻、问、切四诊手段全面收集患者的症状与体征信息，随后依据中医独特的理论体系（如八纲辨证、脏腑辨证、六经辨证、经络辨证等）进行深入分析，以揭示疾病当前所处的阶段、性质及机体反应状态。

辨证的目的在于精准识别疾病过程中的主要矛盾，如寒热、虚实、表里、阴阳等，并以此为依据制定针对性的治疗方案。中医诊治时常是合一的，看病就是诊病，诊病又是治病，即"诊疗一体化"，这在中医外治法当中体现得特别明显。

中医有自己的病名，这与现代医学的含义不同。基于此，中医的辨病与辨证是同时进行，辨病还需辨证。中医通过对临床症状组合的分析，判断患者得的是什么病。这需要注意病变的位置和性质，如中医诊断的腹痛可能是西医的胃病或是肠炎等，现代中医需要学习两套医学体系，既了解中医的病名，也需了解西医的病名与理论，搞清楚病名的真实含义，以便使用相应的医学思维进行治疗。两者的侧重点不同，治疗思维不同，其疗效转归也不同。

辨病机是对疾病发生发展机制的深刻理解，它探究的是导致疾病的根本原因以及病邪与正气之间相互作用的具体规律。比如，对于感冒发热的患者，辨病机可能涉及风寒之邪侵袭肌表，或是风热之邪上犯肺卫，或是兼夹湿邪等因素。辨明病机有利于抓住疾病的本质，预见其发展趋势，并针对性地使用中医手段，截断病复路径、促进康复。

综上所述，在临床实际操作中，辨病帮助医生快速定位疾病类型和范畴，辨证则更关注个体差异和当前病情的动态变化，而辨病机则是进一步探求疾病深层次的病理变化和发展规律。三者结合运用，能够实现对疾病的整体把握和精准施治，体现了中医个性化、动态化治疗的优势。

内外兼治，标本兼顾

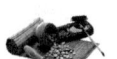

中医学的临床实践及辨证需要因人、因地、因时制宜，运用中医独特的象思维方法，将人体复杂的生命规律用阴阳、五行、藏象和经络的形式表现出来。八纲辨证是中医临床辨证的基础，阴阳是根本。中医的治疗就是从调整人体整体阴阳平衡的角度来施行的。因为中医认为人体疾病的本质就是阴阳的不平衡状态。

中医最大的特点就是"整体观念"和"辨证施治"。它将人视为一个整体，内脏和体表各组织、器官是不可分割的，还注重人周围的环境对身体的影响。中医看病不仅需要对患者机体进行全面了解，还需要结合患者的生活习惯、环境等因素，在此基础上进行辨证，施以药物或其他医疗技术。

齐氏临床最常使用脏腑辨证和经络辨证两套方法，脏腑病症以脏腑辨证为主；其他病证，如头面四肢以经络辨证为主。经络有经脉和络脉之分，二者构成人体的内联脏腑、外络肢节、沟通上下内外的通路。经脉在人体偏里，络脉偏于体表。人体病证复杂多变，但"有诸内必形于外"，通过外在的表现可发现内在的病因。治病讲究治本，临证需要讲究标本缓急，以期达到标本兼治的目的。

肩周炎患者往往表现为一侧或两侧肩部的活动不利，夜间疼痛明显。中医认为是痹证，"风寒湿三气杂至，合而为痹也。"一般认为风寒外袭，肩部寒凝血瘀，不通则痛为实证，临床治疗多以肩部的穴位为主，最常用的就是肩三针，同时配合电针、艾灸、TDP灯照射、拔罐等方法治疗，也可取效。齐氏则认为，肩周炎患者好发于五十岁上下，故又名之为"五十肩"，五十岁对一个人已是年过半百，知天命的时候。女子到了五十"七七任脉虚，太冲脉衰少，天癸竭，地道不通"，男子到五十则"六八阳气竭于上，面焦，发鬓颁白"。也就是说这个年纪，身体都存在一定程度的虚衰，主要是阳气阴精的虚衰，此为本虚。然后才会感受风寒，筋脉寒凝，活动不利，肩居于上，上先受邪。所以齐氏治疗时一般都以汤药顾其里，针灸治其标。此外针灸治疗时，齐氏还注重平衡，喜欢应用平衡针治疗肩周炎，左肩痛针刺位于右小腿上的肩痛穴，往往达到立竿见影的效果。

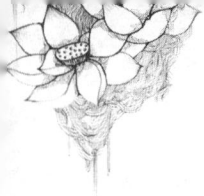

针药并用,相辅相成

齐氏时时强调,作为一名医生,尤其是中医师,不能只把自己定位为一名针灸医师,必须既要会针灸,又要会用中药,不拘泥于针灸或方药某一方面,他们都是中医治疗的手段,临证时根据疾病的本质和发生发展的规律,有针对性地应用针灸或方药。正如孙思邈所说的那样"知针知药,固是良医"。针药结合治疗需在较短的时间内取得一定的疗效,建立起患者对医师的信任,同时要耐心地向患者解释疾病的病性及转归,树立患者对治疗的信心,才能使治疗效果最大化,达到事半功倍的效果。

齐氏临证非常注重针灸、方药的有机结合,针灸、方药侧重方向不同,一般来说方药作用偏于里治本,针灸作用偏于表治标。当然针灸也可治本,方药也可治标,临证时各取所长才能更好的提高临床的疗效。

针灸与中药在中医理论上是基本一致的,但两者的作用机理又不尽相同。中药是利用自然界中动植物的性味归经来调节人体气血阴阳的平衡,而针灸主要靠针刺穴位疏通经络来调节人体的阴阳平衡。一个是内服,一个是外治,在临床中需要医师将两者互相结合起来,各有侧重,这样在各种疑难杂病的治疗中发挥出中医内外兼治的综合作用,取得很多出人意料的疗效。

齐氏对中医经典《伤寒论》钟爱有加,常在《伤寒论》的六经辨证指导下,将针药配合使用。伤寒六经有多种解释,最朴素的就是根据阴阳的多少不同进行划分,一阳为少阳,二阳为阳明,三阳为太阳,阴也是如此;但根据条文,六经也有经脉的意思。如太阳病的症状就有手太阳小肠和足太阳膀胱及其生理功能的异常表现。齐氏用药不拘泥于经方和时方,用针不专于某法某派。曾治疗一妇女,该患者开始时右面部近耳部阵发性刺痛,随着时间的推移,发作的频率也越来越高,被诊断为三叉神经痛。多年来四处求诊,病情时好时坏,后经人介绍前来就诊,当时面部疼痛难忍,严重影响饮食、睡眠,不能张嘴,一张嘴即感有面部疼痛。靠每日服用卡马西平而稍缓解,但该药毒副作用较多,又不敢停药。齐氏接诊后,认为该患者久病三年,邪在太阴、少阴,上扰于面部三阳，从而引发疼痛。该病三阴病为本，而标在三阳。根据急则治标的原则，当以止痛为主，然后再去温运少阴，才能祛邪外出，标本兼治。患者舌脉呈现一派阳虚征象。用四逆汤回阳救逆，温运少阴，芍药甘草柔肝缓急止痛，白芥子祛除在皮里膜外之痰浊、生石膏清解病位在阳明的邪热，柴胡以透解半表半里少阳郁邪，麻黄用以解太阳之邪。同时应用针刺治疗，内外兼治以扶正祛邪为法。半月后，患者基本不感到疼痛，可以张嘴正常进食。齐氏刻苦钻研，师古不泥古、不盲从，善于总结，善于思考，以独特视角入手，当针则针，当灸则灸，或针药并施，多取得显著疗效。

现在的中医由于临床分科，以致中医内科只会背方歌开汤剂，针灸科只记穴位和扎针，这就限制了中医药的疗效发挥，能集中药、针灸等技术于一身的中医师已经非常稀少。《伤寒论》条文中既有汤药，亦提到针刺等外治法，是中医针药结合治疗的最早文献记载，且自古中医治病就有一针、二灸、三用药的顺序。中药与针灸学问浩瀚如海，虽一生钻研，亦难尽得其奥妙。作为临床医生，要在临床实践中出真知，要勇于实践，勇于探索，将针和药结合应用，取长补短，更好地发挥中医的魅力。齐氏常常对学生讲，我们是针灸医师，首先是一名中医师，还是一名会针灸的中医师，只有熟练掌握针灸和中药这两项中医法宝，才能效如桴鼓，否则就必难有大效。

齐氏认为，针刺与中药作为目前中医两大主要治疗手段，各有其独特优势和治疗原理。针药并用是在辨证论治原则指导下，综合运用针灸疗法疏通经络、调和气血，配合中药内调脏腑、平衡阴阳，从而达到标本兼顾、内外同治的理想效果。

《黄帝内经》强调五术，即东方之砭石，南方之针刺，西方之毒药，北方之艾灸，中央之导引、按蹻："东方之域，天地之所始生也。鱼盐之地，海滨傍水，其民食鱼而嗜咸，皆安其处，美其食。鱼者使人热中，盐者胜血，故其民皆黑色疏理。其病皆为痈疡，其治宜砭石。故砭石者，亦从东方来。西方者，金玉之域，沙石之处，天地之所收引也。其民陵居而多风，水土刚强，其民不衣而褐荐，其民华食而脂肥，故邪不能伤其形体，其病生于内，其治宜毒药。故毒药者亦从西方来。"

以上是关于东方和西方的原文内容。大致意思是东方人居海边，嗜咸多，宜生痈疽，适宜用砭石。与今日之刮痧相似，砭石砭术的手法更为全面，包括点、按、刮、夹、旋、滚、拨、摩、推、刺等，而刮痧则主要以刮拭为主。西方居日落之地，人们牛羊肉吃得多，外在壮实，抗外邪强，内在多虚，病多内发，适合用药物内服。

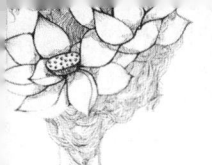

《内经》里凡是治病的药都叫毒药,不专指砒霜、汞银之类。这里的毒药就是现在的中药,古人的毒是偏性的意思,也就是利用药的偏性来恢复到中间的状态,也就是平衡的状态。

临床经验

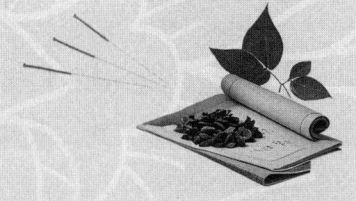

冬病夏治，重在预防

穴位敷贴是传统中医外治疗法之一，它以预防为主，体现中医"治未病"理念，而且价格较为低廉，操作较为简便，疗效也较为显著，深受老百姓青睐。齐氏是上海原南汇地区冬病夏治、穴位敷贴防治慢性咳喘病的较早推广者，因穴位敷贴用药安全，诛伐无过，简单易学，便于推广，取材广泛，价廉药俭，疗效确切，无创无痛，齐氏将此作为中医适宜技术在全区进行推广，参与人数逐年增加。

穴位敷贴是将特定药物直接贴敷于人体穴位的治疗方法，通过药物对穴位的刺激和药物本身的疗效，达到疏通经络、调和气血、调整脏腑阴阳平衡的目的。在夏季借助天之阳气和药物之力，祛除宿根，补益正气，减少发作次数，减轻发作症状，此所谓"冬病夏治"。亦可在冬至之阳气始生之时，借助药物、艾灸等手段温阳固表、扶正御寒，达到"冬病冬防"的目的。

齐氏认为"冬病"的产生是因寒湿阻滞脉络、气血瘀滞不通所致。而穴位是人体脏腑、气血、经络的汇聚点，也是疾病的反应点，"三伏"又是一年之中最炎热的时候，人体皮肤温度、湿度最大，阳气发泄，气血趋于体表，皮肤松弛，毛孔腠理开泄，寒湿之邪也浮于肌表，此时选取特定的穴位进行敷贴，药物最易经皮肤渗透、穴位刺激、经络传导，直达病所，对相应的脏腑起到扶正祛邪的作用，增强机体免疫力，从而达到预防、治疗冬天的易发疾病的目的。支气管哮喘是气道的一种慢性过敏性疾病，简称哮喘。多发生于冬春季节，气候寒冷或气候变更时，易反复发作，日久则正气渐衰，而"宿根"愈盛，缠绵难愈。齐氏认为本病的发作病理环节在于痰气搏结、气道壅塞、肺失宣降，其病位在于肺，其病根在于痰，其主邪在于寒。若长期发作，则累及脾肾，严重时心阳受累，发生"喘脱"危候。所以，哮喘有邪实正虚之别，发作时以邪实为主，未发作时以正虚为主，治疗应当根据中医"急则治其标，缓则治其本"的原则，在哮喘不发作的夏季，对脾肾阳虚、夏轻冬重的慢性哮喘患者，采用冬病夏治、温补脾肾的治法，以扶正固本，改善患者的机体功能，提高患者的抗病能力，减少或减轻患者在冬季发作的次数和症状，甚至不发作。齐氏认为人体阳气具有"卫外而为固"的作用，保持阳气充盛，即可达到"正气存内，邪不可干"预防疾病的目的。近几年齐氏在对慢支哮喘等疾病冬病夏治时除了运用穴位敷贴外，开始探索性地运用具有扶阳预防疾病作用的灸法，又名逆灸。所谓逆，高武在《针灸聚英》中解释曰："无病而先针灸曰逆。逆，未至而迎之也。"即指在无病或疾病发生之前预先应用灸法以激发经气、扶助正气、提高抗病能力，来预防疾病的方法。在灸法中悬灸操作简单，易于掌握，经济实惠，具有温阳补气、温经通络、消瘀散结、补中益气等功效，可达到预防疾病的目的。但因医师一对一操作，难以推广，齐氏根据多年临床经验自制了一种艾柱灸器，定位准确，使用方便，安全，经济，自制悬灸器的出现解放了医师的双手，将悬灸最大的弱点变为优点，已经开始向社区推广。齐氏认为背部为五脏俞穴汇合之处，为五脏所附丽，胸腹又为五脏之所在，六腑之所裹复，阴阳经络，脏腑胸腹背，经络相贯，气相通应，故对脏腑疾病的防治大多取背部俞穴，并且充分利用夏秋天之气候比较温热，人体之阳气（尤其素以阳气偏虚之体）得天阳相助，辅以悬灸温热刺激背部腧穴，经人体脏腑经络系统而达到调整人体阴阳，驱散人体内部深伏之邪，使肺主气功能正常升降，脾肾得到温补，最后达到增强人体的抗病防病能力，降低了慢支、哮喘等病的复发率。

"冬病夏治"无论是采用中药内服、穴位敷贴、针灸、艾灸、拔罐、刮痧、药膳等治疗方法，医生都必须根据患者的体质与病情选择最佳的治疗方法，才能达到最佳的治疗效果。"冬病夏治"一是针对寒邪，二是针对体质虚寒。临床上所有阳气不足、肺气虚弱、中焦虚寒、下元亏损、四肢关节疼痛和一些免疫功能低下的疾病，在春夏治疗都会比其他季节治疗效果好，如慢性支气管炎、类风湿关节炎、肩周炎、颈椎病、腰肌劳损、骨性关节炎、脊柱退行性病变、冻疮等病，都有"喜暖怕凉"的特点。齐氏认为"冬病夏治"的时间不应拘泥于"三伏"天。

远近取穴，相得益彰

齐氏临证时常和我们讲病在上者为阳，病在下者为阴，善用针者，从阴引阳，从阳引阴，所以针灸治疗疾病时我们常常可以上病下取之，下病高取之，亦即取穴时注意远近结合。

齐氏认为，远部取穴是在距离病痛较远的部位选取腧穴，它是以腧穴的远治作用为依据的，也可以是一些经验用穴。这是针灸处方选穴的基本方法，体现了针灸辨证论治的思想。远部取穴运用非常广泛，临床上多选择肘膝以下的穴位进行治疗，在具体应用时，既可取所病脏腑经脉的本经腧穴（本经取穴），也可取与病变脏腑经脉相表里的经脉上的腧穴（表里经取穴）或名称相同的经脉上的腧穴（手足同名经取穴），或是一些经验用穴进行治疗。例如，咳嗽、咳血为肺系病证，可选取手太阴肺经的尺泽、鱼际、太渊（本经取穴），也可选择与足太阴脾经的太白（手足同名经取穴）；胃脘疼痛属胃的病证，可选取足阳明胃经的足三里，同时可选足太阴脾经的公孙（表里经）。面部疾患选取合谷，目赤肿痛取行间，久痢脱肛取百会，急性腰扭伤取水沟，肩痛穴治疗肩周炎等均为远部取穴的具体应用。

邻近取穴就是疾病在哪一个部位，就在这一部位或其附近的上下左右取穴。齐氏认为邻近局部取穴可以是局部的腧穴，也可以是局部压痛点即阿是穴。阿是穴没有固定的位置和名称，临床是以局部压痛点或阳性反应点作为针刺的部位，该穴位大多位于病变部位附近。《内经》提出"以痛为腧"的治疗理念；《灵枢·五邪》曰："以手疾按之，快然，乃刺之。"即针刺前先用手用力按压，如出现有疼痛的部位感觉舒服，就在此处进行针刺。因此，阿是穴具有诊断及治疗的双重作用。针刺局部阿是穴也发挥了腧穴主治特点中的近治作用，也是"腧穴所在，主治所及"；通过针刺阿是穴可以达到行气活血、化痰散结、舒筋止痛的作用。阿是穴围刺相当于古代的扬刺，《灵枢·官针》云："扬刺者，正内一，旁内四而浮之，以治寒气之搏大者也。"故阿是穴围刺治疗能调养气血，活血化瘀，松解粘连，滑利关节，达到通则

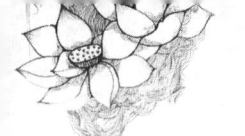

不痛的效果。如在治疗网球肘、腱鞘炎、肩周炎等疾病时针刺阿是穴疗效比较确切，齐氏认为临床上应当将这两种取穴方法结合起来运用，就是远近结合取穴，选穴少而精，效果则较明显。

注重督脉，温补阳气

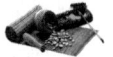

中医认为阴平阳秘，精神内守，则百病不生。在临床思维中，齐氏非常注重对于人体阴阳的调护，尤重阳气。她常说，历代医家重视阳气，不是没有道理的。人体没有阳气，就是一具尸体，有阳气，才具备呼吸、思想、认知、活力等功能，人体是以阳的变化起主导和决定作用，阴是随着阳的变化而变化。

要知道，阴阳学说中，阴阳之间以互根互用为主导，而非单纯对立制约。要理解"阳在外，阴之使也；阴在内，阳之守也"这句话，阴为阳体，阳为阴用，他们是一而二，二而一的关系。只有弄清楚两者之间这种关系，才能更好的抓住人体疾病的根本。

督脉是人体的阳脉之海，穿行于后背正中，沿脊柱棘突连线走行。临床常观察到这样的规律，脊柱的灵活性与人体阳脉通路的畅通性有密切关联。若上焦有问题，如体检肺部结节，或呼吸浅快，吸气吸不到底，或胸部憋闷等，胸椎上段（1~7节）周围的软组织僵硬，皮下可触及筋结或条索状。若中焦有问题，如情绪不稳定，饮食消化异常，则胸椎下段（7~12节）隆起，或皮下僵硬，有条索等表现。若下焦有问题，常表现腰酸，代谢紊乱，女性的月经不调等，其腰椎及骶骨部位周围组织僵硬，按压有明显酸痛等。

以失眠为例，人体正常的睡觉过程，就是阳藏的状态。失眠的病机究其根本，无外乎阴不敛阳，阳不入阴。前者为阴精不足，后者为阳气虚衰，这两种情况都可以用针灸督脉的方法进行调理。对于阴精不足的失眠患者，齐氏主要采用督脉中至阳以上的穴位作为主穴，辅以申脉、照海，以镇静安神为主要治疗原则；而对于阳气虚衰的失眠患者，则常采用督脉中至阳以下的穴位作为主穴，往往还要在针刺的基础上辅以艾灸治疗，温补阳气以助睡眠。

齐氏在临床上应用督脉治疗的疾病种类繁多，常见的有腰椎间盘突出症、强直性脊柱炎、失眠、抑郁倾向、更年期综合征等。同时在治疗杂病时

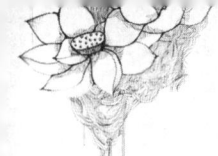

也会有所应用。曾有一患者，女性，32岁，颈、背及手掌散发小水疱，2周左右水疱自行吸收，后又复发，反复一年余，西医皮肤科常规治疗无效，后经人介绍到齐氏处就诊，齐氏查其新发水疱晶莹发亮，水疱内液体透明无色，水疱处无明显痛痒感，精神欠佳，经常哈欠，纳可，二便调，平素不易出汗，舌淡红，苔白润，脉濡。齐氏认为此乃白㾦，因湿邪郁于肌肤而不得宣发所致。但患者不喜汤药，请求齐氏另想办法，齐氏便以针灸督脉之法来治疗。齐氏以大椎、陶道、身柱、至阳、命门为主穴，针刺得气后，平补平泻，并用艾条悬灸，助阳行气、开窍化湿，齐氏嘱咐一定要灸到患者微微出汗方能见效，以此法灸30 min后，灸处皮肤潮红，患者额头见汗，颈背亦感有微微汗出，患者自觉精神舒畅，嘱其每周治疗2次，经过3周治疗后，患者颈、背及手掌的小水疱完全消失，巩固2周后停止治疗，1月后随访未再复发。

齐氏认为神用为阳，藏精为阴，用神则耗精，藏精减少而精常不足也。人心至动难静定，是以精无有余之病，只有外耗之病，不足之病。积精能全形，守神能全精，故人体阳常有余，而阴常不足。在调理阴阳之时，切勿损伤阴精，督脉为一身阳气之汇聚，故能通过针灸督脉经穴，从而达到调整阳气、平衡阴阳的目的。

适宜技术，简便验廉

（一）拔罐

1. 定义

拔罐技术是以罐为工具，利用燃烧、抽吸、蒸汽等方法形成罐内负压，使罐吸附于腧穴或相应体表部位，使局部皮肤充血或瘀血，达到温通经络、祛风散寒、消肿止痛、吸毒排脓等防治疾病的中医外治技术。

2. 常用穴位

（1）头痛、颈肩痛：大椎、肩井、阿是穴等。

（2）腰背痛：腰阳关、大肠俞、命门、阿是穴等。

（3）风寒型感冒所致咳嗽：大椎、风门、肺俞、曲池及委中等。

（4）胃脘疼痛：脾俞、胃俞、肾俞、肝俞等。

（5）肥胖症：中脘、天枢、丰隆等。

（6）面瘫：患侧地仓、颊车、牵正、风池、大迎等。

（7）消化系统疾病：肝俞、脾俞、胃俞、膈俞、章门等。

3. 适应证

适用于头痛、腰背痛、颈肩痛、中风偏瘫、面瘫、肥胖、急性及慢性胃炎、胃神经痛、消化不良症、胃酸过多症、风寒型感冒所致咳嗽及疲劳综合征等病证。

4. 禁忌证

（1）有凝血机制障碍、呼吸衰竭、重度心脏病、贫血、严重消瘦、严重水肿等患者，不宜拔罐。

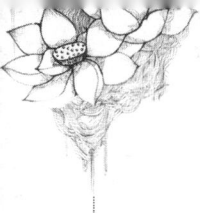

（2）妊娠期、月经期妇女，腰骶部及小腹部不宜拔罐。

（3）骨骼凹凸不平及毛发较多的部位不适宜拔罐。

5. 操作前准备工作

1）评估

（1）病室环境及温度。

（2）主要症状、既往史、是否妊娠或月经期、凝血机制。

（3）对疼痛的耐受程度。

（4）患者体质及实施拔罐部位的皮肤情况。

（5）对拔罐操作的接受程度。

2）告知

（1）拔罐的作用、操作方法，留罐时间一般为 10~15 min。应考虑个体差异，病情重、病位深，拔罐时间宜长；病情轻、病位浅，拔罐时间宜短；儿童酌情递减。

（2）由于罐内空气负压吸引的作用，起罐后，皮肤会出现与罐口相当大小的紫红色瘀斑，为正常表现，数日方可消除。治疗当中如果出现不适，及时通知护士。

（3）拔罐过程中如出现小水疱不必处理，可自行吸收，如水疱较大，护士会予以相应处理。

（4）拔罐后可饮一杯温开水，夏季拔罐部位忌风扇或空调直吹，走罐后间隔 3 h 以上再洗澡。

3）用物准备

治疗盘、罐数个（包括玻璃罐、陶罐、竹罐、抽气罐等）、润滑剂、止血钳、95% 乙醇棉球、打火机、小口瓶、清洁纱布或自备毛巾，必要时备屏风、毛毯。

6. 操作步骤

（1）操作人员应遵循标准预防原则，穿工作服，必要时佩戴帽子、口罩及手套等。

（2）操作前后均应洗手或手消毒，操作人员手部皮肤破损、接触或可能接触患者血液、体液、分泌物及其他感染性物质时应戴手套。

（3）核对医嘱，根据拔罐部位选择火罐的大小及数量，检查罐口周围是否光滑，有无缺损或裂痕。嘱患者排空二便，做好解释。

（4）备齐用物，携至床旁。

（5）协助患者取合理、舒适体位。

（6）充分暴露拔罐部位，注意保护隐私及保暖。

（7）以玻璃罐为例：使用闪火法、投火法或贴棉法将罐体吸附在选定部位上。

（8）观察罐体吸附情况和皮肤颜色，询问有无不适感。

（9）起罐时，左手轻按罐具，向左倾斜，右手食指或拇指按住罐口右侧皮肤，使罐口与皮肤之间形成空隙，空气进入罐内，顺势将罐取下。切忌硬行上提或旋转提拔，避免皮肤撕裂。

（10）操作完毕，协助患者整理衣着，安置舒适体位，整理床单位。

（11）常用拔罐手法：①闪罐。以闪火法或抽气法使罐吸附于皮肤后，立即拔起，反复吸拔多次，直至皮肤潮红发热，以皮肤潮红、充血或瘀血为度。适用于感冒、皮肤麻木、面部病症、中风后遗症或虚弱病症。②走罐。又称推罐，先在罐口或吸拔部位上涂一层润滑剂，将罐吸拔于皮肤上，再以手握住罐底，稍倾斜罐体，前后推拉，或做环形旋转运动，如此反复数次，至皮肤潮红、深红或起痧点为止。适用于急性热病或深部组织气血瘀滞之疼痛、外感风寒、神经痛、风湿痹痛及较大范围疼痛等。③留罐。又称坐罐，即火罐吸拔在应拔部位后留置10~15 min。适用于临床大部分病症，如腰肌劳损、风寒湿痹。④药物罐法。一般使用竹罐，将竹罐倒置在沸水或药液中，煮沸1~2 min，用镊子夹住罐底，提出后用毛巾吸去表面水分，趁热按在皮肤上半分钟左右，令其吸牢。

7. 疗程

每周2~3次，1周为1个疗程。

8. 用物处理原则

罐具直接接触患者皮肤，应一人一用一清洗一消毒，鼓励有条件的医疗机构由消毒供应中心集中处置，方法首选机械清洗、湿热消毒。

（二）中药泡洗

1. 定义

中药泡洗技术是借助泡洗时洗液的温热之力及药物本身的功效，浸洗全身或局部皮肤，达到活血、消肿、止痛、祛瘀生新等作用的一种操作方法。

2. 常用部位

（1）外感发热：全身泡洗。

（2）失眠：足部。

（3）便秘：足部。

（4）半身不遂、肢体麻木乏力疼痛：患肢。

（5）胃寒疼痛：足部。

（6）头晕：眩晕头痛方（当归、红花、艾叶等）作用于足部。

（7）胸闷痛：足部。

（8）咳嗽、咳痰、气促：足部。

（9）尿路感染：足部。

（10）降压：足部。

（11）手足不暖、宫寒：足部。

3. 适应证

（1）适用于外感发热、便秘、肢体麻木乏力疼痛、胃寒疼痛、头晕、胸闷痛、咳嗽、咳痰、气促、尿路感染、高血压、手足不暖、宫寒等病证。

（2）适用于失眠、焦虑、紧张等，也可用于术前助眠。

4. 禁忌证

（1）急性传染病、心肺功能障碍、出血性疾病患者等，均忌用全身泡洗。

（2）危重外科疾病、患处有伤口、严重化脓感染疾病、需要进行抢救者、严重骨性病变（如骨结核等），忌用泡洗。

（3）心脑血管病等患者及妇女月经期间慎用。

（4）饱食、饥饿，以及过度疲劳时，饭前饭后半小时内，均不宜泡洗。

（5）妊娠期的妇女禁用泡洗。

5. 操作前准备工作

1）评估

（1）病室环境、温度适宜。

（2）主要症状、既往史、过敏史、是否妊娠或处于月经期。

（3）体质、对温度的耐受程度。

（4）泡洗部位皮肤情况。

2）告知

（1）空腹及餐后 30 min 内不宜泡浴。

（2）全身泡洗时水位应在膈肌以下，局部泡洗（足部）时水位应在脚踝处，如出现心慌等不适症状，及时告知护士。

（3）中药泡洗时间 30 min 为宜。

（4）泡洗过程中可适量饮用温开水以补充体液及增加血容量以利于代谢废物的排出，饮水量一般成人 300~500 mL，儿童及老年人可酌减，有严重心肺及肝肾疾病患者饮水不宜超过 150 mL。

（5）全身微微出汗、泡洗部位皮肤发热微红，均为正常现象。

3）用物准备

药液及泡洗装置、一次性药浴袋、治疗盘、水温计、毛巾。

6. 操作步骤

（1）医务人员应衣帽整洁，操作前后做好手卫生。

（2）核对医嘱，评估患者，做好解释，调节室内温度。嘱患者排空二便。

（3）备齐用物，携至床旁。根据泡洗的部位，协助患者取合理、舒适体位，注意保暖。

（4）将一次性药浴袋套入泡洗装置内。

（5）常用泡洗法：①全身泡洗技术。将药液注入泡洗装置内，药液温度保持 40 ℃左右，水位在患者膈肌以下，全身浸泡 30 min。②局部泡洗技术。将 40 ℃左右的药液注入盛药容器内（或根据浸洗部位准备药量），将浸洗部位浸泡于药液中，浸泡 30 min。

（6）观察患者的反应，若患者感到不适，应立即停止，协助患者卧床休息。

（7）操作完毕，清洁局部皮肤，协助着衣，安置舒适体位。

7. 疗程

每日 1 次，3~7 日为 1 个疗程。

8. 用物处理原则

（1）泡洗液及内置一次性塑料袋，应一人一用一更换，不可重复使用。

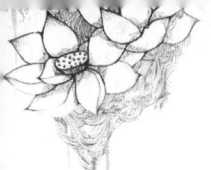

（2）泡洗容器一人一用一清洁，使用后清洗和消毒。药浴容器污染后用含有效氯 500 mg/L 的消毒剂，消毒、刷洗泡洗容器。

（3）消毒后的泡洗容器应清洗后干燥保存。

（三）小儿捏脊

1. 定义

小儿捏脊法是用双手拇指指腹和食指中节，靠拇指的侧面，在小儿的背部皮肤表面循序捏拿、捻动，具有疏通经络，调整阴阳，促进气血运行，改善小儿脏腑功能，提高机体机能，以达到强身健体、防治疾病的一种推拿手法。

2. 常用穴位

背部正中线，从长强穴至大椎穴（沿督脉循行线）。

3. 适应证

适用于小儿疳积、消化不良、厌食、腹泻、呕吐、便秘、咳喘、夜啼、小儿生长迟缓及日常保健等。

4. 禁忌证

（1）操作宜在空腹或饭后 2 h 进行（饭后不宜立即操作）。

（2）捏脊疗法适宜半岁以上到 7 岁左右的小儿。年龄过小的儿童皮肤娇嫩，掌握不好力度容易造成皮肤破损；年龄过大则因为背肌较厚，不易提起，穴位点按不到位而影响疗效。

（3）脊背部皮肤破损、局部感染或有疖肿、皮肤病及高热要停止操作。

5. 操作前准备工作

1）评估

（1）评估病室环境，温湿度适宜，室温控制在 24~28 ℃，相对湿度 50%~60% 为宜，可根据患儿情况调节温湿度，必要时给予屏风遮挡。

（2）主要症状、既往史、过敏史，及有无出血倾向、心脏病、高热等。

（3）患儿的体质及对疼痛的耐受程度。

（4）评估捏脊部位皮肤情况，有无皮肤破损、疖肿、感染等。

（5）评估患儿及家属对捏脊操作的接受程度。

2）告知

（1）捏脊的作用、操作方法、局部感觉、可能出现的意外及处理措施，取得患儿家长配合。

（2）捏脊时间一般为3~5 min。

（3）皮肤若出现红疹、瘙痒、水疱、破损等现象，及时告知医务人员。

3）用物准备

治疗盘、治疗巾、润肤油，必要时屏风、毛毯。

6. 操作步骤

（1）核对医嘱，协助患儿排空二便，并做好解释。

（2）备齐用物，携至床边。

（3）协助患儿取俯卧位或半俯卧位。

（4）充分暴露背部，注意保暖，必要时屏风遮挡。

（5）捏脊部位为脊背的正中线，两手沿脊背正中线（督脉）及两侧膀胱经，由下而上连续地挟提肌肤，边捏边向枕部推，从长强穴起至第7颈椎（大椎穴）。

（6）一般操作6~10遍，时间3~5 min，最后3遍可施行三捏一提法，即每捏3次提1下，以背部皮肤红热为度，最后用双手轻揉背部结束。

（7）操作完毕，协助患儿安置舒适体位。

（8）整理用物，洗手，做好记录并签名。

7. 疗程

每日1次，7日为1个疗程。

8. 用物处理原则

使用的毛毯应一人一用一更换，使用后清洗和消毒。

（四）葫芦灸

1. 定义

葫芦灸是将艾条点燃后放于葫芦灸体内，间接置于穴位上施灸，通过经络腧穴的作用起到回阳固脱、升阳举陷、祛风解表、温散寒邪、温经通络的作用。

2. 常用穴位

（1）痹证：大椎、足三里、阴陵泉、犊鼻、阿是穴、大杼、曲池、血海、腰俞等。

（2）痛经、月经不调：三阴交、地机、关元、血海等。

（3）咳嗽（慢性迁延期）：膻中、天突、大椎、肺俞等。

（4）泄泻、小便不利：神阙、关元、天枢、气海、大横、中极等。

（5）腰椎间盘突出症：双侧肾俞、大肠俞、命门、腰阳关等。

3. 适应证

（1）属气虚证的胃痛、腹痛、胸痹、痞满、泄泻、胁痛、脱肛、子宫脱垂、中风后遗症、虚劳、汗证、血证、手术后、肿瘤放疗及化疗后等。

（2）属寒湿证的咳嗽、哮证、喘证等慢性迁延期内科疾病，闭经、不孕不育、早泄、遗精、遗尿、小便不利、尿失禁等泌尿生殖系统疾病，尪痹、项痹等痹证。

（3）属瘀血证的胸痹、月经不调、痛经等。

4. 禁忌证

（1）大血管处、孕妇腹部和腰骶部、皮肤感染、溃疡面、瘢痕处不宜施灸，有出血倾向者不宜施灸。

（2）空腹或餐后1h内不宜施灸。

（3）有严重心血管疾病、体质特别虚弱者禁用。

（4）糖尿病、肢体麻木及感觉迟钝的患者，尤应注意防止烧伤。

5. 操作前准备工作

1）评估

（1）病室环境及温度。

（2）主要症状、既往史及是否妊娠。

（3）有无出血病史或出血倾向、艾绒过敏史或哮喘病史。

（4）患者的体质及对热、气味的耐受程度。

（5）施灸部位皮肤情况。

2）告知

（1）施灸前应对患者做好解释工作，告知患者施灸方法及注意事项，消除恐惧心理，使其能积极配合治疗。

（2）告知患者艾条点燃后可出现较淡的中药燃烧气味。

（3）施灸过程中出现头昏、眼花、恶心、颜面苍白、心慌出汗等不适现象，及时告知护士。

（4）施灸后局部皮肤出现微红温热，属于正常现象。个别患者在治疗过程中艾灸部位可能出现水疱。

（5）灸前、灸后多喝温开水；灸后注意保暖，3h内避免洗澡。

3）用物准备

各种尺寸型号的葫芦灸器具、艾条、治疗盘、点火枪、纱布、弯盘、必要时备毛毯、屏风。

6. 操作步骤

（1）医务人员应穿工作服、必要时戴口罩、帽子，操作前后做好手卫生。

（2）核对医嘱，评估患者，做好解释。

（3）备齐用物，携用物至床旁。

（4）协助患者取合理、舒适体位。

（5）遵照医嘱确定施灸部位，充分暴露施灸部位，注意保护隐私及保暖。

（6）将艾条插入各种尺寸、型号的葫芦灸体内，点燃艾条，进行施灸。

（7）葫芦灸器具放于需要施灸部位，以患者自觉温热而无灼痛为度，固定牢固，注意观察局部皮肤情况。

（8）施灸过程中，随时询问患者有无灼痛感，及时调整底座与皮肤的距离，防止烫伤及艾灰脱落烧坏衣被等。

（9）施灸结束，观察患者皮肤情况，如有艾灰，用纱布擦拭清洁，协助患者穿衣，取舒适卧位。

（10）酌情开窗通风，注意保暖，避免吹对流风。

7. 疗程

每日1~2次，5~10日为1个疗程。

8. 用物处理原则

（1）治疗结束后，必须将燃着的艾绒熄灭，以防复燃事故发生。

（2）葫芦灸器具应一人一用一清洁，使用后清洗和消毒。

（五）督灸

1. 定义

督灸，是指在脊柱督脉上施以艾灸，用于治疗疾病的一种灸疗方法，是在中医古老的疗法"铺灸"的基础上经过改良而来的，通过温通作用激发、协调诸经，平衡阴阳，从而起到治疗疾病的作用。

2. 常用穴位

（1）腹痛、胃脘痛：神阙、中脘、上脘、关元、天枢、气海、内关、大肠俞等。

（2）腰背酸痛、腰膝酸软：胰俞、肾俞、脾俞、腰阳关、关元、气海、足三里等。

（3）二便失禁：神阙、关元、气海等。

（4）虚脱：神阙、关元等。

（5）咳嗽咳痰、喘息气短：大椎、定喘、肺俞等。

（6）腹痛、月经不调：背部督脉、神阙、关元、中极、八髎穴等。

3. 适应证

（1）属寒湿凝滞证的胃脘痛、腹痛、泄泻、尿失禁、尪痹、腰痛、项痹、膝痹、月经不调、遗精、早泄、遗尿等。

（2）属气血亏虚证的虚劳、疲劳综合征、消渴病、产后病、手术及肿瘤放化疗后等。

（3）属风寒袭表证的咳嗽、哮证、喘证、鼻渊等。

4. 禁忌证

（1）妇女经期，妊娠期妇女下腹部和腰骶部、瘢痕处，有出血倾向者、空腹或餐后1h内、精神紧张、大汗后或劳累后不宜施灸。

（2）急性损伤期，出现红肿热痛、局部皮肤破损、感染不宜施灸。

（3）糖尿病、肢体麻木及感觉迟钝的患者，尤应注意防止烧伤。

5. 操作前准备工作

1) 评估

（1）病室环境及温度。

（2）主要症状、既往史及是否妊娠。

（3）有无出血病史或出血倾向、艾绒过敏史。

（4）患者的体质及对热、气味的耐受程度。

（5）施灸处皮肤情况。

2) 告知

（1）施灸前应对患者做好解释工作，告知患者施灸方法及注意事项，消除恐惧心理，使其能积极配合治疗。

（2）告知患者艾条点燃后可出现较淡的中药燃烧气味。

（3）施灸过程中出现头昏、眼花、恶心、颜面苍白、心慌出汗等不适现象，及时告知护士。

（4）施灸后局部皮肤出现微红温热，属于正常现象。个别患者在治疗过程中艾灸部位可能出现水疱，小水疱不需处理，若水疱较大，护士会进行相应处理。

（5）灸前、灸后多喝温开水；灸后注意保暖，3h内避免洗澡。

3) 用物准备

治疗盘、艾条（艾绒）、督灸盒、点火枪、弯盘、纱布、必要时备毛毯、屏风。

6. 操作步骤

（1）医务人员应穿工作服、必要时戴口罩、帽子，操作前后做好手卫生。

（2）核对医嘱，评估患者，做好解释。

（3）备齐用物，携用物至床旁。

（4）协助患者取合理、舒适体位。

（5）遵照医嘱确定施灸部位，暴露施灸部位时注意保护隐私及保暖，避免过度暴露皮肤。

（6）将艾条（艾绒）放入督灸盒内，点燃艾条，放置于患者背部督脉（大椎穴至腰俞穴）上进行施灸。

（7）施灸过程中，随时询问患者有无灼痛感，及时调整底座与皮肤的距离,防止烫伤、艾灰脱落烧坏衣被等。

（8）督灸结束,清洁患者皮肤,观察灸后局部皮肤情况,协助患者穿衣,取舒适卧位。

（9）酌情开窗通风,注意保暖,避免吹对流风,半小时内不建议外出。

7. 疗程

每日1~2次,5~10日为1个疗程。

8. 用物处理原则

（1）督灸治疗结束后,必须将燃着的艾绒熄灭,以防复燃事故发生。

（2）灸器具应一人一用一清洁,使用后清洗和消毒。

（六）八卦灸

1. 定义

八卦灸,又称为八卦脐灸,是在中国中医研究院针灸专家赵尔康教授的倡导下发明的。八卦灸运用了易经八卦学说、经络学说、脏腑阴阳、子午流注等中医理论,并结合了现代全息理论,是中医外治法中极具特色的一种体质调理方法。八卦灸在腹部行一定时间和一定量的艾灸,以刺激任脉、肾经、脾经、胃经等腹部相关穴位,以达到祛除体内寒气,温经通络,消瘀散结,防病保健等作用。结合子午流注理论,在施灸时选择时间,也能起到更好的施灸效果。

2. 常用部位

腹部,主要是针对脐部施灸。

3. 适应证

（1）各种痛证,如颈椎病、腰椎间盘突出、风湿性关节炎、肩周炎等。

（2）寒凝气滞引起的疾病：胃寒、胃痛、腹泻、痛经、月经不调等。

（3）老年功能退行性疾病：气虚型便秘、肥胖等。

（4）保健防病：亚健康人群、免疫力低下者,改善气虚、痰湿、血瘀、阳虚、寒凝体质等。

4. 禁忌证

（1）孕妇、皮肤感染、溃疡、瘢痕处不宜施灸，有出血倾向者、空腹或餐后1h内、精神紧张、大汗后、劳累后或饥饿时不宜施灸。

（2）糖尿病、肢体麻木及感觉迟钝的患者，尤应注意防止烧伤。

（3）实热证、阴虚发热者，一般不宜灸疗。

5. 操作前准备工作

1）评估

（1）病室环境及温度。

（2）主要症状、既往史及是否妊娠。

（3）有无出血病史或出血倾向、艾绒及姜过敏史。

（4）对热、气味的耐受程度。

（5）施灸部位皮肤情况。

（6）通过望脐形、视脐色、闻气味、触脐的静态变化进行脐八卦诊法，协助评估人体各部位及脏腑的疾病。

2）告知

（1）施灸前应对患者做好解释工作，告知患者施灸方法及注意事项，消除恐惧心理，使其能积极配合治疗。

（2）告知患者艾条点燃后可出现较淡的中药燃烧气味。

（3）施灸过程中出现头昏、眼花、恶心、颜面苍白、心慌出汗等不适现象，及时告知护士。

（4）施灸后局部皮肤出现微红温热，属于正常现象。个别患者在治疗过程中艾灸部位可能出现水疱，小水疱不需处理，若水疱较大，护士会做相应处理。

（5）灸前、灸后多喝温开水；灸后注意保暖，3h内避免洗澡。

3）用物准备

治疗盘、姜泥、艾绒、艾条、药粉、药勺、乙醇棉球、八卦灸具、点火枪、95%乙醇、纱布、必要时备毛毯、屏风。

6. 操作步骤

（1）医务人员应穿工作服、必要时戴帽子、口罩，操作前后做好手卫生。

（2）核对医嘱，评估患者，做好解释。

（3）备齐用物，携用物至床旁。

（4）协助患者取合理、舒适体位。

（5）遵照医嘱确定施灸部位，取仰卧位，充分暴露施灸部位，注意保护隐私及保暖。

（6）用乙醇棉球清洁脐部及周围皮肤，将中药粉填入脐内，约占脐内容积的 1/3。

（7）放置八卦灸器具，以神阙穴中心定位，将乾（☰）、坎（☵）、艮（☶）、震（☳）、巽（☴）、离（☲）、坤（☷）、兑（☱）八卦放于腹部对应部位，周边铺防火毯，太极圈内铺厚度 1~2 cm 姜饼，压实稳固，姜饼上铺置 1~2 cm 厚度的艾绒。用 95% 乙醇点润艾绒，点燃艾绒的中心点，艾绒燃尽，及时续接下一壮，连续灸 3 壮。

（8）同时根据脐诊评估结果，在相应的乾、坎、艮、震、巽、离、坤、兑八卦箱内放置长 5 cm 左右的艾炷，用点火枪点燃，盖上八卦箱盖，熏灸 45 min 左右。

（9）施灸过程中，随时询问患者有无灼痛感，及时调整底座与皮肤的距离，防止烫伤及艾灰脱落烧坏衣物、被褥等。

（10）八卦灸结束，移去灸具，撤去防火毯，清理药粉，用纱布擦拭清洁局部皮肤，观察患者皮肤情况，协助患者穿衣，取舒适卧位。

（11）酌情开窗通风，注意保暖，避免吹对流风。

7. 疗程

每周 1~2 次，8 次为 1 个疗程。

8. 用物处理原则

（1）八卦灸治疗结束后，必须将燃着的艾绒彻底熄灭后处理姜饼，以防复燃事故发生。

（2）灸器具应一人一用一清洁，使用后清洗和消毒。

（七）温通推刮

1. 定义

温通推刮技术以温通杯为工具，在中医经络腧穴理论的指导下，将艾灸、刮痧、推拿有效结合，达到温通经络、扶正祛邪等目的的一种外治法。

2. 常用穴位

（1）脾胃虚寒性腹痛、痛经：取腹部，上起剑突下，下至耻骨联合，两侧至髂骨，取穴神阙、天枢、中脘等以温经通络止痛。

（2）肩颈痛：风府至大椎，旁开1.5寸膀胱经，风池至肩井以疏通经络、驱寒止痛。

（3）腰背痛：大椎至长强（督脉），旁开1.5寸及3寸膀胱经，大杼至下髎，附分至秩边。

（4）头痛：前额发际线到百会（督脉），及其旁开1.5寸（膀胱经）；侧头区胆经，自瞳子髎经听会、完骨、阳白、承灵；侧头区三焦经，自丝竹空经耳门、翳风、天髎、肩髎；后头区，百会到哑门（督脉），及其旁开1.5寸（膀胱经）及胆经（承灵、玉枕、天柱）。

3. 适应证

（1）脾胃虚寒性腹痛、气滞型功能性消化不良、胃脘痛、便秘、食欲不振、胃肠炎等脾胃系统疾病。

（2）肩周炎、颈椎病、急慢性腰扭伤、腰背肌劳损及风湿性关节炎等各种湿证、寒性痛证。

（3）感冒、失眠、头痛、小儿咳嗽、小儿腹泻、帕金森病、中风后遗症等疾病。

（4）月经不调、痛经、盆腔炎、更年期综合征等辨证属风寒痹阻、气滞血瘀、气血亏虚、肝肾不足、痰湿阻络等证型者。

4. 禁忌证

（1）患者在精神过度紧张、饥饿、疲劳、进食半小时内，不宜立即进行治疗。

（2）出血性疾病、心脏病、肝肾功能衰竭、全身重度水肿者禁刮。

（3）皮肤有溃烂、损伤、炎症等禁刮。

（4）月经期及孕妇的腹部、腰骶部禁刮。

（5）疼痛敏感，无法耐受刮痧者。

5. 操作前准备工作

1）评估

（1）既往史、过敏史、操作部位的皮肤情况。

（2）对疼痛的耐受程度、是否有出血性疾病、是否处于妊娠或月经期等。

（3）患者心理状态、对操作的认知和合作程度。

2）告知

（1）温通刮痧的作用、简单的操作方法及局部感觉。

（2）刮痧部位的皮肤有轻微疼痛、灼热感，刮痧过程中如有不适及时告知护士。

（3）刮痧部位出现红紫色痧点或瘀斑，为正常表现，数日可消除。

（4）刮痧结束后最好饮用一杯温水，不宜即刻食用生冷食物，出痧后30 min 内不宜洗冷水澡。

（5）冬季应避免感受风寒；夏季避免风扇、空调直吹刮痧部位。

3）用物准备

治疗盘、温通杯、艾炷、打火机、刮痧介质、卷纸、快速手消毒液、垃圾桶（艾灰盒），必要时备毛巾、屏风。

6. 操作步骤

（1）核对医嘱，评估环境及患者情况，根据不同病症进行辨证，确立治法，确定刮痧部位。做好解释，告知相关事宜，取得患者配合。

（2）检查温通杯边缘有无缺损，备齐用物，携至床旁。用快速手消毒液做好手消毒。

（3）协助患者取舒适体位，充分暴露刮痧部位，再次检查患者皮肤情况，注意保护隐私及保暖。

（4）点燃温通杯内艾炷，取适量介质（刮痧油等）涂抹于刮拭部位。

（5）按温通刮痧疗法操作手法、顺序、力度及出痧要求进行操作。

（6）观察病情及局部皮肤颜色变化，询问患者有无不适，调节手法力度。

（7）治疗时间以 20~30 min 为宜；刮痧后局部皮肤出现微红灼热，属正常现象。如出现小水疱，无须处理；如水疱较大，可用注射器抽取水疱内液体，覆盖无菌纱布。

（8）温通刮痧完毕，清洁局部皮肤，协助患者整理衣物，安置舒适体位，整理床单位。整理用物，洗手。

（9）再次核对患者，记录治疗时间、部位、效果及患者一般情况，签名。

（10）常用温通推刮手法有六种，现介绍如下。

边刮法：边刮法是最常用的一种手法，就是用温通杯的2/3杯沿接触皮肤，在接受刮痧的部位做单方向的带着按压力和前进方向推动力的动作。杯口与皮肤的角度小于15º。

平刮法：用温通杯的整个杯口覆盖在皮肤上，往前进方向推动，但往下施加的按压力侧重在温通杯的一边，适用于腰背部、大腿、臀部等平坦的部位。

松筋法：用温通杯的杯沿定住在一个部位为着力点，做带动皮下组织的按动。多用于脊柱两侧夹脊穴的拨动，可以松解紧张的肌肉筋膜组织，调节微小关节的错位。

揉刮法：温通杯的杯口与皮肤所成角度小于15º，做柔和的画圈刮拭，退出去的半圈用力，回收的半圈不用力。多用于消除结节，疼痛等阳性反应或腹部的刮揉，注意力度要均匀，缓慢柔和。

热熨法：温通杯的杯身上有专门设计按摩乳珠，在温通刮痧的过程中，杯身逐渐加热，当达到一定热度时，人手会有一定程度的不耐热，这时可将杯身打横过来，快速地在皮肤上滚动，可以促进气血的运行，有利于帮助刚刮拭过的皮肤处毛孔的闭合，同时通过这样快速跟皮肤直接接触滚动，杯子的温度被人体吸收，达到了降温的目的。此法也适合身材单薄、气血虚弱体质的患者快速调动气血。

铲推法：杯口呈垂直状态，杯口朝前进方向，保持一定压力和前推力。

7. 疗程

每周1次，两次治疗间隔时间以退痧为准。10次为1个疗程。

8. 用物处理原则

（1）温通推刮治疗结束后，必须将燃着的艾绒熄灭，以防复燃事故发生。

（2）灸器具应一人一用一清洁，使用后清洗和消毒。

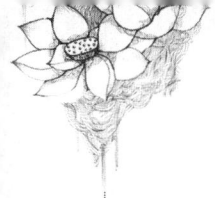

（八）蜜芽罐

1. 定义

蜜芽罐是以中医经络和脏腑学说为理论基础，针对6个月以上儿童专门设计的硅胶罐，以杯罐作工具，涂以适量润滑介质，利用负压，使之吸附于皮肤，然后用手推动杯罐在病变部位来回滑动，罐内负压可令皮肤局部组织充血，局部血管扩张，血液循环加速，改善皮肤供血，增强深层细胞活力，使皮肤产生潮红或出痧现象，具有疏通经络气血，调整阴阳平衡的作用，从而达到防治疾病的一种方法。

2. 常用穴位

（1）外感：走罐顺序取风府穴－大椎穴、风池穴－肩峰。

（2）热证所致发热、感冒、咳喘：走罐顺序从风府穴沿督脉至腰阳关穴连线，再从双侧风池穴至肩髎穴连线，3线形成"个"形区域。留罐穴位可选大椎、双肺俞、双定喘，选2~3穴留罐，留罐时间5~8 min。

（3）寒邪束表所致发热、感冒、咳嗽：走罐顺序取自肩髎穴至大杼穴，沿膀胱经两侧线至膈关穴，顺肩胛下角至腋后线。施术后产生的痧斑形似小"〕〔"形。留罐可选双风门、双定喘，时间5~8 min。

（4）中焦、消化系统疾病：①背部走罐位置，双侧肝俞穴至三焦俞穴连线，两侧肝俞穴、两侧三焦俞穴连线，4线形成"口"形区域。留罐可选双脾俞、双胃俞，时间5~8 min。②腹部走罐位置，腹八字线、中脘、或天枢所在垂直线，终点皆平脐水平。因腹部肌肤较松弛，一般以从上到下、从内到外单向浅刺激操作为主。留罐可选取双天枢、中脘、神阙等穴，时间5~8 min。

3. 适应证

（1）感冒、发烧、咳嗽等呼吸系统疾病。

（2）咽喉不适。

（3）便秘、泄泻、厌食、积食等消化系统疾病。

（4）小儿斜颈、脊柱侧弯等病症。

4. 禁忌证

（1）白血病、血小板少、凝血机制障碍者慎做，心脏病出现心力衰竭者、肾衰竭者、肝硬化腹水、全身重度浮肿者禁用。

（2）凡刮治部位的皮肤有溃烂、损伤、炎症都不宜用这种疗法，大病初愈、重症、气虚血亏及餐后、饥饿状态下也不宜操作。

5. 操作前准备工作

1）评估

（1）病室环境、室温适宜。

（2）患儿病情、意识状态、耐受及配合程度。

（3）患儿操作部位的皮肤情况。

（4）主要症状、既往史、是否有出血性疾病等。

（5）患儿家长对蜜芽罐操作的了解情况。

2）告知

（1）蜜芽罐的作用、操作方法及局部感觉。

（2）治疗后局部皮肤会出现紫红色痧点或痧斑，为正常现象，数日可消除。

（3）治疗结束后给患儿饮用一杯温水，不宜即刻食用生冷食物，出痧后4h内不宜洗冷水澡。

（4）冬季应避免感受风寒；夏季避免风扇、空调直吹吸痧部位。

（5）不要用手去搔抓吸痧部位皮肤，避免皮肤破损引起感染。

3）用物准备

治疗盘、蜜芽罐、介质（刮痧油、清水、润肤乳等）、清洁纱布、治疗巾、毛毯、弯盘、手消毒液，必要时备浴巾、屏风等物。

6. 操作步骤

（1）核对医嘱，评估患者，遵照医嘱确定操作部位，嘱患者排空二便，做好解释。

（2）检查罐具边缘有无缺损。备齐用物，携至床旁。

（3）协助患者取合理体位，暴露操作部位，选经取穴，注意保护隐私及保暖。

（4）清洁皮肤，将介质涂抹在罐口凹陷处的三分之一并挤压罐身，使介质均匀分布在罐口凹陷处。

（5）一手持1号蜜芽罐，挤压罐身，将蜜芽罐吸附在患者皮肤上，自上而下拉动，以出痧为宜，走罐20~30次，即可出痧。游走罐后可以根据病情

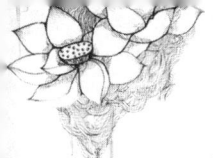

选取 2~3 个穴位进行留罐，将 2 号或 3 号蜜芽罐放在患者皮肤表面，用拇指按压罐中央，贴住皮肤后放手，使罐吸住皮肤，留罐时间 1 岁以内 1~2 min，大于 3 岁不超过 8 min。结束后起罐，一手扶住罐身，一手食指在罐口旁按压，使空气进入罐内，即可起罐。

（6）一般操作至皮肤出现红紫为度，或出现粟粒状、丘疹样斑点，或条索状斑块等形态变化，并伴有局部热感或轻微疼痛。对一些不易出痧或出痧较小的患者，不可强求出痧。

（7）操作过程中可以适当添加润滑介质，注意观察患者面部表情并询问感受，及时调节手法力度。

（8）操作完毕，清洁局部皮肤，协助患者穿衣，安置舒适体位，整理床单位。

7. 疗程

每周 1~2 次，两次治疗间隔时间以退痧为准，10 次为 1 个疗程。

8. 用物处理原则

蜜芽罐一人一用一清洁，使用后清洗和消毒。

（九）温通盆灸

1. 定义

温通盆灸技术是以灸疗盆为工具，利用五行能量（艾草、木架为木，插艾条的钢钉为金，陶瓷盆是水、土、火的结合体，艾条燃烧为火），使艾柱垂直于皮肤，艾火的传感直接垂直作用于熏灸穴位，无阻隔、吸收好，达到温化阴邪、鼓动脏腑正气、以热治寒、以热引邪、化解瘀堵、软坚散结、调整阴阳等防治疾病的中医外治技术。

2. 常用部位

腹部、腰背部等。

3. 适应证

适用于颈腰椎间盘突出、肩周炎、风寒湿痹、慢性疲劳综合征、免疫力低下等病证。

4. 禁忌证

（1）大血管处、孕妇腹部和腰骶部、皮肤感染、溃疡、瘢痕处，有出血倾向者不宜施灸。

（2）空腹或餐后1h内不宜施灸。

（3）糖尿病、肢体麻木及感觉迟钝的患者，尤应注意防止烧伤。

5. 操作前准备工作

1）评估

（1）病室环境及温度。

（2）主要症状、既往史，特别应注意患者是否有过敏史、出血史、哮喘史。

（3）患者的体质及对热、气味的耐受程度。

（4）施灸部位的皮肤情况。

（5）对温通灸疗盆操作的接受程度。

2）告知

（1）施灸前应对患者做好解释工作，告知患者施灸方法及注意事项，消除恐惧心理，使其能积极配合治疗。

（2）告知患者艾条点燃后可出现较淡的中药燃烧气味。

（3）施灸过程中出现头昏、眼花、恶心、颜面苍白、心慌出汗等不适现象，及时告知护士。

（4）施灸后局部皮肤出现微红温热，属于正常现象。个别患者在治疗过程中艾灸部位可能出现水疱。

（5）灸后注意保暖，饮食宜清淡。

3）用物准备

温通灸疗盆、艾柱、打火机、精油、小黄姜、毛巾、弯盆、广口瓶、纱布，必要时备屏风、计时器。

6. 操作步骤

（1）医务人员应穿工作服，必要时戴帽子、口罩，操作前后做好手卫生。

（2）核对医嘱，评估患者，做好解释。

（3）备齐用物，携用物至床旁。

（4）协助患者取合理、舒适体位。

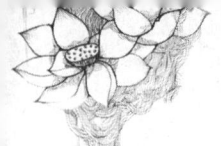

（5）遵照医嘱确定施灸部位，暴露施灸部位时注意保护隐私及保暖。

（6）将艾条（艾绒）放入温通灸疗盆内，点燃艾条，放置于患者熏灸部位进行施灸。

（7）施灸过程中，随时询问患者有无灼痛感，及时调整底座与皮肤的距离，防止烫伤及艾灰脱落烧坏衣物、被褥等。

（8）温通灸疗结束，观察患者皮肤情况，如有艾灰，用纱布擦拭清洁，协助患者穿衣，取舒适卧位。

（9）酌情开窗通风，注意保暖，避免吹对流风。

7. 疗程

每日1~2次，5~10日为1个疗程。

8. 用物处理原则

（1）温通盆灸治疗结束后，必须将燃着的艾绒熄灭，以防复燃事故发生。

（2）温通盆灸器具应一人一用一清洁，使用后清洗和消毒。

（十）光明神灸

1. 定义

光明神灸是将艾条点燃后放于温通枕内，间接置于头颈部穴位上施灸的一种操作方法，以起到疏通经络、调整脏腑气血功能，促进机体的阴阳平衡的作用。温热的物理刺激，可以使颈部皮肤充血，毛细血管扩张，改善头晕头痛、舒缓神经，达到防治疾病、改善症状的目的。

2. 常用部位

枕部。

3. 适应证

（1）属寒湿凝滞证的头晕头痛、颈项板滞等。

（2）属气血亏虚证的失眠、疲劳综合征等。

4. 禁忌证

（1）孕妇、皮肤感染、溃疡、瘢痕处，有出血倾向者、空腹或餐后1 h内、精神紧张、大汗后、劳累后或饥饿、颈部、头部有伤口或有手术史时不宜操作。

（2）糖尿病、肢体麻木及感觉迟钝的患者，尤应注意防止烧伤。

（3）对实热证、阴虚发热者，一般不宜灸疗。

5. 操作前准备工作

1）评估

（1）病室环境及温度。

（2）主要症状、既往史及是否妊娠。

（3）有无出血病史或出血倾向、艾绒及姜过敏史。

（4）对热、气味的耐受程度。

（5）施灸部位皮肤情况。

（6）头部手术史。

2）告知

（1）施灸前应对患者做好解释工作，告知患者施灸方法及注意事项，消除恐惧心理，使其能积极配合治疗。

（2）告知患者艾条点燃后可出现较淡的中药燃烧气味。

（3）施灸过程中出现头昏、眼花、恶心、颜面苍白、心慌出汗等不适现象，及时告知护士。

（4）施灸后局部皮肤出现微红温热，属于正常现象。

（5）灸后注意保暖，治疗后喝一杯温水，促进新陈代谢。

（6）治疗后，4 h内禁止用凉水洗澡，避免食用生冷油腻食物。

3）用物准备

治疗盘、温通枕、艾条、治疗巾、点火枪、灭火筒、纱布，必要时备浴巾、屏风、75%乙醇棉球。

6. 操作步骤

（1）医务人员应穿工作服，必要时戴帽子、口罩，操作前后做好手卫生。

（2）核对医嘱，评估患者，做好解释。

（3）备齐用物，携用物至床旁。

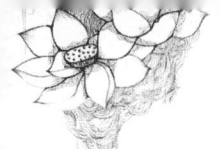

（4）协助患者取合理、舒适体位。

（5）遵照医嘱确定施灸部位，暴露施灸部位时注意保护隐私及保暖，用75%的乙醇或毛巾擦净颈部皮肤。

（6）将艾条插入温通枕内，点燃艾条，将温通枕放于患者头部，患者全身放松平躺，闭目养神。

（7）注意观察局部皮肤情况。

（8）施灸过程中，随时询问患者有无灼痛感，必要时在颈部垫一毛巾，防止烫伤。

（9）施灸结束，观察患者皮肤情况，如有艾灰，用纱布擦拭清洁，协助患者取舒适体位。

（10）酌情开窗通风，注意保暖，避免吹对流风。

7. 疗程

每日1~2次，5~10日为1个疗程。

8. 用物处理原则

（1）操作治疗结束后，必须将燃着的艾绒彻底熄灭，以防复燃事故发生。

（2）操作器具应一人一用一清洁，使用后取下温通枕，清洗并以乙醇擦拭消毒。

特色针法，实用有效

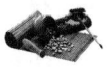

临床上针灸治疗有常法，有奇法，在做针灸治疗时通常会用到很多特色针刺方法，多属奇法范畴，往往能出奇制胜，如一针疗法、平衡针法、巨刺疗法等，都是经过多年实践总结得出的宝贵临床经验，这些疗法的临床应用及特点总结如下。

（一）一针疗法

在痛证的治疗中，针刺疗效多佳，常起到立竿见影的效果。一针疗法是中医针灸治疗中的一种独特方法，在很多疼痛的病症中，通过选择适当的穴位，加上合适的针刺手法，能迅速达到止痛的目的。

客观上讲，一穴、一法治一证，不是百分百的有效，但有时能见证其神奇效果。一针疗法的具体内容，可参看高树中《一针疗法》。本篇列举一些常见病证、经验取穴以及临床优势，供大家参考。

1. 应用举隅

1）肩痛

肩部有多条经络循行，不同人出现的疼痛位置也有差异，需仔细观察、分辨。

（1）鱼际、外关：对于肩胛内沿疼痛、外展障碍效佳，可以左右手交替使用。

（2）阳陵泉、三里下（足三里下1寸，胃经穴）：疼痛部位以肩胛外侧为主，胳膊内收障碍效佳。

（3）听宫、养老：对于胳膊不能抬高者效佳。

在针刺以上穴位时可以让患者轻轻活动患肢外旋、内收、抬举，有的患者当场可以见效，或者疼痛减轻，或者活动范围略有扩大。

以上不效者，另附其他取穴。

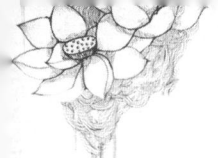

（1）肩痛奇穴：位于内关上8寸，左右各一，取相应位置压痛点，嘱患者连咳三声进针，产生强烈的酸麻胀感后，同时嘱患者活动患肩，非常有效。

（2）条山穴：常针对肩周炎治疗，一针海外扬名。条山穴即条口穴透承山，一针两穴。

（3）肩周炎奇效穴：肩周炎病程较长，虽可自愈，但患者痛苦难当。治疗此病单取此穴，医者自命名为肩周炎穴，位于足三里下1.5寸。令患者仰卧位，取三寸针同侧取穴，针尖在胫腓骨之间游离，滞针术捻针10 min，以针感传至足底过电感为最佳，嘱患者活动患肩。留针30 min。起针后在患肩做些放松手法，基本一次就可痊愈。

（4）肩陵穴：位于阴陵泉穴下九分处。操作手法需捻转提插，得气为要，嘱患者活动关节效果最佳；治疗原则遵循以左治右，上病下取。

（5）肩胛部疼痛：①按患侧胸前与肩胛对应部位的痛点，找到压痛点按5~10 min；②按健侧尺泽穴5~10 min。

治疗肩周炎的方法很多，以上仅简取了一些取穴少且适用性强的方法。比如在对侧下找阳陵泉的压痛点，嘱患者连咳三声进针，产生强烈的酸麻胀感后，同时嘱患者活动患肩，病痛立减。

那么，为什么条山穴能治肩周炎呢？

有效是硬道理，至于解释，仅供参考。"经络所过，主治所及"，这是经络效果最常见的解释。从古人的著作中也可发现上病下治，下病上治；内病外治，外病内治；左病右治，右病左治的重要论述。《素问·五常政大论》谓："气反者，病在上，取之下，病在下，取之上。"《灵枢·终始》云："病在上者，下取之，病在下者，高取之。"升降出入是人体气机功能运动的基本形式，所谓"升降出入，无器不有"（《素问·六微旨大论》）。这样在治疗上就构成了上病下治、下病上治。凡是通过药物、针灸下取以治疗上部病证，上取以治疗下部病证的方法都属于上病下治、下病上治之列。它是在整体观念指导下，依据人体经络、脏腑及气机升降的调节机能而确立的法则，不同于通常按疾病部位而因势利导的方法。

条口和承山分属于足阳明胃经和足太阳膀胱经。足阳明胃经循行于肩部经由缺盆而络督脉的大椎，与足太阳膀胱经相交于肩部。两穴经气上行同交于肩，所以治疗肩周炎有奇效。

当然，这种治疗方法的疗效也不是百分百，而是因人而异，条山穴、肩陵穴或奇效穴同属上病下取之法，取穴时以下肢相应部位是否有明显压痛点为准，不可墨守成规，拘泥穴位。以上对肩周炎初起者效果更好，轻者一次，重者不过三次即可见效，但必须配合活动患处关节。有时遇有复发或顽固者，应配合肩部的康复训练，特别要增加力量和开肩的训练。

2）腰痛

腰痛是临床最常见的病证，几乎每个人一生中至少会经历过一次。引发腰痛的原因很多，造成的腰痛病证也各异，但万变不离其宗，要么不通则痛，要么不荣则痛。

治疗腰痛的方法繁多，除常规局部取穴治疗外，还有很多单穴一针治疗之法，多用于急性腰痛，效果迅速。有人总结这些穴位，有非常之多，如人中、后溪、攒竹、中渚、委中、复溜、腰痛点、飞扬、支沟、火主、印堂、条口、养老、耳尖、二角明、灵骨、心门、正筋等。这些穴位通过刺激经络和调整气血运行，可以促进腰部的恢复和疼痛的缓解。

3）牙痛

牙痛是常见病证，但不是针灸科常见病证，偶有接诊亦可一试。从经络学角度看，手阳明大肠经循行入下齿中，足阳明胃经入上齿中，故下牙痛多取大肠经穴位，上牙痛多取胃经穴位。

（1）合谷、偏历。均位于手阳明大肠经之上，属于经验穴。高树中认为可以用于治疗各种牙痛，尤其是龋齿所致牙痛。临床可选其中一穴，以穴位处压痛明显者，或针刺之，或指压之，以效为度。

（2）下关、颊车。大多牙痛位于此两穴处之一处，可探寻明显痛点后针刺之，施以泻法。

（3）火牙痛。特点为遇风发作或加重，遇冷痛减，受热加重，或伴有恶寒、发热等。多见于急性牙髓炎、根尖周炎初期。取穴翳风。

（4）胃火牙痛。特点为疼痛剧烈，牙龈红肿，可伴有口渴、口臭、尿黄、便秘、舌苔黄腻等胃热症状。冠周炎、化脓性根尖周炎。取穴内庭。

（5）虚火牙痛。特点为牙痛隐隐发作，程度较轻，午后、夜间或性生活后可能加重，牙龈多不红肿，常牙齿松动、咬物无力或牙龈出血。取穴太溪或大杼。

4）眉棱骨痛

此痛临床亦较为多见，痛处位于两眉头处，此处上靠近前额，由足阳明胃经所循行，下靠近足太阳膀胱经攒竹穴，故发病原因无外乎外感和内伤。外感者选足太阳膀胱经，可针刺痛处，或远端选穴，取位于足踝足太阳膀胱经上的昆仑穴，一侧痛取同侧，两侧都痛取两侧。针刺前先用左手拇指或食

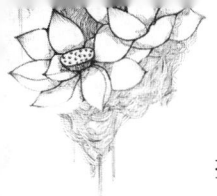

指按压穴位，同时嘱患者感受痛处，若有缓解，再行针刺。若疼痛不解，则选足阳明胃经上的解溪穴，操作同前。

5）踝扭伤

踝关节扭伤是一种常见的临床病症，根据中医理论，该病症可归类于"足痛"和"伤筋"范畴。其发生通常与外力作用导致局部经络阻塞、气血运行不畅有关。大多数患者倾向于选择自然愈合，但此过程可能较为漫长，部分患者在一个月后仍可能感受到足踝的不适。就诊时，多数医生会让患者先接受影像学检查以排除骨折等骨组织损伤。若无骨折，医生常建议使用云南白药气雾剂等外用药物，并结合自粘性绷带或石膏等固定装置进行1至2周的外固定治疗。除此之外，还包括手法复位、中药外敷、针灸、物理治疗等多样化治疗手段。不同治疗方法的效果各异，根据临床经验，针灸治疗通常能取得较为迅速的疗效，1周内即可恢复。

依据前人经验，腕踝交叉对应原则，左踝取右腕，右踝取左腕。阳溪穴位于手阳明经手腕处，对应位于足阳明经脚踝处的解溪穴。同理，阳池穴对应丘墟，阳谷穴对应昆仑。依据踝扭伤的痛处，在相应手腕处探寻相应的敏感压痛点，即阿是穴，手指点按，或针刺之，用泻法操作后留针，让患者活动患处，多能当即见效。

2. 临床优势

一针疗法，按高教授的说法，是一针下去即可治病，解决病痛。其临床有如下优势。

1）安全性高

一针疗法作为一种非药物疗法，其最大的特点在于安全性高。该方法按照经络循行、经络的表里关系或者一些具有特定功能的经外奇穴，找到精确的穴位进行刺激，避免了口服药物可能带来的副作用和不良反应。同时，由于操作过程规范且严谨，确保了患者的安全。

2）操作简便

相对于其他复杂的医疗手段，一针疗法在操作上十分简便，一般都在四肢末端取穴，来达到治疗的目的。医生只需经过系统的培训，掌握基本的操作技巧，便可迅速掌握并应用于临床。这不仅减少了医生的操作难度，也提高了治疗效率，因为是四肢末端部位取穴，所以相对安全性是比较高的。

3）疗效显著

一针疗法针对多种疾病都有显著的疗效。通过刺激相关的穴位，能够迅速调整人体的生理状态，达到治疗疾病的目的。许多患者在接受第一次治疗后，便能够感受到明显的症状改善，提升患者初次治疗体验及对医生的信任度。根据目前治疗经验，一针疗法对于急性疾病的疗效要明显优于慢性疾病。

4）适应证广

一针疗法取穴少，疗效明确，不仅适用于多种疾病，而且能够针对不同的人群和体质进行个性化治疗。无论是急性疾病还是慢性疾病，无论是儿童还是老人，都能找到适合的治疗方案。

5）针感强

相较于传统的针灸疗法，一针疗法在操作时刺激量相对较大，患者有比较强烈的针感，可以迅速取得治疗的效果。可以使用一些特制的针具和精确的操作技巧，使患者在进针时疼痛减少，大大提高了患者的接受度。

6）经济实惠

一针疗法所使用的针具成本较低，操作简单，无须昂贵的设备和药物支持，因此治疗费用相对较低。这使得更多的患者能够享受到这一经济实惠的治疗方式。

7）学习门槛低

一针疗法的学习门槛相对较低。通过系统的培训和实践，医生可以迅速掌握其基本理论和操作技能，为更多的患者提供治疗服务。

（二）平衡针疗法

平衡针疗法是以心理、生理、社会、自然相适应为特征的整体医学调节模式，充分利用人体的信息系统（即神经—体液与经络系统）和针刺技术的反馈效应原理，以针刺为手段，选择人体的健侧某一特定穴位，来激发调动患者的自身防卫系统，依靠患者自身达到自我修复、自我完善及自我调节。平衡针灸学是由北京军区总医院王文远教授成功创立的传统医学与现代医学在针灸领域相结合的一门现代针灸学。平衡针灸治疗颈肩腰腿痛特色技术于2005年被卫生部评为农村与社区适宜技术推广项目，2006年被国家中医药管理局评为农村与社区适宜技术推广项目，2009年被国家中医药管理局正式列为第一期常见病适宜技术推广项目。

平衡针灸学是研究人体生命科学发展的自然规律的科学；通过针灸调节大脑中枢系统的平衡，达到对各脏器生理功能修复的目的。它所阐明的规律是通过研究发现针刺外周神经靶点，在大脑中枢靶位调控下，依靠患者自我

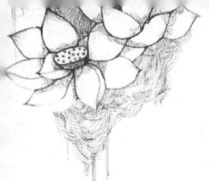

修复的医学理论。

1. 自身平衡

自身平衡系统的实质就是人体内的自我调控功能。通过针灸来调整、完善、修复大脑高级神经中枢，从而激发、调动机体内的物质能量，促进机体在病理状态下的良性转归，将过去头痛医头、脚痛医脚，改为头痛医脚、脚痛医手的平衡取穴方法。所以平衡针灸适用于多种疾病的治疗，包括疼痛性疾病、神经系统疾病和其他内科疾病等。其独特的穴位选择和针刺技术，使得它在不同领域都能发挥出显著的治疗效果。

2. 系统平衡

平衡针灸就是通过直接针刺神经干或神经支，将针刺神经的信息通过人体"信息高速公路"，反馈到大脑高级中枢，实现通过神经"信息高速公路"对机体各系统的调控支配作用。

3. 单穴疗法

单穴疗法原则上是一病一穴、一症一穴，80%以上的病症均可采用一个穴位。平衡针灸取穴总计38个平衡穴位。平衡针灸的核心特点之一是穴位选择的精简性。它不同于传统针灸需要选取多个穴位，而是专注于选取关键的、具有强大治疗作用的穴位，从而实现对整体平衡的快速调整。部分取穴会和一针疗法重合。

4. 快速针刺

整个针刺过程控制在3 s之内。不同穴位有不同的针感要求，只要引出要求的针感即可出针。但对一些慢性疾病、症状较重的患者，可以给予留针。平衡针灸强调快速针刺技术，医生在短暂的时间内完成针刺操作，减少患者的痛苦和不适。这种快速、准确的针刺技术，也是平衡针灸区别于传统针灸的重要特点。

5. 即时效应

80%以上的患者3 s即可见效。对发病时间短、症状轻、体质好、年龄小的患者经一次性治疗即可临床治愈，即使发病时间长、症状重、年龄大、体质差的患者不能达到预期效果，也可使症状改善，减少患者痛苦。相较于传统针灸，平衡针灸起效迅速，通常一次治疗后，患者就能感受到症状的明显改善。这种快速的治疗效果，使得平衡针灸在临床应用中备受青睐。患者在接受治疗后，往往能够立即感受到症状的改善或消失。这种即时效应不仅增强了患者对治疗的信心，也体现了平衡针灸的显著疗效。

6. 针感效应

针感是反映平衡针灸疗效的重要标志。只要引出要求的针感即可产生治疗效果。此外，平衡针灸在针刺手法中不过于强调针刺手法，也不要求采用补法、泻法或平补平泻，只强调提插这一基本手法。平衡针灸注重患者针刺感的强烈体验。患者通常在针刺的瞬间即可感受到明显的酸、麻、胀、痛等感觉，这既是治疗效果的体现，也是穴位选择准确的标志。我们通过特制针具，如管针等来减少患者进针时的痛感，在平衡针灸中，针感效应被视为评估治疗效果的重要指标。医生通过观察患者的针感反应，可以判断穴位选择的准确性和治疗的深度，从而调整治疗方案。

7. 离穴不离经

平衡针灸不过于强调穴位的定位，要求的是针刺神经干或神经支，因为神经分布有它一定的客观规律，不可能是一个点，而是一条线。平衡针灸的核心思想是调整人体的自身平衡。通过刺激特定的穴位，激发人体自身的调节机制，达到治疗疾病的目的。这种治疗方式不仅安全，而且具有长远的疗效。平衡针灸遵循"离穴不离经"的原则。即使在实际操作中不完全遵循传统的穴位定位，但只要保证在经络系统内进行针刺，仍然能够取得良好的治疗效果。这种灵活性使平衡针灸在临床应用中更具实用性。

8. 穴名

穴位名称通俗易懂。其主要特点是以部位、功能、主治来命名。如治疗头部病变的平衡穴位命名为头痛穴，治疗腰部病变的平衡穴位命名为腰痛穴，治疗糖尿病的平衡穴位命名为降糖穴。

9. 安全

安全无副作用是平衡针灸学最根本的要求：最长时间不超过3 s，不易晕针；平衡穴位均分布于四肢安全部位，不会刺伤脏器。平衡针灸在操作过程中严格控制针刺深度和刺激强度，确保治疗的安全性。同时，由于穴位选

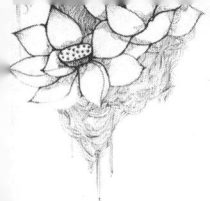

择精简，也降低了因误刺穴位而带来的风险。

随着人们对中医针灸的认可度不断提高，平衡针灸将在未来的医疗领域发挥更加重要的作用。

（三）巨刺

巨刺属九刺之一。《灵枢·官针》曰："巨刺者，左取右，右取左。"巨刺是指机体一侧有病，而于对侧选取经穴治疗的方法。《素问·缪刺论》指出，巨刺适用于"邪客于经"的疾患，刺时"必中其经，非络脉也"。本法与缪刺均于病位对侧取穴，但刺法有异，即经脉有病，巨刺刺经；络脉有病，缪刺刺络。

1. 巨刺方法、特点：针感强、刺激大

巨刺法根据病变部位或疼痛局部处，选取对侧相应穴位，进行针刺治疗，称为左右交叉巨刺法。临床亦可在左右交叉基础上，再加上下交叉，如肩峰正中痛取对侧下肢髀关穴，后侧痛取对侧环跳穴等。巨刺方法作为针灸技术的一种，其最大特点之一在于其强大的针感和刺激作用。巨刺通过特定的穴位选择和针刺手法，能够使患者产生强烈的针感，从而有效激发人体的自我修复和调整机制，促进气血流通，达到治疗疾病的目的。

2. 临床应用

巨刺法主要用于各种软组织损伤、中风偏瘫、面瘫、肋间神经痛和关节痛，亦可用于幻肢痛和内脏病，以经脉气血瘀滞、运行不畅者为宜。不仅可用于新病、初病，还可用于久病、虚实夹杂证。在治疗各种软组织损伤疼痛时，可采取同名经对应取穴法，或配合患部运动，用对侧穴位巨刺，以针刺泻法进行操作。

3. 针刺距离远，不易弯曲

巨刺方法在施治时，常常选择距离较远的穴位进行针刺，这种远距离的针刺不仅有助于增加刺激量，还能够减少针身弯曲的风险，确保针刺的准确性和安全性。相较于细针而言，巨刺方法可弥补细针的不足。例如，对于某些深层穴位或肌肉丰厚的部位，细针可能难以达到足够的刺激深度，而巨刺方法则能够通过深刺透穴来实现更强的刺激效果。

4. 适用于强刺激和刺络放血

巨刺因其刺激量大、针感强的特点，特别适用于需要强刺激的治疗情境，如某些疼痛性疾病或急性病证。此外，巨刺方法还常与刺络放血相结合，通过排出适量的血液来调和气血，达到治疗目的。

5. 减少针刺时的意外事故

巨刺方法注重穴位的精准定位和针刺手法的熟练运用，能够显著降低针刺时可能出现的意外事故风险，如断针、弯针等。

6. 主治中风半身不遂等

巨刺方法在临床应用中，对于中风半身不遂等神经系统疾病具有较好的治疗效果。通过刺激相应的穴位，巨刺能够促进气血流通，改善神经功能，帮助患者恢复运动能力。

7. 巨刺四要：腧穴、体位、深刺透穴、患部活动

巨刺方法在应用过程中，特别强调四个关键因素：腧穴选择、体位调整、深刺透穴和患部活动。这四个要素的合理运用，是确保巨刺效果的关键。腧穴的选择应准确，体位调整要舒适自然，深刺透穴要达到足够的刺激深度，同时结合患部的活动，以达到最佳的治疗效果。

8. 左病取右，右病取左

巨刺方法在施治时，常常遵循"左病取右，右病取左"的原则。这是基于中医经络理论，通过对侧穴位的针刺来平衡气血、调和阴阳，从而达到治疗疾病的目的。这种交叉取穴的方法，既符合中医的整体观念，又体现了针灸治疗的灵活性。在治疗面瘫、偏瘫时，则可取对侧经穴（左右交叉或上下交叉），根据病程长短，灵活施以补泻手法。如中风偏瘫，可取健侧经穴施以泻法；或先泻健侧穴、后补患侧穴；或先针健侧穴以轻刺激，后针患侧穴以重刺激。再如面瘫，发病初期，取健侧面部穴和上肢穴，取患侧下肢穴，用针刺泻法；发病 4~7 日后，取患侧面部穴，取健侧上肢穴，取患侧下肢穴，用平补平泻手法针刺。

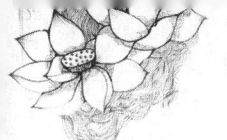

综上所述，针灸巨刺方法以其针感强、刺激大、针刺距离远等特点，在临床应用中展现出独特的治疗效果。通过精准定位、熟练运用巨刺技巧，医生能够为患者提供更加安全、有效的针灸治疗。随着中医针灸技术的不断发展，巨刺方法将在未来的临床实践中发挥更加重要的作用。

医案选辑

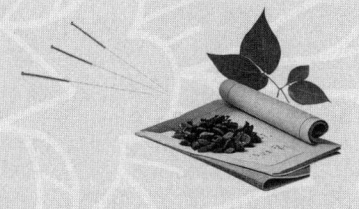

针药并用治痛证

疼痛为疾病中最常见的症状,对此中医有深入的研究和丰富的治疗经验。中医认为疼痛的发生与气血运行失常或气血不足、脏腑功能失调、经络阻滞等因素密切相关,也就是常说的"不通则痛"和"不荣则痛"。

不通则痛——气血通畅是机体健康的标志,当气血运行受阻,或者经络、血脉、津液等循环不畅时,就会发生疼痛。《黄帝内经》中有"不通则痛"的论述,意味着如果气血瘀滞、经络阻塞,就会引发疼痛。例如,瘀血阻滞经络可导致固定部位的刺痛,气滞则可能出现游走性或阵发性的疼痛。

不荣则痛——当脏腑经络得不到气血充足的滋养和温煦,导致组织器官失去正常的生理功能而产生疼痛。这种情况下的疼痛往往是持续而钝重的,有时伴有乏力、倦怠等全身虚弱的表现。

故在治疗疼痛时,要注重调整人体阴阳平衡,恢复气血流通,畅通经络。

(一)头痛诊治

头痛是以患者自觉头部疼痛为主症的一类病证,病位在头,头为"髓海",又为诸阳之会、清阳之府,且足厥阴肝经、督脉均行于头部,故手足三阳经、肝经、督脉与头痛密切相关。基本病机是气血失和、经络不通或脑络失养。无论外感还是内伤等因素,凡导致头部经络功能失常、气血失调、脉络不通或脑窍失养等,均可导致头痛。

临床上常见到的头痛症状会伴随不同的见症,中医根据患者不同的特点将其分为外感和内伤两大类。

1. 外感头痛

(1)风寒头痛:表现为头痛连及项背,恶风畏寒,遇风加重,舌苔薄白,脉浮紧。治疗原则是疏散风寒,常用的方剂为川芎茶调散加减,针刺可

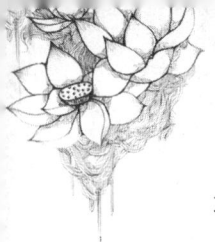

选用风池、风府、太阳、列缺等穴位。

（2）风热头痛：头痛且胀，发热恶风，面红目赤，口渴喜饮，舌红苔黄，脉浮数。治疗原则是疏风清热，常用方剂如芎芷石膏汤加减。

（3）风湿头痛：头痛如裹，身重，苔薄白，脉濡。治疗原则是祛风除湿，方剂可选用羌活胜湿汤加减。

2. 内伤头痛

（1）肝阳上亢型头痛：头痛眩晕，头胀痛，面红目赤，烦躁易怒，舌红苔黄，脉弦有力。治疗原则是平肝潜阳，常用方剂如天麻钩藤饮加减，针刺可选用率谷、太阳、太冲、行间等穴位。

（2）痰浊头痛：头痛昏蒙，伴有胸闷、恶心、纳差，舌苔白腻或黄腻，脉滑。治疗原则是化痰降浊，方剂可选用半夏白术天麻汤加减，针刺可选用丰隆、中脘、阴陵泉、头维等。

（3）血瘀头痛：头痛经久不愈，痛处固定，舌质暗或舌有瘀斑，脉弦涩。治疗原则是活血化瘀，常用方剂如通窍活血汤加减，针刺可选用膈俞、血海、太冲、合谷等穴位。

3. 头痛的六经辨治

《伤寒论》介绍了6种头痛，具体如下。

（1）太阳头痛：属于表证、热证。表虚型常伴发热、恶风、汗出、脉浮缓，用桂枝汤；若为后头痛，项背强几几，用桂枝加葛根汤；表实型则伴发热、恶寒、无汗、脉浮紧，选用麻黄汤、大青龙汤；若为后头痛，用葛根汤。

（2）少阴头痛：属于表证、寒证。表虚伴恶风寒、脉缓弱，用桂枝加附子汤；若伴四肢厥冷，血行不畅，阳气不通达，用当归四逆汤；表实则会恶寒、发热、脉沉，用麻黄附子细辛汤。

（3）阳明头痛：属于里证、热证。阳明腑实证，伴口渴、大便秘结，脉沉实，用承气汤；阳明经证，伴汗多、口大渴，用白虎汤；若为后头痛，可用葛根芩连汤。

（4）太阴头痛，属于里证、寒证。伴干呕、吐涎沫，用吴茱萸汤；伴痛经，用温经汤；伴四肢厥逆，用四逆汤。

（5）少阳头痛：属于半表半里证。头部两侧疼痛，选用小柴胡汤、柴胡加龙骨牡蛎汤；偏实热者，用大柴胡汤；偏虚寒，则选用柴胡桂枝干姜汤。

（6）厥阴头痛：寒热错杂或上热下寒，用乌梅丸或半夏泻心汤；若阵发性头痛，外治法用头风摩散。

凡失眠与头痛并见，脉象偏沉细数，大便偏干，舌象偏红，多属于"虚烦不得眠"，不宜用苦寒清热、介类潜阳之品，当滋阴清热、养心安神、疏肝解郁。如阴虚有热，心烦不眠，选用酸枣仁汤。

此外，现在人群中颈椎病患者不少，常有因颈椎原因所致的头痛，这就需要舒缓颈部肌肉紧张，此种类型与太阳病"项背强几几"病证相似，有据此治疗获效，针刺多以局部穴位为主。

验案举隅

案1　**患者**：顾某，女，60岁。
主诉：头痛半年，加重2个月。

现病史：患者近半年反复出现头痛，自诉头如戴帽、胀痛，伴昏蒙，全头皆痛，近2月因家事繁琐、焦虑紧张导致头痛加重，头痛每周发作3~4次，持续时间5~6 h，于外院行头颅CT、头颅MRI检查均未见明显异常，诊断为头痛，予布洛芬等止痛药对症治疗。患者有慢性胃炎病史，止痛药易致胃痛，故于我院针灸科就诊，寻求针药结合治疗。

刻诉：口干不渴，头痛昏蒙，胸闷脘胀，痰多，色白，睡时常流口水，四肢困重，食欲一般，夜寐一般，大便黏马桶，小便正常。患者既往有高血压病史，血压控制良好。

查体：患者神志清晰，精神萎靡，颅神经检查未见异常，四肢肌力正常。舌淡胖，舌边有齿痕，苔白腻，脉滑。

辨证分析：患者素体脾虚，脾失健运，痰浊内生，痰浊中阻，上蒙清窍，清阳不展，故头痛昏蒙。痰浊内阻，气机不利，故胸闷脘胀。痰浊上逆，则呕恶痰涎。舌淡胖，舌边有齿痕，苔白腻，脉滑，为痰浊内停之征。

诊断：头痛，痰浊上蒙。

治则：健脾祛湿，化痰息风。

处理：

（1）针刺选穴：百会、风池、太阳、中脘、丰隆、阴陵泉、三阴交、内关、太冲、合谷，每周3次，每次留针20 min。

（2）中药方药：半夏白术天麻汤加减。半夏15 g，白术9 g，天麻10 g，茯苓9 g，甘草6 g，橘红9 g，大枣10 g，生姜2片，水煎服，每日1剂，日服 2 次。

随访：半个月后患者头痛消失。

按语：痰浊头痛因痰湿上蒙清窍所致，《素问·生气通天论》曰："因于湿，首如裹。"痰浊头痛的特点为头痛有沉重感，如有物包裹之感，兼见胸脘满闷，呕恶痰多，发作无时，苔白腻，脉滑或濡滑。宜化痰祛湿，方用半夏白术天麻汤加减。

针灸取主穴百会、风池、太阳，配穴中脘、丰隆、阴陵泉化痰祛湿，三阴交健脾祛湿，因患者症情因焦虑紧张加剧，取内关宽胸理气，太冲、合谷"开四关"，调畅全身气机。

（王 蓉）

案2 患者：丁某，女，48岁。
主诉：反复头疼1个月。

现病史：患者素有偏头痛之疾，经治已愈，1个月前跌倒，左侧着地，头、面皮肤擦伤，稍有渗血。到当地医院急诊外科查头颅CT示，颅内未见明显异常，软组织挫伤。予云南白药外敷止血、散利痛止痛等对症治疗。但患者左侧颞部头疼反复，如针刺状，今为进一步诊治，来我院就诊。

查体：神清，痛苦貌，左侧头面部可见大小约 5 cm×7 cm 瘀斑，颅神经（-），四肢活动自如，肌张力正常，病理征（-），面色少华，舌暗，苔薄白，脉细。

辨证分析：患者因外伤血溢脉外，故左侧头面青紫肿痛，血不循经，气血阻滞，脉络失养，痛如针刺，乃瘀血为病，当以活血为治，且患者面色少华，此乃气血不足之象也。

诊断：头痛，瘀血阻络（中医）；外伤性头痛（西医）。

治则：活血祛瘀止痛。

处理：

（1）针刺取穴：风池（双）、太阳、率谷、外关、足临泣、血海（双）、膈俞（双）、阿是穴。

刺法：风池向鼻尖方向直刺0.5~0.8寸，太阳直刺0.3~0.5寸，率谷平刺0.5~0.8寸，外关直刺0.3~0.5寸，足临泣直刺0.3~0.5寸，血海直刺1.0~1.5寸，膈俞向内斜刺0.5~0.8寸，阿是穴围刺，留针20 min。每周

2次。

（2）中药方药：通窍活血汤加减。当归30 g，川芎30 g，细辛5 g，地龙9 g，川牛膝15 g，自然铜15 g，白芍9 g，酸枣仁15 g，莪术9 g，降香9 g，生甘草5 g，生山楂15 g。7帖，每日1剂，早晚分服。

二诊：患者面部青紫退，头痛除，寐转佳，纳食增，舌淡苔薄白，脉细。予去自然铜、莪术、生山楂，加黄芪10 g，党参10 g，14帖，煎服。

随访：患者前后共治疗1个月后基本痊愈。

按语：头痛是以患者自觉头部疼痛为临床特征的常见病证。多以感受外邪或脏腑功能失调为主因，导致经气不通，不通则痛，或经脉失养，不荣则痛。

临床辨证关键在于分清外感与内伤，明辨头痛性质、部位及顺逆。外感头痛起病较急，病程较短，多与风、寒、湿、热相关，以实证为主；内伤头痛多起病较缓，病程较长，多与气、血、痰、瘀、虚相关，多属虚证或本虚标实、虚实夹杂之证。头痛病位在脑，与肝、脾、肾三脏密切相关。外感头痛治以祛风为主，兼以散寒、清热、祛湿。内伤头痛之属虚者以补养气血或益肾填精为主，属实者当以平肝潜阳、化痰除湿、活血化瘀为法。若本虚标实、虚实夹杂者，宜攻补兼施，标本兼治。此外，临床辨治头痛时还可使用引经药。

（冯欣茵）

案3 **患者**：徐某，女，33岁。
主诉：右侧偏头痛半年余。

现病史：患者半年前因工作劳累又吹风受寒后出现右侧头痛，头痛持续时间短，伴有头晕，无恶心呕吐，精神紧张后易诱发，外院检查头颅MRI及MRA均无异常，予口服止痛药物后疼痛可缓解。

刻诊：右侧头痛，以右侧额部、颞部为主，伴有头晕，恶心呕吐，呕吐物为胃内容物，纳差，夜寐欠安，二便正常。

查体：神清，精神可，血压110/80 mmHg，心率75次/min，律齐，右侧额角及颞部有压痛，四肢肌力及肌张力正常，舌淡红，苔薄白，脉细弦。

辨证分析：患者为中年女性，平素情志不畅，肝失疏泄条达，气郁阳亢或肝郁化火，阳亢火生，发为头痛；或火郁日久，耗伤阴血，精血不足，引发头痛。

诊断：头痛，肝阳上亢（中医）；偏头痛（西医）。

处理：

（1）针刺取穴：百会、风池、合谷、太阳（右）、太冲、三阴交、气海、关元。

（2）中药方药：仿天麻钩藤饮出入。天麻10 g，钩藤10 g，生决明10 g，栀子10 g，黄芩10 g，川牛膝10 g，杜仲15 g，益母草15 g，桑寄生15 g，首乌藤15 g，茯神15 g。

二诊：患者头痛减轻，偶有头晕，寐转佳，纳食增，舌淡红苔薄白，脉弦。继续中药煎服。

三诊：患者头痛、头晕明显减轻，神清，精神可，舌淡红苔薄白，脉弦。

按语：头为诸阳之会，五脏六腑之精气皆上会于此，若为邪气所侵，精华内痹，清阳不生，精血失养，即可发为头痛。以六经论之，头项强痛为病在太阳，头侧疼痛为病在少阳，头额疼痛为病在阳明，巅顶疼痛为病在厥阴；头重如裹伴有身重多痰者，多病在太阴；头痛兼足肿气厥者，多病在少阴。故头痛的治疗，首辨病在何经，次论上下虚实，结合病情，宜针时用针，宜药时用药，宜针药同治者可并用，另可辅以适当的心理开导，也是治疗头痛病的关键之一。

（孙　璐）

（二）痹证诊治

按解剖学，每根骨头都有命名，两骨之间，独立命名的关节有近80个，例如肩关节、肘关节、腕关节、髋关节、膝关节和踝关节等；还有许多小型的、未明确命名的关节，如脊柱的小关节及手部和足部复杂的关节结构。人身体关节虽多，病名虽多，其致病原因则可能相同。西医对疼痛的治疗缺乏特异性，主要借助于药物或手术。

中医治疗痹证有明显的个性化优势，这得益于中医的理论基础——整体观念和辨证论治，还得益于中医的四诊合参，从与西医不同的角度寻求解决问题的答案。

从"关节"的字义讲，"关"指关口，有阻碍的含义，如年关、关卡，不易通过。"节"多指节气，古人谓"五日一候，三候一气，六气一时，四时一年"，因此，一年有24个节气。节气是以气的形式在不断变化着，其形式主要有升、降、浮、沉四种。

在人体，节气主要为"肺"负责，这里的"肺"，不仅特指西医学上的肺脏，更多的是代指功能。中医理论认为"肺主治节""肺主气，司呼吸""肺者，气之本"。

节气影响着五脏六腑的气机升降，因此很多疾病受节气影响很大。其中之一就是关节病，如西医的类风湿关节炎。关节病有内在的因素，主要体现在外在的局部症状，这就非常符合中医的治疗特色，针刺治外证，中药调内在。

关节疼痛是痹证最常见的症状，人体有206块骨头，每两块骨头之间就是一个关节，受内外因素的影响，常会造成关节的疼痛，并伴有活动不利，畏寒等，中医统称为"痹证"。

"痹"字的含义为闭，即闭塞不通之义，指阻闭，突出本病主要因经络阻闭、气血不行所致。因风、寒、湿、热等外邪侵袭人体，闭阻经络，气血不能畅行，以肌肉、筋骨、关节等酸痛、麻木、重着、伸屈不利，甚或关节肿大灼热等为主要临床表现。根据感受邪气的偏盛而分为不同的痹证，如风邪偏盛而为行痹，寒邪偏盛而为痛痹，湿邪偏盛而为着痹，风寒湿邪郁久化热，热邪偏盛而为热痹；风寒湿痹或热痹日久不愈，气血运行不畅日甚，瘀血痰浊闭阻经络，出现皮肤瘀斑、关节周围结节、关节肿大畸形、屈伸不利等症；病久使正气耗损，病邪由经络而累及脏腑，出现脏腑痹的证候。风湿性关节炎、风湿热、类风湿关节炎、骨关节炎、纤维织炎和神经痛等病，均属中医"痹证"范畴。西医以肌肉骨骼和结缔组织系统、神经系统、运动神经系统为主，以肌肉、关节疼痛为主要临床表现的疾病亦属本病的范畴。

痹证的发生与身体体质、气候、生活环境有密切关系。《严氏济生方·诸痹门·五痹论治》谓："皆因体虚，腠理空疏，受风寒湿气而成痹也。"有体质偏热，阳气盛，内有蕴热的受风寒湿邪气后易成热痹，也有风寒湿痹久郁化热成热痹的。《儒门事亲》中"痹痛以湿热为源，风寒为兼，三气合而为痹"，强调了湿热致痹的重要性。李东垣、朱丹溪将本病称为"痛风"。李东垣认为"痛风"的主要病因是血虚，朱丹溪认为有风、湿、痰、瘀、血虚、血热的区别，并且以湿热相火为病的更多，并拟出了痛风通用方，分上下肢选择用药，二妙散就是朱丹溪创立的治疗湿热蕴于经络的热痹的有效名方。外因包括：①感受风寒湿邪。久居潮湿之地、严寒冻伤、贪凉露宿、睡卧当风、暴雨浇淋、水中作业或汗出入水等，外邪注于肌腠经络，滞留于关节筋骨，导致气血痹阻而发为寒湿痹。由于感受风寒湿邪各有所偏盛，而有行痹、痛痹、着痹之别。若素体阳气偏盛，内有蓄热，复感风寒湿邪，可以从阳化热；或风寒湿痹经久不愈，亦可蕴而化热。②感受风湿热邪。久居炎热潮湿之地，外感风湿热邪，袭于肌腠，壅于经络，痹阻气血经脉，滞留于关节筋骨，发为风湿热痹。内因包括：①劳逸不当。劳欲过度，将息失宜，精气亏损，卫外不固；或激烈活动后体力下降，防御机能降低，汗出肌疏，外邪乘袭。②久病体虚。老年体虚，肝肾不足，肢体筋脉失养；或病后、产后气血不足，腠理空疏，外邪乘虚而入。此外，恣食甘肥厚腻或酒热海腥发物，导致脾运失健，湿热痰浊内生；或跌仆外伤，损及肢体筋脉，气血筋脉痹阻，亦与痹证发生有关。

痹证中药治疗总以祛邪活络、缓急止痛为其大法。根据风寒湿热的偏胜，分别着重采用祛风除湿、散寒清热等治法，痹证日久不愈，反复发作，易致气血亏虚，脏腑损伤，则常需扶正祛邪，在祛邪的同时，结合补养气血、滋养脾胃之法，痰瘀阻络者，则需注意化痰祛瘀通络。

痹证治疗首辨风寒与湿热，《古今医案》曰："湿热与风寒，确乃痹证两大纲。"临床治痹证，必须先辨明风寒湿痹与湿热痹两大类，再于风寒湿痹中察其偏风、偏寒、偏湿之别，于湿热痹中审其热胜、湿胜之差。风寒湿痹者，关节疼痛部位伴有明显的寒冷感，触之局部不热不肿，遇冷及阴雨天气症状加重，遇热则症状减轻。代表方有上中下蠲痹汤、羌活胜湿汤等，常配合虫藤饮加减。风湿热痹者，以下肢为甚，关节局部红、肿、灼热、痛，舌红苔黄腻，脉滑数。常用方有加味二妙散去龟甲，加薏苡仁、木瓜、秦艽，或四妙散、宣痹汤，加忍冬藤、五加皮之类。

根据痹证局部疼痛麻木的部位不同，临床遣方用药各有差异。

颈项部痹痛：颈项为足太阳经所循之位，风寒湿为阴邪，侵犯太阳经，导致太阳经腧不利，营卫失和，出现恶风、畏寒、颈项强痛，主以葛根姜黄散疏风散邪、解肌止痛，常选用葛根、羌活、片姜黄。

肩臂、上肢痹痛："手之三阳从手走头""伤于风者，上先受之"。上肢酸胀疼痛，活动不便者，多以风邪为主，主以蠲痹汤祛瘀通络、蠲痹止痛，常选用羌活、防风、威灵仙。

颈项引脊背痹痛：由颈项至脊背是足太阳经循行之所，督脉主一身之阳，亦行于脊中，风寒之邪客于此，以致阳气不舒，经气痹阻，出现颈背胀痛，腰背屈伸不利，转侧不能，主以羌活胜湿汤祛风胜湿，常加用葛根、片姜黄等。

下肢痹痛："伤于湿者，下先受之"，湿多下行，流注下肢，阻滞经隧，出现下肢痹痛，行步不正，活动受限。湿邪流连，郁久化热，形成湿热痹阻，主以加味二妙散清利湿热，加用独活、川牛膝、桑寄生等。

膝部肿痛："膝者，筋之府"，膝部筋骨交错，风湿或湿热易于结聚不散。以风湿下注为主，则用独活寄生汤祛风散寒，胜湿止痹；以湿热交结为主，则用加味二妙散清热利湿。以肝肾不足，筋骨失养为主，则用四斤丸补肝肾、壮筋骨、祛风湿，常选川牛膝、独活。

足跟疼痛：足跟为足少阴肾经循行环绕之处，受风寒湿邪侵袭多致肾虚夹湿，出现足跟酸楚疼痛，行走不便，则用四金丸合二妙散补肾强筋，祛湿散邪，加萆薢、川牛膝、桑寄生等。

腰部疼痛：腰为肾之府，腰膝为肝脾肾三经相合之处，邪气外袭，或致此处经络气滞，而见有转侧不利，则以通气散主之；或湿热停滞，则四妙散主之；或肝肾亏虚，气血不足之人，复感风寒湿邪，则独活寄生汤祛风散寒、胜湿止痹，选用桑寄生、杜仲等。

痹证初起，多属实证。肢体疼痛发作剧烈或红肿热痛较甚者，亦多属实证。治痹初起或其急性发作时，务在祛邪，不可骤用人参、黄芪、当归、熟地黄等，以免滞留邪气。若痹证日久，反复发作，多属虚实夹杂，应当虚实兼顾，攻补兼施，尤需注意调养脾胃，补益气血，不可过用或纯用发散辛燥及攻伐之剂，以免愈伤正气。常用代表方有独活寄生汤、三痹汤、补阳还五汤，常配伍虫藤饮加减。"久痛入络""久病必瘀"，凡顽痹之证，邪气深入经隧、骨骼，气血瘀滞，单以祛风、散寒、燥湿难以奏效，惟以钻透剔邪之类，才能搜风通络、化瘀止痛，全蝎、地龙、僵蚕、蜈蚣为虫类药，善走窜通达，搜风剔络，深入经隧驱邪外出，搜风通络止痛；海风藤、鸡血藤、络石藤等藤类药轻灵，易通利关节而达四肢。临床只要辨证准确，用药无不良反应，则守方施治，不可反复无常，频换主方。

痹证的针刺治法以近端取穴、循经取穴及阿是穴为主。病在皮肤、肌肉宜浅刺，或用皮肤针叩刺；病在筋骨宜深刺留针；病在血脉可放血。临证时随证候选用不同的针灸法。风寒湿痹可以针灸并用，热痹单针不灸，并可以放血，皆以疏风散寒化湿清热为目的，使筋脉通畅，气血调和，痹痛即

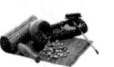

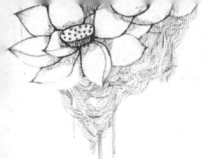

可解。

根据痹证发生的部位选择相应的穴位,主要根据病所的经络循行部位选穴,旨在疏通经络气血的阻滞,使营卫调和,则风寒湿邪无所依附而痹痛遂解,并视病痛部位和邪之深浅,决定进针深度,随其证情变化,运用各种不同的治疗和操作方法。如肩部取阿是穴、肩髃、肩髎、肩贞;肘部取阿是穴、曲池、天井、尺泽、少海等穴。

配穴:根据痹证的类型选择相应的配穴,风寒湿痹可加用灸法,热痹局部可点刺出血。行痹为风胜,取膈俞、血海,有活血、养血作用,含"血行风自灭"之意;着痹取商丘、足三里,也因水湿停留,必先由中土不运,运脾为治湿之本,取之以健运脾胃而化湿。痛痹久延,可致阳气衰惫,取关元、肾俞以益火之原,振奋阳气而驱散寒邪;大椎、曲池清热解表以治热痹。艾灸疗法可回阳救逆、散寒止痛,对于风寒湿邪所致痹证有较好的疗效。

验案举隅

案1 患者:刘某,男,39岁。
主诉:双侧肘、腕、指间关节疼痛伴屈伸不利2个月余。

现病史:无明显诱因双侧肘、腕、指间关节疼痛伴屈伸不利,双手指间关节略肿胀,握拳困难,畏寒肢冷,纳可,二便正常,舌淡紫,苔薄白,舌下络脉瘀滞,脉弦紧,风湿及类风湿关节炎指标无明显异常,血常规正常,血沉升高。

辨证分析:由于感受外邪或自身禀赋不足,风寒湿邪侵入机体,痹阻关节肌肉筋络,导致气血闭阻不通,继而发病。

诊断:痛痹,寒凝血瘀(中医);关节痛待查(西医)。

治法:温通经络,通痹止痛。

处理:身痛逐瘀汤加味。秦艽6 g,川芎6 g,桃仁9 g,红花9 g,甘草6 g,羌活6 g,没药6 g,当归9 g,灵脂6 g,香附3 g,牛膝9 g,地龙6 g,僵蚕9 g,防风9 g,熟附片6 g,海风藤10 g,络石藤15 g,透骨草10 g,葛根10 g。配合局部针刺八邪、阳池、曲池,每周2次;另嘱患者用药渣煮水浸泡患处,每日1次,每次20 min。

二诊:1周后复诊,患者疼痛改善,方药加桂枝6 g、炒桑枝10 g、木瓜10 g,嘱坚持治疗,继续用药渣煮水熏洗。

随访：2周后，患者自述双前臂各关节屈伸均有明显改善，左手已能自如握拳，守原方继续治疗，持续治疗1个月后患者诸症基本解除。

按语：患者不明原因发病，西医各项指标无明确诊断倾向，故齐氏以中医辨证论治的思路，根据患者主要症状辨为痹证风寒阻络证，应用身痛逐瘀汤为主方，加用附子补火助阳，散寒止痛，葛根升阳解肌善治肩颈上肢痹痛，防风、海风藤、络石藤、透骨草祛风散寒、通络止痛；结合局部针灸治疗及外用中药熏洗，取得了疗效好、见效快的治疗结果，是齐氏中医综合治疗的典型病案之一。

（刘秋根）

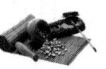

案2

患者：刘某，女，34岁。

主诉：感周身关节冷痛2月余。

现病史：二胎生产后2个月余，患者产后2周感周身关节冷痛，迁延至今无明显好转，晨僵，畏风寒，神疲乏力，情绪郁郁寡欢，纳可，二便正常，无明显自汗或盗汗，舌淡紫，苔薄白，脉浮大中空，沉取无力，排除风湿及类风湿关节炎，血常规正常，血沉正常。

辨证分析：产后气血虚弱，气血不畅，卫阳不固，寒邪客络，凝滞筋骨，而生冷痛，复又因肝气不能条畅，气机失调，导致情绪郁滞不畅。

诊断：周痹，气血不足（中医）；产后抑郁症，关节痛待查（西医）。

治法：益气补血，固表通络止痛。

处理：自拟方。熟地黄15 g，赤芍9 g，炒当归15 g，炙黄芪15 g，防风9 g，炒白术15 g，炒党参15 g，葛根10 g，片姜黄10 g，炒桑枝10 g，地龙10 g，茯苓皮15 g，丝瓜络10 g，郁金10 g，红景天15 g，络石藤15 g，海风藤10 g，威灵仙15 g，槲寄生15 g，防己10 g，7帖，水煎服，每日1剂，日服2次。

并嘱患者避风寒，注意自我调节，保持情绪舒畅，嘱家属给予充分理解，关注患者情绪变化。

二诊：1周后复诊，周身疼痛明显改善，晨僵情况消失，脉象较前沉实有力，再按前方服药1周巩固疗效。

随访：再以上法加减，连续服药3周后患者自觉关节疼痛症状基本消失，情绪有明显改善，嘱患者注意防寒保暖，条畅情绪，终止治疗。

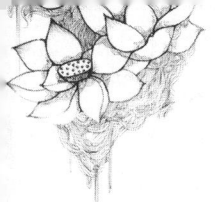

按语：患者由于生产导致气血虚弱，气血不足则不能濡养周身关节，肝血不足则易导致调畅气机功能的失调，导致患者产后身痛及抑郁倾向的表现。齐氏以四物汤合玉屏风散为基础，加姜黄行气破瘀止痛，红景天益气活血，槲寄生祛风寒强筋骨，茯苓皮、郁金安神解郁，桑枝、防己、络石藤、丝瓜络、威灵仙、海风藤疏经通络、祛风散寒，地龙既能搜风通络又能帮助诸药走窜经络以达到更好的治疗效果。

（葛 谈）

案3 **患者**：康某，女，62岁。

主诉：双侧指间关节疼痛伴屈伸不利1个月余。

现病史：患者诉1个月来，无明显诱因下，双侧指间关节疼痛伴屈伸不利，双手指间关节略肿胀，握拳困难，长期在家务农，畏寒怕冷，得温痛减，外院风湿及类风湿关节炎指标均正常，血常规及血沉均正常，到我院针灸科就诊，目前患者双侧指间关节疼痛伴屈伸不利，关节略肿胀，握拳困难，畏寒怕冷，纳可，二便正常，睡眠一般，近期无明显消瘦。

查体：一般情况可，腹部平软，未触及压痛，心率68次/min，正常窦性心律，未闻及明显杂音。舌淡紫，苔薄白，舌下络脉瘀紫，脉沉紧。

辨证分析：双侧指间关节疼痛伴屈伸不利，双手指间关节略肿胀，握拳困难，长期在家务农，畏寒怕冷，得温痛减，舌淡紫，苔薄白，舌下络脉瘀紫，脉沉紧，为风寒阻络证。

治法：益气补血，固表通络止痛。

诊断：痛痹，风寒阻络证（中医）；关节痛（西医）。

治则：温通经络，通痹止痛。

处理：身痛逐瘀汤加味。秦艽6 g，桃仁9 g，红花9 g，川芎6 g，羌活9 g，没药6 g，当归9 g，制香附6 g，牛膝9 g，地龙6 g，葛根9 g，防风9 g，僵蚕9 g，桂枝9 g，熟附片6 g，海风藤10 g，络石藤15 g，透骨草10 g，白芷6 g。水煎服，每日1剂，日服2次。另嘱患者用药渣煮水浸泡患处，每日1次，每次20 min。

二诊：1周后复诊，疼痛减轻，加桑枝10 g，木瓜10 g，坚持用药渣煮水熏洗。

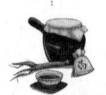

随访：药后，双侧指间关节疼痛明显改善，能屈能伸，持续治疗1个月后诸症基本解除。

按语：患者长期务农，感受风寒湿邪，痹阻经络，应用身痛逐瘀汤，加用附子、桂枝补火助阳，散寒止痛，葛根升阳解肌，防风、海风藤、络石藤、透骨草祛风散寒、通络止痛；结合外用中药熏洗，效果好、疗效佳，是齐氏中医综合治疗的典型病案之一。

（张静芬）

案4

患者：姚某，女，46岁。

主诉：双手麻木半年余。

现病史：患者半年前无明显诱因出现双手手腕以下麻木，右手桡侧四指麻木较甚，左手略轻，夜重昼轻，伴有双上肢远端肌力减退感，外院就诊检查提示正中神经损伤，建议行腕管松解术治疗，患者拒绝。

刻诊：颈椎活动正常，无双上肢放射性麻木不适，无头晕头痛，无恶心呕吐，双手手腕以下麻木，以拇指、食指、中指为甚，局部皮肤未见明显红肿亏破，胃纳尚可，二便正常，夜寐安。

查体：颈椎活动正常，C3~C7棘旁压痛（±），压顶试验（-），臂丛神经牵拉试验（-），双手腕关节、掌指关节、指间关节均无明显压痛，Phalen试验（+），舌淡苔红，脉细弦。

辨证分析：患者长期腕部慢性劳损引起气血亏虚，气虚推动无力，腕部血行不畅，经脉不通，筋脉失于濡养而发为麻木，结合舌脉，辨证为气滞血瘀证。

诊断：经筋病，气滞血瘀（中医）；腕管综合征（西医）。

治则：活血化瘀，舒筋通络。

处理：

（1）针刺取穴：合谷、大陵、鱼际、外劳宫、曲泽、阳陵泉、阿是穴。

（2）中药方药：羌活胜湿汤化裁。羌活10 g，独活20 g，生地黄10 g，赤芍10 g，白芍15 g，当归10 g，川芎10 g，伸筋草15 g，络石藤15 g，延胡索10 g，红花10 g，炙甘草10 g。水煎服，每日1剂，日服2次。

随访：2周后复诊，麻木明显减轻，能屈能伸，持续治疗1月后诸症基本解除。

按语：中医治疗本病的各种方法中，拨针是结合传统针法与现代外科手术松解于一体的一种新兴针法，拨针较普通针粗，进入深层组织具有松解筋膜但又不损伤血管神经的作用，具有减压和解除粘连的功效，对腕管综合征具有良好的疗效。

（孙　璐）

案5　患者：吴某，男，51岁。初诊日期：2023年1月12日。
主诉：右肘部酸痛3个月，加重1周。

现病史：患者3个月前因劳累、受寒出现右肘关节外上方活动痛，疼痛有时可向上或向下放射，未曾在意。1周前，右侧肘关节疼痛明显加重，患处压痛明显，酸胀不适，日常拧毛巾等活动受限。

查体：右肘形态正常，无红肿，外上髁处、前臂伸肌群处压痛阳性，前臂旋前活动稍有受限，握拳试验呈阳性。舌淡暗，苔薄黄，脉弦。

辨证分析：患者3月前因劳累、受寒出现右肘关节外上方活动痛，舌淡暗，苔薄黄，脉弦，久病必有瘀。

诊断：肘劳，气滞血瘀（中医）；右侧网球肘（西医）。

治则：活血化瘀止痛。

处理：

（1）中医定向透药处方：中医定向治疗设备采用南京炮苑电子技术研究所有限公司生产的NPD-4AS型中医定向透药治疗仪。透药液包含白芍9 g，当归15 g，陈皮6 g，黄芪15 g，桂枝6 g，党参10 g，白术6 g，炙甘草6 g，熟地黄15 g，五味子6 g，茯苓6 g，远志6 g。将上述药物加水400 mL，煎煮30 min，去渣备用。将浸有透药液的电极保湿片置于右肘部阿是穴，强度以患者能耐受为度，最大强度不超过18 mA，每次治疗20 min。

（2）针刺取穴：曲池（双）、肘髎（双）、合谷（双）、阿是穴（右）。

刺法：右肘部阿是穴进行围刺法治疗，患者取坐位或仰卧位，屈患肘呈90°，于肱骨外上髁附近寻找阿是穴，沿阿是穴边缘30°~60°斜刺入皮肤，进针5~15 mm，得气后留针20 min。

随访：患者中医定向透药配合针刺1次后右肘酸痛有所缓解。嘱治疗期间应避免肘部过度用力，注意局部保暖，免受风寒。连续治疗8次，右肘酸痛基本消失。

按语：网球肘，好发于网球运动员、瓦匠、纺织工等人群，西医称肱骨外上髁炎，中医称肘劳，是一种因慢性损伤引起的肘外侧部疼痛的常见劳损性疾病。

中医定向透药即"中医定向透药疗法"，利用中医定向透药仪，经皮肤给药，对患者右肘疼痛部位实施定向靶位透药治疗，有助于药物深入病变部位，发挥消肿止痛、消炎、改善局部血液循环、松解粘连的作用。肘劳好发于肘外侧，为手阳明经脉所过之处，阳明为多气多血之经，"主润宗筋"，对劳损引起的肘关节疼痛，治疗效果明显。《马丹阳十二穴歌》云："曲池善治肘中痛。"《针灸大成》云："肘髎主风劳嗜卧，肘节风痹，臂痛不举，屈伸挛急，麻木不仁。"合谷穴是阳明经之原穴，又位于关口，为人身气血之大关，为调理人体气机之大穴，对于气血逆乱、气滞血瘀等均有奇效。阿是穴围刺以活血止痛。诸穴合用，共奏通经活络、舒筋利节之效，疗效稳定。

（孙　静）

案6　患者：王某，男，24岁。
主诉：腰部酸痛5年余。

现病史：患者外院被诊断为"强直性脊柱炎"5年余，晚上睡觉时经常腰部酸痛，白天运动后晚上尤其容易出现酸痛感，转侧难卧，腰僵尚不明显，外周关节无肿大畸形。近2年来关节疼痛加剧，于外院就诊，骶髂关节X线检查结果符合强直性脊柱炎表现，予服中药治疗，症情时好时差。来诊时，患者诉腰部右侧疼痛较严重，有时影响到右侧膝盖，疼痛较剧时影响晚上睡眠。平时容易感冒，易汗，纳可，大便基本正常。

查体：血压120/75 mmHg，心率103次/min，面容痛苦，脊柱强直，腰椎弯曲受限。舌质稍偏红，苔黄腻，脉数。

辨证分析：患者先天禀赋不足，卫外不固，外邪乘袭，导致经络痹阻，气血不畅，发为痹证。外邪附着于腰骶部，见腰部疼痛剧烈。热邪甚者，热迫汗出，见多汗，热扰心神，则夜寐欠佳。热邪煎灼阴液，见舌红少津。湿热壅滞见苔黄腻、脉数。

诊断：痹证，风湿热痹（中医）；强直性脊柱炎（西医）。

治则：温经散寒，祛风除湿。

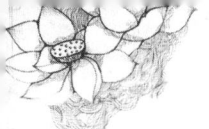

处理：

（1）针刺取穴：风池、秉风、肾俞、大肠俞、曲池、足三里、阳陵泉、右侧血海、阴陵泉。

刺法：双侧风池、秉风、肾俞、大肠俞，疾刺得气后即出针；双侧曲池、足三里、阳陵泉，右侧血海、阴陵泉，留针 20 min。隔日 1 次，1 个月为 1 个疗程。

（2）中药方药：白虎桂枝汤加减。制川乌、制草乌各 6 g，生地黄 30 g，牡丹皮 15 g，生石膏（先煎）30 g，桂枝 15 g，威灵仙 15 g，延胡索 15 g，地鳖虫 10 g，炒谷芽、炒麦芽各 15 g，红枣 15 g，甘草 15 g。7 帖，水煎服，每日 1 帖，日服 2 次。

随访：1 周后复诊，诉腰部疼痛明显减轻，5 年来还没睡过这么安稳的觉。故仍拟上述针、药继续治疗。经治疗 3 个月，病情稳定，疼痛不显，运动后腰部疼痛也很轻微。

按语：痹证的病变部位在经脉，累及肢体、关节、肌肉、筋骨，日久则耗伤气血，损伤肝肾；或可累及脏腑，出现脏腑痹。病初以肢体、关节、肌肉疼痛、肿胀、酸楚、重着为主症，为病在肌表与经络之间；久则深入筋骨，以关节疼痛、麻木、僵直、变形、活动障碍为主症；病变日久，病邪可由表入里，经病及脏，即可形成顽固而难愈的"五脏痹"。诚如《素问·痹论》所云："五脏皆有合，病久而不去者，内舍于其合也。故骨痹不已，复感于邪，内舍于肾；筋痹不已，复感于邪，内舍于肝；脉痹不已，复感于邪，内舍于心；肌痹不已，复感于邪，内舍于脾；皮痹不已，复感于邪，内舍于肺。"

（冯欣茵）

案 7 患者：姜某，女，46 岁。

主诉：颈肩酸痛伴活动不利 2 周。

现病史：颈肩酸痛伴活动不利，2 周来经常反复，患者有长时间使用电脑及手机的情况，压颈试验（-），双上肢无明显麻木及放射痛，臂丛牵拉试验（-），双侧斜方肌僵硬，双侧风池穴及肩井穴压痛，X 片示颈椎生理弧度消失，椎间隙未见明显狭窄，其余未见明显异常，拒绝进一步颈椎 CT 检查。

辨证分析：长期使用电脑及手机，颈肩保持一个姿势，导致颈肩肌肉僵硬，气血运行不畅，进而瘀滞不通，不通则痛，导致关节活动不利，筋骨失养。

诊断：颈痹，气滞血瘀（中医）；颈型颈椎病（西医）。

治则：行气活血，通络止痛。

处理：应用对应疗法，取患者双侧养老，快速运针 1 min，期间嘱患者活动颈肩，起针后患者便感颈肩活动度有明显改善，再取患者双侧昆仑，得气后留针 20 min。

二诊：症状有所缓解，继前治疗。

随访：患者治疗后明显感觉颈肩肌肉较前放松，之后未再次就医。2 周后电话随访，患者表示经治疗后症状逐渐改善，并根据医嘱注意工作时间，避免长时间保持同一姿势，颈肩酸痛症状明显好转，现基本无酸痛不适。

按语：在长期的临床实践中，齐氏发现手腕及足踝附近的某些穴位对治疗颈肩疾病有很好的效果，有的时候局部取穴没有达到预期的效果，反而这些远道取穴却能收到奇效，在近年的期刊杂志上也有相关报道，齐氏认为可以将这些穴位作为颈肩疾病临床选穴的方案之一，拓宽诊疗思路。

（葛 谈）

案8 患者：王某，女，42岁，工人。

主诉：双下肢畏寒、冷痛2年，加重1个月。

现病史：患者自述2年前因一次感冒后涉水，时感双下肢发凉，如浸冰水，畏寒怕风，甚至酷暑也不敢穿着短裤、短裙露肤。近一月来双下肢畏寒、冷痛症状加重，尤以双膝、双踝关节附近明显，遇寒为甚。今日求诊。

查体：精神不振，双膝、双踝关节无畸形，触之肤温略低，双踝、双膝关节周围稍有压痛，关节活动未受限，X 片示双膝关节退行性改变。舌体胖大，舌质淡红，苔白滑，脉沉细无力。

辨证分析：感冒后双下肢涉水，卫外不固，风寒湿邪乘虚而入，邪气痹阻经络，故双下肢畏寒、怕风、冷痛；舌体胖大，舌质淡红，苔白滑，脉沉细无力为风寒湿痹之征。

诊断：痹证，风寒湿痹（中医）；风湿性关节炎（西医）。

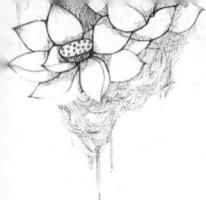

治则：祛风散寒，除湿通络。

处理：

（1）针刺取穴：双侧之委中、承山、昆仑。

刺法：患者俯卧位，皮肤常规消毒后，毫针直刺，平补平泻，得气后在针尾处加艾炷5~7壮。隔日1次。首次针刺毕，在双侧委中、承山穴处刺络拔罐，各拔出瘀血2~3 mL。

（2）中药方药：活络效灵丹加减。桂枝6 g，威灵仙6 g，伸筋草15 g，乳香3 g，没药3 g，川乌6 g，草乌6 g，艾叶6 g，7剂，每晚临睡前温水足浴，每次20 min，每晚1次。

随访：患者双下肢畏寒冷痛症状明显减退，嘱其继续治疗。守上法继续治疗4次后痊愈。

按语：痹证的发生，一则由于外邪侵袭，一则由于正气虚弱，以致风寒湿邪，乘虚而入，留于筋骨，使气血不得宣通而成，正如《济生方·痹》所言："皆因体虚，腠理空虚，受风、寒、湿气而成痹也。"

该病因患者感冒后涉水，卫外不固，风寒湿邪乘虚而入，痹阻经络所致。本案针刺得气后，在针尾加以艾炷，通过艾灸火力的渗透，起到温经散寒的作用；配以刺络拔罐，邪气得以外出；同时辅以中药足浴，进一步提高了疗效。

（胡文科）

案10 患者：梁某，女，33岁。

主诉：颈部酸痛3年，伴四肢麻木、行走不利半月。

现病史：该患者在本区某电子厂工作3年余，长期的低头且高强度工作（每日工作10 h以上）使患者经常感到颈项部酸痛，板滞不舒。近半月感颈部僵硬，转侧不利，双上肢发麻不灵活，持物不稳，双下肢乏力，双腿发紧（僵直、板紧），走路不稳，有踩棉感、易摔倒及束胸感，并伴有尿频，小便排出不畅，由家人搀扶来针灸科就诊。患者尚伴有精神焦虑，神情疲惫。曾在三级医院做CT，显示颈椎间盘中央突出，压迫脊髓，因无力承担手术费和手术风险，故要求针灸治疗。

查体：神清，精神欠佳，面色欠华，体型偏胖，四肢肌张力高僵硬、腱反射明显亢进，病理反射阳性，舌淡胖，苔白腻，脉滑。

辨证分析：患者女，体型偏胖，饮食偏油腻，脾失健运，痰湿内蕴，长期高强度低头工作，致使颈肩部肌肉劳损，局部脉络闭阻，气血运行不畅，故精神疲倦，脘腹胀满。舌淡胖，苔白腻，脉滑均为痰湿内蕴、气滞血瘀之征。

诊断：颈椎病，痰湿阻滞、气滞血瘀（中医）；脊髓型颈椎病（西医）。

治则：活血化瘀，化痰祛湿通经。

处理：电针加电磁波治疗。

针刺取穴：主穴取五脏俞、神门、三阴交、合谷、复溜、颈夹脊。配穴取手三里、环跳、承山、太溪或曲池、内关、足三里、委中。

刺法：先用泻法，以泄实祛瘀通络为主，后用补法，以补脾肾为主。

以上穴位每次治疗时主穴必取，配穴交替使用。接电针，连续波中等频率、中等强度，以患者能耐受为度，30 min/次。配以特定电磁波治疗仪照射，隔日治疗1次，10次为1个疗程。

随访：治疗3次后患者肢体麻木乏力，颈部僵硬明显好转，精神症状逐步好转并缓解，并坚定了针灸治疗的信心。治疗2个疗程后，症状明显好转，可以做简单的家务，唯余双腿自觉仍有发紧感，但较前已明显减轻。嘱其服用补肝肾健脾的归脾丸，后诸症消除。

按语：脊髓型颈椎病的形成，主要由于颈段脊髓受压迫或刺激后出现感觉、运动与反射障碍。临床上此类疾病比较难治，多采用手术疗法。但经过此病例治疗，虚实兼治，针药结合，体会到针刺对早期脊髓型颈椎病是一种有效的疗法。据分析，早期脊髓型颈椎病属于痉证，多由于脾肾两亏、肝阴不足、气血亏虚、肢节筋脉失养而致肢体筋脉拘急、活动不利。通过针刺穴位来行气活血、调补脾肾、养血柔肝，达到治疗疾病的目的。

（张　欢）

案11　**患者**：王某，男，21岁。
主诉：颈项僵硬疼痛2周。

现病史：患者平素伏案时间较长，近日颈肩部板滞较甚，颈椎活动尚可，左右旋转时有头晕感，无恶心呕吐，体位改变时头晕无明显改变，无双上肢麻木，行走无脚踩棉花感，无胸闷心悸，无自汗、盗汗，无余不适主诉。既往外院颈椎摄片提示颈椎生理曲度反弓。胃纳尚可，二便正常，夜寐较差。

查体：颈椎活动正常，C3~C7棘旁压痛（+），压顶试验（±），椎动脉挤压试验（+），臂丛神经牵拉试验（-），双手霍夫曼征（-），舌暗红，苔薄，脉弦。

辨证分析：患者为学生，长期伏案，气血瘀滞不通，伤及筋脉，发为疼痛，同时项部气血瘀滞，清窍失养，发为头晕，故辨证为气滞血瘀证，舌脉亦为佐证。

诊断：颈椎病，气滞血瘀（中医）；混合型颈椎病（西医）。

治则：活血化瘀，舒筋通络。

处理：

（1）针刺取穴：项八针（颈2旁开2寸、颈4旁开2寸、颈6旁开2寸、哑门、大椎）、百会、后溪、血海。

（2）中药方药：自拟方。赤芍9 g、川芎9 g、桃仁10 g、红花9 g、生姜10 g、红枣10 g、老葱20 g、黄酒100 mL、白芷10 g。水煎服，每日1剂，日服2次。

随访：经3次治疗后诸症俱消。

按语：颈椎病是目前临床最常见的疾病，通常由颈椎骨质及其附属组织发生退行性改变，而出现颈椎间盘突出、椎体骨质增生等，使椎体旁正常的解剖结构发生改变，其主要表现为对椎间孔内外空间位置的占据，累及和它相邻的脊神经，使其受到不正常的刺激压迫或者损伤，表现为颈肩部不适、疼痛、肢体麻木、感觉异常等。大部分颈椎病患者可通过中医综合治疗如针灸、推拿、拔罐、中医定向透药、艾灸等治疗手段，有效缓解临床症状，配合良好的工作生活习惯，可减少临床发病的频率及发病的程度。

（孙　璐）

案12　患者：刘某，男，42岁。

主诉：颈部不适3年余。

现病史：患者3年来无明显诱因感颈肩部不适，疼痛板滞不舒，活动不利，并逐渐加重，伴左手臂沉重酸痛，左手指麻木有虫咬样感觉。

查体：神清，精神欠佳，颈部肌肉紧张度稍高，压痛，臂丛牵拉试验（+），椎间孔挤压试验（+）。舌淡胖，苔白腻，脉滑。

辅助检查：X线示颈椎生理曲度变直，椎间隙变窄，项韧带钙化。

辨证分析：患者男，体型偏胖，长期从事低头工作，致使局部气血阻滞，故见颈部疼痛板滞不舒。舌淡胖，苔白腻，脉滑均为气滞血瘀、痰湿内蕴之征。

诊断：项痹，气滞血瘀、痰湿阻滞（中医）；神经根型颈椎病（西医）。

治则：活血化瘀，化痰祛湿通经。

处理：

（1）针刺：取颈夹脊穴、风池、天柱、玉枕、大椎、曲池、外关、中渚、合谷，得气后连接电针，并用红外线灯照射颈部20 min。

（2）中药方药：葛根汤加减。葛根50 g，麻黄6 g，桂枝10 g，白芍15 g，生姜10 g，大枣10 g，炙甘草10 g，桑枝30 g，羌活10 g。

随访：1周后患者基本无不适症状。

按语：颈痛项强是神经根型颈椎病常见的临床症状，是促使患者就医的直接原因。颈痛项强严重时可导致失眠，被迫停止工作。

临床观察发现，颈痛项强的症状消失时，其他症状也随之消失，如上肢疼痛、麻木等症状。颈痛项强是肌肉痉挛，由神经根水肿，小关节紊乱所致。神经根型颈椎病在中医学属于"痹证"范畴，多见于年老体虚，腠理空虚，气虚血少，筋骨失养，风寒湿邪侵袭，颈部又是督脉、太阳经、少阳经循行之处，诸阳会于督脉。因此感受风寒湿邪时，最易侵袭诸阳经经脉，使经络不利，营卫失和，气滞血瘀，不通则痛，故见项背僵痛、肩臂麻木、头痛、眩晕等证候；或由于长期颈部肌肉慢性劳损，如缝纫工、刺绣工等长期从事低头工作的人，同时久视伤血，则肝血不足，筋脉失养故见手足麻木，活动不利。针灸具有通经活络、活血化瘀、祛寒止痛的功能，能够促进神经根无菌性炎症消散吸收，促进局部血液循环，改善代谢和营养血管神经。配合葛根汤，重用葛根加强解肌治疗项背痛作用，舒筋解痉以利关节；重用芍药取其柔肝止痛作用；诸药共奏通经止痛之效，从而使紧张痉挛的肌肉组织得到进一步的放松，改善症状。

综上所述，针灸配合葛根汤结合运用可以相互协同，提高疗效，且费用低廉，方法简便，值得推广应用。

（张　欢）

案13 患者：袁某，男，58岁。

主诉：颈背疼痛半年，近一周来症状加重，伴头昏、不能久坐。

现病史：患者有长期使用手机的习惯。神清，精神稍显萎靡，对答切题。面色㿠白，声音稍低微，头昏、不能久坐，入夜疼痛加重，甚则夜不能寐，畏寒恶风。颈背部有压痛、活动受限制。

查体：C3~C5棘突上压痛，棘突旁压痛（+），双侧颈肌、斜方肌、大小菱形肌均有压痛，颈部活动受限制。压颈（-），臂丛牵拉（-），霍夫曼征（-）。舌淡，苔薄白，脉细沉迟。

辅助检查：MRI示C4~C5颈椎间盘膨出，C5~C6颈椎间盘突出。

辨证分析：患者精神稍显萎靡，面色㿠白，声音稍低微，头昏、畏恶风寒乃为气虚所致，故舌淡，苔薄白，脉细。而气虚推动无力可致血脉不通，瘀阻而成瘀血，不通则痛，故患者痛不能久坐，入夜加重，甚则夜不能寐，颈背部有压痛、活动受限制，脉细而沉迟。

诊断：痹证，气虚血瘀（中医）；颈椎间盘突出症（西医）。

治则：行气活血，通络止痛。

处理：

（1）温针：取穴颈夹脊、百会、天柱、风池，进针得气后平补平泻30 s，留针20 min。每周2次。

（2）推拿：针灸完成后30 min，患者取坐位，将手掌放置于患者两耳后，指导患者微屈头部，将患者头部缓慢、向上牵拉，按压棘突凸起部位，时间3 min，之后选择大椎、风府、风池、颈夹脊，拿捏、轻揉、按压，力度由轻到重，时间20 min。每周2次。

二诊：2周后，颈背痛较前明显好转，夜寐转好。

随访：4周后患者颈背痛偶作，自觉时有蚁行样感觉，夜寐转好。嘱其注意手机使用时间及改变生活方式等。

按语：颈椎病患者轻则颈肩酸痛不适，重则肢体乏力，麻木不仁，甚则发生瘫痪，多因外伤或感受风寒湿邪，以致筋骨劳伤、气血瘀滞或痰瘀阻络。颈椎病为现代社会常见病，因外感风寒湿热、或外伤、或不良姿势（如长期低头工作）、或劳逸失度、或饮食失宜、或七情内伤所致，临床多虚实夹杂。本案患者因长期不良生活习惯导致颈背部压痛、活动受限，头昏、不能久坐，入夜疼痛加重，甚则夜不能寐，微恶风寒。舌淡，苔薄白，脉细等气虚血瘀之征。百会、风池、天柱、颈夹脊穴疏风散邪、通经活络，以治其标，使膀胱经、督脉经气得以畅通。

（蒋曙鑫）

案14　**患者**：张某，女，77岁。
　　　　主诉：左膝关节疼痛半年，加重1周。

现病史：患者半年前无明显诱因下出现左膝关节疼痛，活动时疼痛加重，外院摄片提示膝关节退行性改变，予以几丁糖关节腔注射治疗数次后症状有所缓解。1周前因行走时间较长后，左膝关节疼痛复作，行走及上下楼梯均疼痛加重，伴有腰酸不能久站，时有头晕耳鸣，胃纳尚可，二便调，夜寐安。

查体：左膝关节肿大，内外膝眼消失，双膝眼处压痛（+），局部皮肤颜色正常，肤温正常，左侧浮髌试验（+），侧方挤压试验（-），舌红苔少，脉细弦。

辨证分析：患者老年女性，肝肾渐亏，筋骨失养，不荣则痛，加之长期劳损或跌仆扭伤，导致经脉痹阻，瘀滞不通，不通则痛；平素亦有腰酸，头晕耳鸣等，均为肝肾不足之象，舌脉亦为佐证。

诊断：膝痹，肝肾亏损（中医）；膝关节退行性病变（西医）。

治疗：补肝肾，强筋骨。

处理：

（1）针刺取穴：内外膝眼、阳陵泉（双侧）、足三里、悬钟（双侧）、阿是穴。

（2）中药方药：独活寄生汤出入。独活20 g，桑寄生15 g，杜仲15 g，牛膝10 g，秦艽9 g，防风6 g，川芎9 g，当归10 g，芍药15 g，茯苓10 g，甘草6 g。水煎服，每日1剂，日服2次。

二诊：左膝关节酸痛稍减轻，仍有腰酸耳鸣，舌红苔少，脉细弦，继续针刺治疗，口服中药。

三诊：1个月后复诊，患者诉膝关节酸痛明显减轻，无明显腰酸，偶有耳鸣，活动无明显受限，舌红苔少，脉弦。

按语：《张氏医通》云："膝为筋之府，膝痛无不因肝肾虚者，

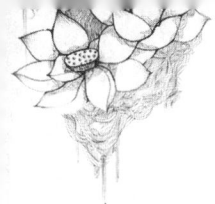

虚则风寒湿气袭之。"治疗选穴中，阳陵泉为筋之会穴，有舒筋壮筋作用；悬钟穴，又名绝骨，为八会穴之髓会，善补益肝肾，强筋壮骨，故可治痹证。本案患者年老体弱，痹证日久，是典型的肝肾亏虚、气血不足、寒湿痹阻之证，故选用独活寄生汤为主方，功擅祛风湿、止痹痛、补肝肾、益气血。独活寄生汤来源于《备急千金要方》，原文如下："夫腰背痛者，皆由肾气虚弱，卧冷湿地当风得之。不时速治，喜流入脚膝为偏枯、冷痹、缓弱疼重，或腰痛、挛脚重痹，宜急服此方。"临床上各种关节部位风寒湿痹，日久入络，肝肾气血亏虚者，皆可以此方随证加减，尤其是腰腿痛者，且可长期服用，以求标本同治，而具有较好的远期疗效。

（葛　谈）

案15　**患者**：李某，女，67岁。
主诉：双膝关节疼痛1年余。

现病史：1年前患者无明显诱因下出现双膝关节疼痛，行走时加剧，走楼梯时尤甚，遇寒加重，得温痛减，影响屈伸，休息时减轻。胃纳可，二便调，夜寐一般。

查体：舌暗红，有瘀点，苔白，脉沉涩。患部略红肿，压痛（+），屈伸膝关节受限，活动时出现骨擦音。

辨证分析：患者年老体衰，易受风寒湿邪侵袭，风性善行而数变，故双膝关节出现游走性疼痛；寒性凝滞、主收引，故痛有定处，行走时加剧，遇寒加重，得温痛减；湿为阴邪，易损伤阳气，湿性趋下，易伤人体下部，故膝关节最易受湿邪侵袭。"风寒湿三气杂至，合而为痹"。

诊断：膝痹，风寒湿证（中医）；膝骨关节炎（西医）。

治则：散风除湿，通阳蠲痹。

处理：

（1）针刺取穴：鹤顶、内膝眼、外膝眼、阳陵泉透刺阴陵泉、血海、梁丘，毫针常规刺，加电针，每周3次，每次20 min。

（2）中药方药：桂枝芍药知母汤加减。桂枝12 g，芍药9 g，甘草6 g，麻黄12 g，生姜2片，白术15 g，知母12 g，防风12 g，炮附子10 g。水煎服，每日1剂，日服2次。

随访：1周后，患者双膝疼痛症状明显减轻，2周后，疼痛消失。

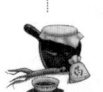

按语： 膝骨关节炎是因关节软骨出现原发性或继发性退行性改变，并伴有软骨下骨质增生，从而使关节逐渐被破坏及产生畸形，影响膝关节功能的一种退行性疾病。主要表现为膝关节疼痛，运动后加重，休息后缓解。关节局部有肿胀、压痛、屈伸运动受限。多数在关节活动时出现骨摩擦感，有骨摩擦音。严重者可出现膝内翻或膝外翻畸形。

膝骨关节炎属中医"痹证"范畴，其发生常与劳伤、行走过多或跑跳跌撞等因素有关。病位在膝部筋骨，属本虚标实之证。基本病机是气血瘀滞，筋骨失养。

根据本例患者症状与体征，四诊合参，辨属风寒湿证，宜散风除湿，通阳蠲痹，方用桂枝芍药知母汤。

针灸治疗本病取局部穴位为主，通经活络止痛，鹤顶、内膝眼、外膝眼、阳陵泉、阴陵泉、血海、梁丘均为膝部局部穴位，可疏通局部气血，通经活络止痛，且阳陵泉乃筋会，可舒筋通络止痛。

（王　蓉）

案16

患者： 刘某，女，33岁。

主诉： 左踝关节扭伤1周余。

初诊：1周前患者不慎在洗手间滑倒导致左踝关节扭伤，不能行走，于外院查左足CT示，左踝关节周围软组织肿胀渗出。予支具固定，独一味内服，效果不佳，故求针灸治疗。

查体：舌暗红，苔白，脉弦涩。左踝关节肿胀，皮色紫暗，压痛（+）。

辨证分析：患者左踝关节扭伤，使筋脉损伤，瘀血内停，气血阻滞，运行不畅，瘀血不去，新血不生，不通则痛，舌暗红，苔白，脉弦涩为气滞血瘀之证。

诊断：筋伤病，气滞血瘀（中医）；左踝关节扭伤（西医）。

治则：活血化瘀，通络止痛。

处理：

（1）刺法：常规消毒后，选用注射器针头在脚踝周围肿胀、青紫处点刺出血，让瘀血自然流出，待血液流止时加用直径2.9 cm的拔罐器吸附于点刺

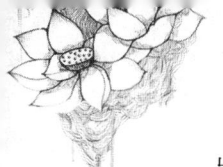

出血处,在负压作用下,瘀血会不断流出,待血液流止时取罐。同时取患者对侧上肢养老穴周围压痛点,常规针刺。每周治疗1次,

(2)中药方药:桃红四物汤加减。桃仁9 g,红花6 g,熟地黄10 g,芍药9 g,当归9 g,川芎12 g。水煎服,每日1剂,日服2次。

随访:3周后,患者左踝关节渐消,皮色如常,脱去支具后可缓慢行走。

按语:急性踝关节扭伤是指踝关节软组织韧带损伤引起的踝关节肿胀、疼痛,甚至活动受限的一种病证。急性踝关节扭伤的发生常与踩空、弹跳或足部运动时用力过猛或不当等因素有关。本病病位在踝部筋络,基本病机是筋络不通。

根据本例患者症状与体征,四诊合参,辨属气滞血瘀证,宜活血化瘀、通络止痛,方用桃红四物汤加减。

针灸治疗本病取局部穴位为主,常取阿是穴、申脉、丘墟、养老等穴位,也可采用刺络拔罐疗法。踝关节扭伤属筋伤病,病在经筋、络脉,"在筋守筋",故治疗时取扭伤部位穴位为主,以舒通筋络,散除局部气血壅滞,达到"通则不痛"的效果;踝关节扭伤以外踝下方为多见,病在足太阳筋络,取对侧养老穴处压痛点,属缪刺法,也是手足同名经取穴法,治疗本病常有捷效。

(王 蓉)

针药并用治妇科病

《黄帝内经》有云"妇人之生,有余于气,不足于血,以其数脱血也"。意思是妇女由于月经、怀孕、生产、哺乳等生理特点,需要消耗较多的血。所以,就整个机体而言,气相对偏胜,而血相对不足,揭示了女子"以血为本"的生理特点和容易发生"气有余而血不足"的病因病机特点。妇女以血为本,以气为用,故妇科病多从气血论治。

中医学中,"肾气—天癸—冲任—胞宫"是一个描述女性生殖系统生理功能的重要机制。肾气是人体的根本之气,与生殖、生长、发育和衰老等生命活动密切相关。天癸是肾精所化生的一种精微物质,与生殖功能有直接关系。冲脉起于胞中,有"血海""十二经之海"之称,与十二经相通,为十二经气血汇聚之所,是全身气血运行的要冲。任脉起于胞中,主一身之阴,称"阴脉之海",凡精、血、津、液等都由任脉总司。任脉通,胞宫乃有行经、带下、胎孕等生理功能。

《素问·上古天真论》言"女子七岁,肾气盛,齿更发长;二七而天癸至,任脉通,太冲脉盛,月事以时下",肾气充盛,二七天癸至,任脉通,精血津液充足,太冲脉盛,聚脏腑之血,冲任二脉相资,血溢胞宫,则月经来潮。妇女以阴血为主,冲任二脉关系着女性的经带胎产乳,冲任受损,可致冲任功能紊乱,产生妇科疾病。督带二脉有调节和约束冲任及胞宫的功能,使月经按时来潮。督脉调节任、督二脉阴阳的消长与平衡,带脉约束冲、任、督三脉气血的运行。气血是化生月经的基本物质,气血充盛,血海按时满盈,月经才能如期而至。脏腑是气血之源,脾胃为后天之本,为气血生化之源,肾为先天之本,主藏精,肾精充养,赖以脾胃健运,两者相互滋养,脾肾功能正常则经源充足、月事调顺。肝主疏泄,主藏血,肝肾同源,精血同源而互生,肝血下注冲脉,司血海之定期蓄溢,参与月经的调节。

针对月经异常的治疗,中医多从肝、脾、肾三脏入手,进行辨证论治。在月经期,因重阳转阴,治疗以疏导为主,气血以下行为顺。故在中药治

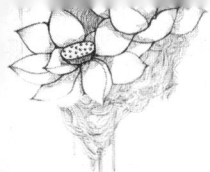

疗中，常酌情加入川牛膝、泽兰、益母草等具有引经下行功效的药物。经后期，阴血渐长，胞宫、胞脉相对空虚，此时需注重蓄养阴精，故可加用女贞子、枸杞子、桑葚等滋补肾阴的药物。排卵期，重阴转阳，阴精化生阳气，经前期则为阳长时期，阳气生发，此时宜用淫羊藿、巴戟天等滋补肾阳之品。若肾气不足，可酌加党参、黄芪、白术等以益气补肾；肾阳不足时，可加用淫羊藿、鹿角等；肾阴不足，则加用黄精、熟地黄等。脾虚者，宜酌加山药、茯苓、白术等；肝郁者，则加白芍、香附、佛手等以疏肝解郁。痰湿重者，需加半夏、陈皮、苍术等以化痰燥湿；血瘀者，应加川芎、桃仁、红花、三棱、莪术等以活血化瘀；血热者，则加用地黄、地骨皮、牡丹皮、墨旱莲等以清热凉血。

配合针灸治疗月经病时，多选用任脉穴位及肝脾肾三经的穴位，任脉常用的穴位有中极、关元和气海等，中极是胞宫之门户；关元为三阴任脉之会，是藏精之处，有补肾培元、调补冲任的作用；气海为气血汇合之处，调一身之气。腧穴是人体脏腑经络气血输注出入的特殊部位，常用的穴位有肾俞、肝俞、脾俞。肾俞穴一般具有补肾强腰、温补肾阳、利水祛湿等功效与作用；肝俞加强疏肝解郁，促进气血运行，从而达到"通则不痛"的目的；脾俞具有健脾化湿、补气养血、调理冲任等功效。此外，肝脾肾三经其他穴位多辨证选用太溪、照海、太冲、三阴交、足三里、血海、归来、阴陵泉等，太溪具有滋阴降火、引火归原的作用；照海穴是足少阴肾经上的重要穴位，也是八脉要穴之一，通阴跷脉，具有滋肾清热、通调三焦的功能；太冲穴主要有疏肝气、调气血的作用；三阴交是肝、脾、肾三阴经之交会，既能补脾肾之阳，又能调理肝气之滞，养血调经；足三里为阳明经之所属，补之能益气升清，泻之则能通阳降浊；血海是足太阴脾经上的穴位，具有活血化瘀、调经止痛、凉血止血等功效；归来亦是胞宫之所属，与中极合用，能达到温宫暖胞的作用，可用来治疗因寒邪引起的经迟；阴陵泉主要作用是调节脾肾功能。

中医治疗痛经时，首先要辨虚实，疼痛拒按、块下痛缓者多属实证，喜按喜揉、量少色淡、黯者多属虚证。其次要辨兼证，经期小腹疼痛拒按，经期不畅，色黯有块，兼乳房胀痛，舌紫脉弦者为气滞血瘀，中药方剂可选用膈下逐瘀汤或朱氏妇科加味没竭汤加减；小腹冷痛拒按，得热痛减，经量少色黯，舌黯苔白脉沉紧者为寒凝血瘀，中药方剂可选用温经汤加减；小腹隐痛喜按，经量少色淡，舌淡，脉细无力者为气血虚弱，中药方剂可选用圣愈汤加减；经后小腹绵绵作痛，伴腰骶酸痛，月经量少质稀，舌淡红，苔薄，脉沉细者为肝肾亏损，中药方剂可选用益肾调经汤加减。配合针灸治疗痛经时，实证痛经多为寒邪所致，治以行气活血、调经止痛，取任脉及足太阴经穴为主，选用中极、次髎、地机、三阴交，气滞血瘀者加用太冲、血海；寒凝血瘀者加用关元、归来。虚证痛经治以调补气血、温养冲任，取任脉、足太阴、足阳明经穴为主，选用关元、足三里、三阴交，气血虚弱者加用气海、脾俞；肾气亏损者加用太溪、肾俞。

中医治疗带下病时，以祛湿止带为基本原则。《傅青主女科》认为"带下俱是湿证"，根据带下的量、色、质、气味的异常及伴随症状还有舌脉辨其寒热、虚实。带下量多，色黄或呈脓性，气味臭秽，外阴瘙痒为湿热下注，方药选用止带方加减；带下量多色白，质稀无臭味，神疲乏力，纳少便溏，舌胖质淡，边有齿痕，苔薄白，脉细缓为脾虚证，方药选用完带汤加减；带下量多色淡，质稀如水，绵绵不断，腰背冷痛，小便清长，大便溏薄，舌淡苔白，脉沉迟为肾阳虚，方药选用内补丸加减。配合针灸治疗时效果更加显著，取足少阳、足太阴经及任脉穴位为主，穴位选用带脉、中极、白环俞、三阴交，其中带脉穴为足少阳、带脉二经交会穴，是带脉经气所过之处，能固摄带脉。湿热下注配阴陵泉、水道、次髎；脾虚配气海、足三里、脾俞；肾虚配关元、肾俞、照海；阴痒配蠡沟、太冲。

总之，妇女以血为本，以气为用，故妇科病多从气血论治。冲、任二脉关系着女性的经带胎产乳，冲、任受损，可致女性功能紊乱，产生妇科疾病。脾胃为后天之本，肾为先天之本，主藏精，肝主藏血，所以治疗时需先后天并重，兼以疏肝、调冲任，标本兼治。配合针灸时，选穴多选用任脉穴位及肝、脾、肾三经的穴位，辨证论治，疏通气血，从而缩短妇科疾病病程，加强疗效。

验案举隅

（一）崩漏

案1 患者：俞某，女，49岁。初诊日期：2022年10月23日。
主诉：月经淋漓不净2周余。

现病史：患者因长期劳累后出现月经期延长，5~15 d净，色淡红，周期尚准。末次月经（LMP）：2022年10月5日—26日至今淋漓不尽，现护垫量。

妇科检查：阴道畅，少量积血，宫颈轻度糜烂，子宫及右侧附件区轻压痛。

刻诉：月经淋漓不净，小腹空坠，气短懒言，倦怠嗜卧，纳少便溏，夜寐尚安，二便调。

辅助检查：2022年10月23日妇科超声检查示子宫多发肌瘤，怀疑黏膜下肌瘤（宫壁见数个低回声，大者：21 mm×11 mm）；右侧附件区见数个低回声（大者：44 mm×39 mm，与子宫壁分界欠清）。TCT/HPV阴性。尿妊娠试验阴性。

查体：小腹触及包块，质地坚硬，面色无华，舌黯，苔薄白，脉细涩。

辨证分析：患者长期劳累，素体亏虚，气虚冲任不固，经血失于制约，故见月经淋漓不净；气虚运血无力，瘀血结于冲任、胞宫、胞脉，日久积块成癥。气虚不能濡养，则见面色无华，气短懒言，倦怠嗜卧，纳少便溏。气血阳弱不能化血为赤，且血运无力，故见经色淡红，有血块；气虚下陷，故下腹空坠。舌黯，苔薄白，脉细涩，均为气虚血瘀之象。

诊断：崩漏，癥瘕，气虚血瘀（中医）；异常子宫出血，子宫平滑肌瘤（西医）。

治则：益气升提，化瘀消癥。

处理：

（1）针刺取穴：气海、三阴交、肾俞、足三里、百会、脾俞。

（2）中药方药：四君子汤合桂枝茯苓丸加减。党参10 g，白术15 g，茯苓15 g，炙甘草6 g，黄芪15 g，桂枝9 g，赤芍9 g，桃仁10 g，牡丹皮10 g，女贞子9 g，墨旱莲15 g，大蓟9 g，小蓟9 g，石见穿15 g，生蒲黄9 g。水煎服，每日1剂，日服2次。

随访：1周后复诊，已无明显月经，神疲乏力，面色少华。舌黯，苔薄白，脉虚，改黄芪30 g。

按语：本患者是因子宫平滑肌瘤引起的异常子宫出血，归属于中医上的"崩漏"及"癥瘕"病。"癥瘕"首见于《神农本草经》。《景岳全书·妇人规》云："忧思伤脾，气虚而血滞，或积劳积弱，气弱而不行，总由血动之时，余血未净，而一有所逆，则留滞日积而渐以成癥矣。"

临证治疗时，要首先辨别癥瘕之良恶性。良性癥瘕一般生长缓慢，质地较软，边界清楚，活动良好；恶性癥瘕一般生长较快，质地坚硬，边界不清，且伴有消瘦、腹水等。其次要辨虚实，一般而言，癥瘕发病初期以实邪为主，中期以邪实正虚为主，后期则以正虚为主。本病治疗大法是活血化瘀，软坚散结。

患者因长期劳累，素体亏虚，气虚冲任不固，经血失于制约，出现了月经淋漓不净，气虚运血无力，瘀血结于冲任、胞宫、胞脉，日久积块成癥，癥瘕积聚，瘀阻冲任，新血难安，乘经行之际而妄行，加重月经淋漓不净的症状。气虚运血无力，瘀血结于冲任、胞宫、胞脉，日久积块成癥。气虚不能濡养，则见面色无华，气短懒言，倦怠嗜卧，纳少便溏。气血阳弱不能化血为赤，且血运无力，故见经色淡红，有血块；气虚下陷，故下腹空坠。舌黯，苔薄白，脉细涩，均为气虚血瘀之象，方药选用四君子汤合桂枝茯苓丸加减。因患者现处于围绝经期，治疗时可以采用促进断经，防瘤生长的治疗原则。配合针灸，选用气海、三阴交、肾俞、足三里、百会、脾俞等穴位，加强益气升提，化瘀消癥之效。

（许甜甜）

案2

患者：白某，女，47岁。初诊日期：2023年3月4日。

主诉：月经提前或推后半年余。

现病史：患者自2022年9月以来无明显诱因下出现月经紊乱，或月经提前，或月经推后，或月经量时多时少、淋漓不净，未予相关治疗。末次月经（LMP）：2023年2月17日，经期7 d净，月经量多，色红，无痛经，有血块。前次月经（PMP）：2022年12月17日，经期7 d净，前前次月经（PPMP）：2022年10月24日，经期7 d净，前前前次月经（PPPMP）：2022年9月23日—10月12日净。生育史：1-0-2-1。

刻诉：偶有潮热出汗，头晕目眩，双目干涩，腰酸乏力，烦躁焦虑，失眠多梦，胃纳可，二便尚调。

妇科检查：外阴（－）；阴道畅，少量分泌物；宫颈尚光。

辅助检查：患者于2023年3月2日做了妇科超声，结果如下。子宫多发肌瘤（大者：14 mm×9 mm×13 mm），子宫内膜增厚（14 mm，回声均匀）。2022年10月27日生化检验报告示促甲状腺激素1.81 mIU/mL，睾酮0.60 ng/mL，雌二醇67.0 pmol/L，促卵泡成熟素13.91 mIU/mL，孕酮0.3 ng/mL，垂体泌乳素7.04 ng/mL，促黄体生成素4.93 mIU/mL。2022年7月外院查TCT/HPV（－）。

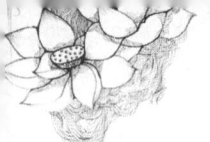

查体：舌红，少苔，脉细数。

辨证分析：患者肝肾阴虚，水不涵木，肝阳偏亢，上扰清窍，故头晕目眩；肝肾阴虚，不能上达，目失濡养，则双目干涩；肾精不足，不能濡养清窍，髓海失养，则耳鸣健忘；肾阴不足，腰膝失养，故腰膝酸软；虚火上扰，心神不安，故失眠多梦；虚火扰动血海，冲任失养，则月经量时多时少，淋漓不净；舌红少苔，脉细数等，皆肝肾阴虚之象。

诊断：崩漏，肝肾阴虚（中医）；围绝经期异常子宫出血（西医）。

治则：滋养肝肾，育阴潜阳。

处理：

（1）针刺取穴：肾俞、肝俞、太溪、气海、三阴交、照海、阴谷。

（2）中药方药：杞菊地黄丸合固阴煎加减。枸杞子10 g，菊花12 g，熟地黄15 g，山茱萸10 g，牡丹皮10 g，山药15 g，茯苓10 g，菟丝子15 g，人参9 g，炙甘草6 g，远志6 g，五味子6 g，白芍15 g，香附9 g。水煎服，每日1剂，日服2次。

二诊：经血止，偶有潮热盗汗，头晕，便干，舌红少苔，脉细数，加地黄10 g，水煎服。

三诊：无明显腰酸乏力，烘热汗出，神清，精神尚可，舌红少苔，脉细。

按语：围绝经期异常子宫出血是一种常见的围绝经期病症，发病率较高，占围绝经期女性的60%~70%。

本病多从卵巢功能衰退开始至绝经后1年内发生的异常子宫出血，多数以无排卵功能的失调性子宫出血为主。

本病属中医"崩漏"范畴。中医认为，肾主藏精，肝主藏血，精血同源，相互滋生。绝经前后，天癸将绝，肾气渐虚，肾精渐亏，肾阴不足，水不涵木，肝失柔养，致肝阴不足。患者肝肾阴虚，水不涵木，肝阳偏亢，上扰清窍，故头晕目眩；肝肾阴虚，不能上达，目失濡养，则双目干涩；肾精不足，不能濡养清窍，髓海失养，则耳鸣健忘；肾阴不足，腰膝失养，故腰膝酸软；虚火上扰，心神不安，故失眠多梦；虚火扰动血海，冲任失养，则月经量时多时少，淋漓不净；舌红少苔，脉细数等，皆肝肾阴虚之象。

拟方杞菊地黄丸合固阴煎加减，方中人参、山药、炙甘草甘味益气，以补脾而统血摄血；熟地黄、山茱萸、菟丝子补肝肾，滋阴血以闭藏真阴；远志养心安神，使血有所主；五味子味酸性敛，能疗耗散之肺金，滋不足之肾水，涩精止遗，全方取滋养肝肾、育阴潜阳之效。同时针灸选穴取任脉、足太阴经穴及相应背俞穴为主，本患者选用肾俞、肝俞、太溪、三阴交、照海、阴谷等穴位，太溪是足少阴肾经上的输穴和原穴，有补肾阴、清虚热、填精生髓、育阴潜阳、滋阴降火等功效。

（许甜甜）

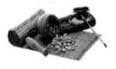

案3 患者：钱某，女，48岁。
主诉：月经淋漓不尽3个月。

现病史：患者3个月前劳累后出现经期延长，淋漓不尽数十日，色红，质黏稠，自觉精神疲乏，小腹不适，腰背酸痛，头晕目眩。时有午后潮热，手足心热，心烦易怒，口干不适，面色少华。胃纳尚可，夜寐欠安，盗汗，便干。外院妇科超声未见明显异常。现来我科就诊。

查体：神清，精神佳，面色欠华，体型正常，肌肤尚荣，皮肤无黄染，唇色正常，未闻及异常气味。舌红，苔薄，脉弦细。

辨证分析：患者女，48岁，天癸渐竭，肾气渐虚，封藏失司，冲任不固，经血非时而下，淋漓不尽。素体阴虚，阴虚生热，虚热扰动经血，故见经血色红质黏稠，午后潮热，手足心热，心烦易怒。阴血不足，阴精亏虚，故见头晕目眩，腰背酸痛。水不济火，心肾不交，故心烦失眠。舌红，苔薄，脉弦细均为肝肾阴虚之征。

诊断：崩漏，肝肾阴虚（中医）；功能性子宫出血（西医）。

治则：调补肝肾，固摄冲任。

处理：

（1）针刺取穴：关元、三阴交、阴谷、太溪、太冲、隐白。毫针平补平泻，手法辅助得气后，留针20 min。每周2~3次。经血淋漓不尽时，加双侧隐白穴，麦粒灸3壮。

（2）中药方药：六味地黄丸加味。地黄15 g，山药10 g，山茱萸10 g，白茯苓10 g，泽泻10 g，牡丹皮10 g，女贞子15 g，墨旱莲15 g，龟甲15 g，地骨皮10 g。水煎服，每日1剂，日服2次。

二诊：经血止，仍有精神疲乏，小腹不适，腰背酸痛，头晕目眩，面色少华，继续针刺治疗，加熟地黄10 g，菟丝子15 g。

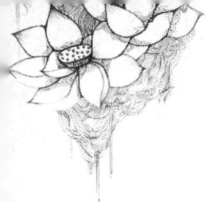

三诊：1月后复诊，经血止，患者神清，精神可，舌红，苔薄，脉弦细，无明显不适。

按语：《医学入门》曰，"凡非时下血，淋漓不断，谓之漏下；突然暴下，如山崩然，谓之崩中"。因"崩中"和"漏下"二者常相互转化，概称崩漏。其病因可概括为血热、肾虚、脾虚、血瘀。主要病机为气血劳伤，脏腑机能受损，血海蓄溢受扰，冲任失固，导致经血非时而下。根据病情缓急及病程长短，急则治标，缓则治本，灵活运用塞流、澄源、复旧三法。

针灸治疗以任脉、足太阴脾经、足少阴肾经穴位为主。关元属任脉，近胞宫，可调补冲任气血。三阴交为足三阴经交会穴，调补肝脾肾三脏，调补冲任。阴谷穴为肾经合穴，合治内府，补益肾精。太溪穴为肾经之原穴、输穴，太冲为肝经原穴，调补肝肾。隐白穴为足太阴脾经井穴，可振奋脾气，脾能统血，非时而下之经血得止，疗效显著。

方用六味地黄丸加味。地黄滋阴补肾，山茱萸补养肝肾，山药健脾益气，为"三补"；茯苓淡渗利湿，泽泻清泻肾火，牡丹皮清泻肝火，为"三泻"，六药共用，补中有泻，寓泻于补，相辅相成，滋补肝肾。加墨旱莲、女贞子二味药，即二至丸，与地骨皮合用，补肝肾之阴虚，又可凉血、止血、清虚热。合用龟甲滋阴潜阳，补肾养血，有止血之效。

（张凯熠）

（二）月经失调

案1　**患者**：胡某，女，30岁。
　　　　主诉：月经提前半年。

现病史：患者半年前出现月经周期提前，20 d一行，经期5~6 d，量正常，色偏红，有血块，经前乳房胀痛不适，经期小腹坠胀。平素工作压力较大，思虑较多，常加班熬夜，精神疲倦，晨起口干口苦，夜寐欠安，入睡困难，眠浅多梦，胃纳欠佳，大便时干时溏。

查体：神清，精神尚可，体型偏瘦，肌肤尚荣，皮肤无黄染，唇色正常，未闻及异常气味。腹软，无压痛，皮肤无皱褶、红肿、压痕等。舌红，苔薄白，脉弦细。

辨证分析：患者女，30岁，月经提前来潮，周期20 d，连续半年，经期基本正常，属月经先期范畴。平素工作压力大，情志抑郁，肝气郁结，加之熬夜、眠浅，郁久化热，热扰冲任，破血下行，故月经提前。月经提前日久，加之思虑过度，胃纳欠佳，气血生化乏源，脾气损伤，中气虚弱，冲任不固，脾不统血，经血提前来潮。肝气郁结，气滞血瘀，故经前乳房肿痛，经期小腹坠胀；肝郁化火，则晨起口干口苦，时有便干。脾虚中气不足，故精神疲倦，夜寐欠安，食少，时有便溏。舌红，苔薄白，脉弦细，均为肝郁化火兼有脾虚之征。

诊断：月经先期，肝郁化火兼有脾虚（中医）；月经失调（西医）。

治则：疏肝清热，凉血调经，益气健脾。

处理：

（1）针刺取穴：关元、血海、三阴交、地机、太冲、足三里。平补平泻，手法辅助得气后，留针20 min。每周2~3次。

（2）中药方药：丹栀逍遥散加减。牡丹皮10 g，生栀子9 g，柴胡9 g，当归10 g，白芍10 g，白茯苓15 g，白术15 g，川芎15 g，薄荷5 g，炙甘草9 g。

二诊：患者自诉睡眠明显好转，无明显口干口苦，稍有腹胀，大便成型，舌红，苔薄白，脉弦细，继续针刺治疗，中药加山楂炭6 g，六神曲炭10 g。

三诊：患者月经至，周期27 d，经前乳房胀痛明显减轻，无明显急躁易怒，夜寐明显好转，舌红，苔薄白，脉弦细。

按语：《妇人大全良方·调经门》中提出，"过于阳则前期而来"。《景岳全书·妇人规》提出气虚不摄也是月经先期的重要病机。本案患者因肝气郁结，日久化火而至月经先期，又因发病日久，休息不足，情志抑郁等各种因素，肝郁乘脾，脾虚不统血，也可导致月经先期。针灸选穴以任脉、足太阴脾经为主。关元为任脉、足三阴之会，调理冲任要穴；血海、三阴交、地机同属足太阴脾经，可调经健脾。

患者有脾虚之征，加足阳明胃经足三里，益气健脾补虚。太冲为足厥阴肝经之输穴、原穴，疏肝理气，解郁清热。

患者为肝郁化火兼有脾虚型月经先期，方用丹栀逍遥散加减，柴胡疏肝解郁，当归、白芍养血柔肝，白术、茯苓、炙甘草益气健

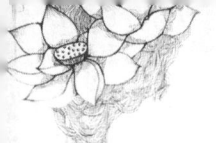

脾补中，薄荷助柴胡梳达肝气，疏散郁热。炙甘草缓肝之急，调和诸药。加牡丹皮、栀子清热泻火。诸药合用，使肝气条达，肝热得清，益气补中，血不妄行，经血得固，经水如期而至。

（张凯熠）

案2 患者：曹某，女，19 岁。初诊日期：2023 年 8 月 13 日。

主诉：月经错后 1 周余。

现病史：患者既往月经不规则，时有月经错后，30~40 d 一行，经期尚准，月经量中，色红，有痛经，有血块。LMP：2023 年 7 月 4 日，月经逾期 1 周余未至。

刻诉：月经逾期，腰酸，下腹胀痛。胃纳可，入睡较晚，二便调。

患者未婚，否认性生活史。

辅助检查：患者于 2023 年 8 月 13 日做彩色多普勒超声，结果示子宫未见异常，子宫内膜厚 11 mm，内膜回声均匀。2023 年 8 月 13 日生化检验报告示睾酮 0.35 ng/mL，雌二醇 540.0 pmol/L，促卵泡成熟素 4.52 mIU/mL，孕酮 0.1 ng/mL，垂体泌乳素 18.08 ng/mL，促黄体生成素 4.18 mIU/mL。

查体：舌淡红，苔薄白，脉细涩。

辨证分析：患者多因先天肾气不足，肾虚不能濡养，故而腰酸，精亏血少，冲任不充，血海不能按时满溢，体内气血不足，或者脏腑功能虚弱，气血亏虚影响气血运行，从而因虚致瘀，瘀阻不通，不通则痛，见下腹胀痛。舌淡红，苔薄白，脉细涩。皆为肾虚血瘀证之象。

诊断：月经后期，肾虚血瘀（中医）；月经失调（西医）。

治则：补肾益气，化瘀调经。

处理：

（1）针刺取穴：气海、三阴交、归来、足三里、血海。

（2）中药方药：朱氏调经方合桃红四物汤加减。党参 15 g，丹参 10 g，当归 10 g，黄芪 15 g，菟丝子 15 g，覆盆子 15 g，巴戟天 6 g，淫羊藿 9 g，桃仁 10 g，红花 6 g，熟地黄 10 g，赤芍 6 g，川芎 6 g，川牛膝 6 g，泽兰 10 g，益母草 15 g。水煎服，每日 1 剂，日服 2 次。

二诊：患者无明显不适，神清，精神可，舌淡红，苔薄白，脉细涩。继续上述治疗。

三诊：月经至，周期 34 d，无明显痛经，舌淡红，苔薄白，脉细涩。

按语： 月经后期首见于《金匮要略·妇人杂病脉证并治》温经汤条下谓"至期不来"。患者多因先天肾气不足，肾虚精亏血少，冲任不充，血海不能按时满溢，体内气血不足，或者脏腑功能虚弱，气血亏虚影响气血运行，从而因虚致瘀，导致月经后期。

中药方药采用朱氏调经方，月经后期属纯瘀无虚者不多见，倘若一见经期延后，便依赖攻瘀药以催经，如单用桃仁、红花、三棱、莪术等品，往往无效，反而可能会引起胸闷、纳呆、头昏目眩等不适反应，对病者健康有碍。而以补肾气及健脾益血以充经水来源为主，有血瘀者酌加几味活血化瘀药，再加川牛膝、益母草等引血下行药，奏效快速，效力巩固。

针灸选穴以任脉、足太阴经为主，选用气海、三阴交、归来、足三里、血海等穴位，其中气海具有益气温阳、散寒通经的作用；三阴交是足三阴经交会穴，可调理肝、脾、肾三脏，养血调经，是治疗月经病的要穴。

（许甜甜）

案3 **患者：** 田某，女，50岁。

主诉： 月经紊乱，烘热汗出1年。

现病史： 患者1年前出现月经紊乱，时行时断，经量减少，烘热阵阵，时有汗出，性情急躁，遇事易怒，目干涩，口干，头胀痛，时有耳鸣，腰膝酸软。胃纳尚可，夜寐欠安，心烦不得眠，多梦，时有盗汗，大便稍干。现来我科就诊。

查体： 神清，精神佳，面色欠华，体型正常，肌肤尚荣，皮肤无黄染，唇色正常，未闻及异常气味。舌红，苔薄，脉弦细。

辨证分析： 患者女，50岁，已过七七之年，天癸渐竭，肾气渐衰，冲任二脉渐虚，封藏失司，冲任失调，故血海蓄溢失常，月经周期紊乱，经量减少。肾阴不足，阴不维阳，虚阳上越，故烘热汗出。肾精不足，不能上荣头面，髓海失养，故耳鸣、头胀。肾水不能上制心火，心肾不交，故心烦、失眠多梦。肾阴不足，阴虚内热，耗伤津液，故目干、口干。舌红，苔薄，脉弦细均为肝肾阴虚之征。

诊断： 绝经前后诸证，肝肾阴虚（中医）；围绝经期综合征（西医）。

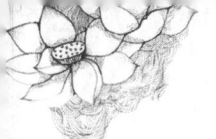

治则：补益肝肾。

处理：

（1）针刺取穴：肾俞、肝俞、脾俞、关元、三阴交、合谷、太冲。毫针平补平泻，手法辅助得气后，留针20 min。每周2~3次。

（2）中药方药：六味地黄丸加味。生、熟地黄各15 g，山药10 g，山茱萸10 g，白茯苓10 g，泽泻10 g，牡丹皮10 g，菟丝子15 g，知母12 g，黄柏12 g，丹参10 g，茯神15 g。水煎服，每日1剂，日服2次。

二诊：患者月经未至，烘热汗出，手足心热，夜寐欠安，舌红，苔薄，脉弦细。针刺治疗，加神门、内关。中药加百合12 g，远志15 g，茯神15 g。

随访：患者口服中药1月后，急躁易怒明显好转，无明显烘热汗出，心情舒畅，舌红，苔薄，脉细。

按语："女子……七七任脉虚，太冲脉衰少，天癸竭，地道不通，故形坏而无子也。"本病的病机在于肾虚。补肾的同时，要注重调理脾胃，脾胃建运，生化得源，气血充盈，可减缓脏腑功能衰败之势。

三阴交为足三阴经之交会穴，可补肾、调肝、健脾，为妇科常用穴。肾俞、肝俞、脾俞为背俞穴，乃肾、肝、脾在背部的输注之处，可补肾益精，疏肝理气，健脾益气。关元穴为任脉、足三阴经交会穴，可调冲任，养肝肾。合谷、太冲为四关穴，可镇静安神，理气解郁。

方用六味地黄丸加味。方中地黄、山茱萸、山药，补肾健脾，为"三补"；茯苓、泽泻、牡丹皮，清肝泻火，为"三泻"，六药共用，补中有泻，寓泻于补，相辅相成。知母、黄柏滋养肾阴，加菟丝子温补肾阳，丹参活血养血，燮理阴阳，培补肾气。茯神健脾安神。

需注意，围绝经期的妇女易出现各种情绪问题，及时疏导患者的心理问题，调整情绪，保持良好的心态，能更好地帮助患者恢复健康。

（张凯熠）

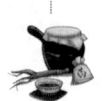

案 4 患者：陈某，女，51岁。初诊日期：2023年10月30日。

主诉：反复潮热出汗1年余。

现病史：患者近1年来反复潮热出汗，心烦失眠，偶有头晕、手足心热，遂今来院就诊。LMP：2023年9月5日，经期10 d，月经期延长，量中，色鲜红，无血块，无痛经。

生育史：1-0-0-1。

刻诉：反复潮热出汗，心烦，口干，腰酸，偶有头晕，手足心热，月经期延长，胃纳可，失眠多梦，二便尚调。

辅助检查：2023年10月29日阴道超声示子宫未见明显异常，内膜厚3 mm。尿妊娠试验阴性。

查体：舌红少苔，脉细数。

辨证分析：患者阴虚内热，热扰冲任，血海不宁，经血妄行，致月经经期延长；肾阴亏损，精血不足，肾府失于滋养，致使腰酸；阴虚内热则手足心热，虚阳上亢则头晕，津液不固，故而潮热出汗，扰动心神则五心烦热，夜寐多梦，水亏津伤则口干咽燥。舌红少苔，脉细数乃阴虚内热之征象。

诊断：绝经前后诸证，阴虚血热（中医）；围绝经期综合征（西医）。

治则：滋阴清热，凉血除烦。

处理：

（1）针刺取穴：肾俞、肝俞、太溪、三阴交、照海、阴谷。

（2）中药方药：大补阴丸合丹栀逍遥散加减。熟地黄15 g，龟甲10 g，知母6 g，黄柏10 g，牡丹皮10 g，生栀子9 g，柴胡9 g，白芍10 g，当归10 g，茯苓10 g，白术9 g，炙甘草6 g，黄芩9 g，浮小麦15 g，香附6 g。水煎服，每日1剂，日服2次。

二诊：患者1周后复诊，潮热汗出减轻，仍有失眠，手足心热，舌红少苔，脉细数。中药加黄连3 g，继续针刺治疗。

三诊：1月后复诊，患者夜寐安，无明显手足心热，舌红少苔，脉细数。

按语：围绝经期综合征也称更年期综合征，主要是指女性在绝经的过渡时期，由于卵巢功能衰退，体内性激素水平波动或者减少，引起一系列更年期不适症状，往往每个人的症状轻重不一，主要发生于45~55岁的女性。

本患者主要因为反复潮热出汗来院就诊，阴虚内热，热扰冲任，血海不宁，经血妄行，致月经经期延长；肾阴亏损，精血不

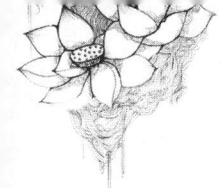

足，肾府失于滋养，致使腰酸；阴虚内热则手足心热，虚阳上亢则头晕，津液不固，故而潮热出汗，扰动心神则五心烦热，夜寐多梦，水亏津伤则咽干口燥。舌红少苔，脉细数乃阴虚内热之征象。

方选大补阴丸合丹栀逍遥散加减。方中熟地黄、龟甲、知母、黄柏滋阴降火；当归、白芍、香附、浮小麦养血柔肝除烦；白术、茯苓健脾祛湿，使运化有权，气血有源；炙甘草益气补中，缓肝之急，如此配伍，既能滋阴，又能除烦，以起滋阴清热、凉血除烦之效。同时针灸选穴取任脉、足太阴经穴及相应背俞穴为主，本患者选用肾俞、肝俞、太溪、三阴交、照海、阴谷等穴位，太溪是足少阴肾经上的输穴和原穴，有补肾阴、清虚热、填精生髓、育阴潜阳、滋阴降火等功效。

（许甜甜）

案5 患者：陈某，女，31岁。初诊日期：2022年12月30日。
主诉：时有月经错后数年。

现病史：患者平素月经不规则，月经周期40~60 d，经期5 d，月经量少，色暗红，有痛经，有血块。LMP：2022年11月24日，月经逾期未至，遂今来院就诊。

刻诉：患者月经逾期未至，形体肥胖，脘闷呕恶，白带量多，夜寐多梦，大便溏，小便尚调。

辅助检查：妇科超声示子宫未见明显异常，内膜厚12 mm。尿妊娠试验示阴性。

查体：舌淡胖，苔白腻，脉滑。

辨证分析：患者痰湿内盛，滞于冲任，气血运行不畅，血海不能如期满溢，故经期错后，量少；痰湿阻于中焦，气机升降失常，则脘闷呕恶；痰湿壅阻，脾失健运，则形体肥胖、腹满便溏；痰湿流注下焦，损伤任、带二脉，带脉失约，故带下量多。痰湿等实邪阻塞脉络，血运受阻，不通则瘀，痰瘀互结，加重月经错后。舌紫暗，苔厚腻，脉滑，均为痰瘀互结之征。

诊断：月经后期，痰瘀互结（中医）；月经失调（西医）。

治则：祛湿化痰，活血化瘀。

处理：

（1）针刺取穴：中极、三阴交、血海、合谷、膈俞、太冲、阴陵泉、丰隆。

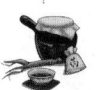

（2）中药方药：桃红四物汤合苍附导痰丸加减。桃仁 9 g，红花 9 g，当归 10 g，生地黄 10 g，芍药 10 g，川芎 9 g，苍术 9 g，香附 6 g，陈皮 9 g，胆南星 9 g，枳壳 9 g，半夏 6 g，白茯苓 10 g。水煎服，每日 1 剂，日服 2 次。

二诊：患者口服中药 10 d 后，月经至，有血块，无明显痛经等不适，便干，夜寐欠佳，舌紫暗，苔厚腻，脉滑，中药改芍药 20 g，半夏 15 g，加百合 12 g。

随访：患者针刺配合中药口服 3 个月余，月经基本正常，夜寐安，二便基本正常，舌淡，苔稍腻，脉滑。

按语：《妇人大全良方·调经门》引王子亨所言，"过于阴则后时而至"，认为月经后期为阴盛血寒所致。《丹溪心法·妇人》中提出"血虚""血热""痰多"均可导致月经后期的发生。月经后期病机不外虚实两端，虚与实又常相互兼夹，或虚中兼实，或实中夹虚。临证需"谨守病机"，掌握因果之转化，病证之演变。本病若治疗不及时或失治，日久病深，常可发展为闭经，故临证当积极治疗。

本患者痰湿内盛，滞于冲任，气血运行不畅，血海不能如期满溢，故经期错后，量少；痰湿阻于中焦，气机升降失常，则脘闷呕恶；痰湿壅阻，脾失健运，则形体肥胖、腹满便溏；痰湿流注下焦，损伤任带二脉，带脉失约，故带下量多。痰湿等实邪阻塞脉络，血运受阻，不通则瘀，痰瘀互结，加重月经错后。舌紫暗，苔厚腻，脉滑，均为痰瘀互结之征。

治以祛湿化痰、活血化瘀方法，方选桃红四物汤合苍附导痰丸加减。苍附导痰丸主治痰湿经闭，方中半夏、陈皮化痰燥湿，和胃健脾；苍术燥湿健脾；香附、枳壳理气行滞；南星燥湿化痰；神曲、生姜健脾和胃，温中化痰，配以桃红四物汤活血养血，化瘀通经。

针灸治以通调冲、任，活血通经，选穴以任脉及足太阴、手阳明经穴为主。主要穴位选用中极、三阴交、血海、合谷、膈俞、太冲、阴陵泉、丰隆等，中极为任脉穴，能通调冲任，疏通下焦；三阴交、血海、合谷、膈俞活血化瘀痛经，配上阴陵泉、丰隆化痰祛湿，使得经闭得通。

（许甜甜）

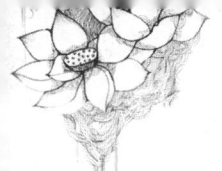

(三) 痛经

案1 患者：陈某，女性，28岁。

主诉：经行腹痛10年余，加重1年。

现病史：患者自诉14岁初潮起出现经行腹痛，常于经前4 d出现头部两侧胀痛，乳房胀痛不可触，行经第1日小腹胀痛，伴恶心呕吐，四肢厥逆，经量时多时少，色暗有血块，一般行经6~7 d，月经周期为28~30 d。妇科B超显示：①宫腔赘生物（息肉可能）。②右侧卵巢囊肿。患者每次行经第一日腹痛难忍、冷汗淋漓，以致无法正常工作，为求进一步治疗前来就诊。刻下恶寒，纳寐可，大便质硬，不服通便药3~6 d一行。

诊断：痛经，肝郁气滞伴湿热瘀阻（中医）；原发性痛经（西医）。

治则：疏肝理气，清利湿热，活血止痛。

处理：

(1) 针刺取穴：肝俞（双侧）、脾俞（双侧）、子宫（双侧）、三阴交（双侧）、气海、地机（双侧）。

(2) 刺法：常规消毒，取30#1.5寸的不锈钢毫针，采用得气，在针柄上捻少许艾绒，点燃艾绒，温灸2~3壮，深度为0.5~1.2寸，行捻转补泻，至有得气感，留针20 min。

按语：肝俞，肝之背俞穴，有疏肝理气之功效，患者诸症多因肝气郁结引起，用肝俞疏肝理气，气行则血行，通则不痛。脾俞，脾之背俞穴，善于健脾利湿，因"湿为阴邪，阻滞气机"，用脾俞健脾利湿，配合肝俞进一步加强通利气机之效。子宫，经外奇穴名，具有暖宫调经、行气止痛、升阳举陷等功效，广泛用于治疗月经不调、痛经、不孕、子宫脱垂等妇科病症。中极穴旁开1.5寸的深部为子宫，中极穴旁开3寸的位置则与左右髂窝相邻。三阴交，此穴为足太阴脾经、足少阴肾经、足厥阴肝经交会之处，三阴交健脾利湿，疏调肝气，调气行血，血行而痛止。

（商 越）

案2 患者：赵某，女，24岁。

主诉：经期小腹冷痛11年。

现病史：十余年来，患者无明显诱因下，每至经期小腹冷痛难忍，得热则轻，遇寒则重，喜温喜按，痛甚则呕吐，四肢厥冷。平素畏寒，胃纳不佳，时感疲乏无力。现为经期第1日，经量少色黯淡。

查体：精神萎靡，面色苍白，腹部平坦柔软，小腹发凉，未触及癥瘕痞块，曾外院查彩超，子宫附件均无异常。舌淡，苔白，脉沉紧。

辨证分析：经期小腹冷痛，喜温喜按，得热则轻，经量少色黯淡，为肾阳虚弱，虚寒内生，冲任、胞宫失煦之症。寒得热则减，故得温则舒；非实寒凝聚，故喜揉按。阳虚不温，气血不荣，形体失于温养，则四肢冷，面色苍白。舌淡，苔白，脉沉紧均为阳虚内寒之征。

诊断：痛经，阳虚内寒（中医）；原发性痛经（西医）。

治则：温经散寒，暖宫止痛。

处理：

（1）针刺取穴：气海、关元、中脘、天枢（双）、足三里（双）、三阴交（双）。

刺法：患者仰卧位，皮肤常规消毒后，毫针直刺，平补平泻，得气后在针尾处烧艾炷5~7壮。每日1次。

（2）中药方药：温经汤加减。吴茱萸9g，当归、川芎、党参、生姜、半夏、丹皮各15g，白芍20g，桂枝12g，甘草、小茴香各10g。7剂，煎服，每日1剂。

随访：服上方2剂后痛止。再服5剂，同时配合针灸治疗，随访3个月未复发。

按语：本案例辨证要点是治疗宜温经暖宫止痛。方中吴茱萸、桂枝温经散寒，兼通血脉以止痛；当归、川芎养血理气、活血调经；丹皮化瘀行血；芍药、甘草缓急止痛；党参益气；生姜、半夏和中止呕。加小茴香温肾暖宫，散寒止痛。同时，给予针灸疏通经络，共奏温经散寒，养血祛瘀，通络止痛之效。

（胡文科）

案3 患者：王某，女，18岁。

主诉：月经每次来潮均出现小腹胀痛4年余。

现病史：每次月经来潮均出现小腹胀痛，胸胁胀满，经量少而不畅，经

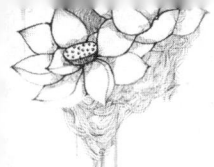

色紫黑且夹有血块，经期 4~5 d，经期过后疼痛症状随之逐渐消失。

刻诊：正值经期，小腹胀痛，喜温喜按，畏寒，舌紫黯，苔薄白，脉沉弦。

辨证分析：每次月经来潮均出现小腹胀痛，胸胁胀满，经量少而不畅，经色紫黑并夹有血块，为气滞血瘀，小腹胀痛，喜温喜按，畏寒，舌紫黯，苔薄白，脉沉弦，为下焦虚寒。

诊断：痛经，下焦寒凝、气滞血瘀（中医）；原发性痛经（西医）。

治则：活血化瘀，温经止痛。

处理：

（1）针刺取穴：气海、关元、地机、血海、中极、三阴交、太冲。配合葫芦灸放置于小腹气海、关元处。手法以平补平泻为主，留针时用 TDP 神灯照射腹部。

（2）中药方药：少腹逐瘀汤加减。小茴香 6 g，干姜 3 g，延胡索 10 g，没药 6 g，当归 10 g，川芎 6 g，肉桂 3 g，赤芍 6 g，五灵脂 10 g，生蒲黄 10 g。水煎服，每日 1 剂，日服 2 次。

二诊：患者半个月后复诊，无明显不适，平素畏寒，舌紫黯，苔薄白，脉沉弦。继续中药调理，配合针刺治疗。

三诊：患者 1 个月后复诊，月经至，稍有小腹胀，无明显疼痛感，舌淡，苔白，畏寒怕冷，嘱患者配合督脉灸，每次灸 20 min，一周 2 次。

按语：痛经的发生常与饮食生冷、情志不畅、起居不慎、先天禀赋等因素有关。其病位在冲任、胞宫，变化在气血，与冲任二脉及肝肾关系密切。基本病机是不通则痛或不荣则痛。实者为冲任瘀阻，气血运行不畅，胞宫经血流通受阻；虚者为冲任虚损，胞宫、经脉失却濡养。

痛经治疗主要是调理冲任气血为本，以通、荣为用，通则不痛，荣则不痛。而在临床论治时，根据不同的症候群，以行气、活血、散寒、清热、补虚、泻实之异，再以标本兼顾、论治本病，月经期间调血止痛为标，平时辨证求因以治其本，并结合平素体质情况，或调肝，或益肾，或扶脾，使之气血顺和，冲任流通，经血畅行无阻，则痛经可愈。

患者属寒凝气滞血瘀，瘀血阻于胞宫，经血排出不畅，不通则痛，治疗当以散寒行气活血为主；痛经可用温针配合灸法治疗。关元属任脉，足三阴、任脉之会，小肠募穴。主治肾虚气喘、遗精、阳痿、月经不调、痛经、经闭、带下、崩漏等，关元并有强壮作用，其部位为真阳所居、化生精气之处。艾灸关元能使清阳上升，浊阴下降，元阳温暖，血液充盈，能培肾固本，补气回阳，通调冲任、理气活血。地机属足太阴脾经。足太阴之郄穴。在小腿内侧，当内踝尖与阴陵泉的连线上，阴陵泉下3寸。主治腹痛、月经不调、痛经、遗精等。地机配中极、三阴交穴治痛经，配血海调经。血海穴，位于股前区，髌底内侧端上2寸，主治妇科病、血热性皮肤病、膝股内侧痛。治月经不顺，包括月经有血块、经期提早或延后、血崩、经血淋沥不断、闭经、痛经。三阴交为足太阴脾经腧穴，为足三阴经（肝、脾、肾）的交会穴。此穴可调补肝、脾、肾三经气血，治疗内分泌失调、月经不调，效果甚好。

（商　越）

案4　**患者：** 孙某，女，36岁。
主诉： 经行腹痛，伴恶心、呕吐5年余。

现病史：患者产后每逢月经来潮发作腹痛，痛如刀绞，伴恶心、呕吐，服用或肌注止痛药物均不见效。曾口服中药治疗半年略见好转，停药后症状如故。

刻诊：适逢月经来潮，腹痛如绞，求助于针灸治疗，查面色少华，小腹胀满，伴恶心、呕吐，恶寒。舌质淡暗，舌苔薄白，脉细涩。

辨证分析：产后每逢月经来潮发作腹痛，面色少华，小腹胀满，伴恶心、呕吐，恶寒。舌质淡暗，舌苔薄白，脉细涩为产后气虚，血行无力。

诊断：痛经，产后气虚、血行无力（中医）；继发性痛经（西医）。

治则：益气活血化瘀，温经止痛。

处理：针刺取穴气海、关元、子宫、中极、合谷、足三里、三阴交、太冲。手法以补法为主，留针40 min，每日1次，腹部穴位加照TDP神灯。

针毕，腹痛明显减轻，治疗3次后腹痛消失，也未再出现恶心、呕吐等症状，共治疗6次痊愈。

嘱其下次月经来潮前1周针灸5~7 d。连续治疗3个月，经行腹痛痊愈。随访半年未复发。

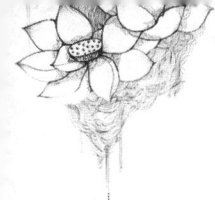

按语：患者属气虚血瘀，治疗以益气活血为法。合谷为手阳明大肠经的原穴，有活血化瘀、行气止痛的作用。三阴交为肝脾肾三经的交会穴，是临床治疗痛经的要穴，也是妇产科临床常用穴之一，强刺激可以活血、行血、补益气血，从而使瘀滞得通，通则不痛。针刺子宫穴能疏通经脉，行气活血，活血祛瘀。三者远近相配共取行气祛瘀、通经活血之功而痛经得除。气海为肓之原穴，配以关元、中极有调整下焦气机，降气理气止痛，有双向良性调整作用。太冲为足厥阴肝经之原穴、输穴，可泻气分之瘀滞。诸穴共用降气行血活血，使经血排出通畅，通则不痛。

（商　越）

案5　患者：黄某，女性，15岁。

主诉：经行少腹疼痛2年余，加重1年。

现病史：患者经行少腹疼痛2年余，自13岁初潮，每次月经来潮时，行经前3日开始小腹坠痛，经行第1日小腹剧痛，伴有四肢厥逆，畏寒怕冷，腰骶酸痛，胸部乳房微微胀痛，自觉每逢嗜食凉食、冷饮，或学业压力较大后，小腹疼痛尤甚，经量正常色暗有血块，近1年来自觉小腹疼痛等症状加重，行经6~7 d，月经周期28~30 d。未婚未育。胃纳可，夜寐欠佳，二便正常。神清，面色苍白，口唇爪甲色白，舌暗红，苔薄白腻，脉弦涩。

辅助检查：B超提示子宫及附件正常。

辨证分析：经行少腹疼痛2年余，伴有四肢厥逆，畏寒怕冷，为寒湿凝滞；经量正常色暗有血块，舌暗红，苔薄白腻，脉弦涩，为气滞血瘀。

诊断：痛经，寒湿凝滞、气滞血瘀（中医）；原发性痛经（西医）。

治则：温经散寒，行气活血，通络止痛。

处理：

针刺取穴：三阴交（双侧）、关元、地机（双侧）、气海、血海（双侧）、次髎（双侧）、中极。

刺法：患者取仰卧位，穴位常规消毒，采用温针灸以上穴位，除关元、气海、中极穴外，其余穴位均取双侧，行针过程中宜轻度刺激穴位，要求有酸胀感，得气后采用平补平泻法。气海与关元穴之针感以扩散至小腹部为佳，行针2~3 min。

随访：每逢月经来潮前3~5 d开始治疗，每日针刺1次，每个月经周期

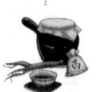

针灸 3~5 次，每次留针 20~30 min，3 个月经周期为 1 个疗程。患者经过 1 个疗程的治疗后，小腹疼痛症状明显改善，其余症状亦有所缓解，只在饮食不节或情绪不调后出现，且可缓解。

按语：该病多见年轻女性，其发病主要与患者的肝、脾、肾具有非常密切的关系，寒凝血瘀则是疾病发生的重要机制，当寒邪外袭、情志不调的时候，便会阻滞气血经络的运行，不通则痛。目前，对原发性痛经没有统一、长效的治疗方法，其治疗方式较为多样。在治疗过程中，如果单纯药物外用或口服治疗，其效果较为短暂，仅能解决一次的痛经问题，"治标不治本"，远期治疗效果并不显著，不但极其容易复发，还有可能产生副作用。针灸治疗能够有效发挥调经止痛的作用，同时能够帮助患者行气活血，同时具有操作简便、安全性高、可靠性高的优势。在针灸治疗原则中，当以温通、活血、调经、止痛为原则。同时可将针刺和艾灸结合在一起，提升温热效果。

三阴交是足三阴经的交会穴，具有调理肝、脾、肾的功能，肝、脾、肾三脏与胞宫息息相关。关元穴是任脉上的重要穴位，任脉起于胞中，主胞胎，与生育功能有关。地机穴乃足太阴脾经之郄穴，为临床治疗痛经的经验效穴。气海穴是任脉经穴，有培补元气、补益虚损、疏利气机之效，有双向良性调节作用，可补虚泻实。血海穴为足太阴脾经之要穴，针刺血海穴治疗痛经是通过经络感传和神经传递作用来解除子宫平滑肌痉挛而达到疏通经络、化瘀止痛的目的。次髎穴位于腰骶部，局部有第二骶神经通过，深刺可触及盆腔神经丛，故可调节盆腔脏器的功能，解除子宫平滑肌的痉挛，并通过刺激使体内脑啡肽的含量升高，提高痛阈，而达到止痛效果。中极穴是任脉经穴，有脐下止痛之功。针刺以上诸穴，可以温经散寒，行气活血，通络止痛，可以达到通则不痛，痛经则止。

（商　越）

案6　**患者：**杨某，女，22 岁。初诊日期：2023 年 4 月 15 日。
主诉：反复经行腹痛半年余。
现病史：半年前患者情志抑郁后出现月经期小腹痛，胀痛拒按，月经量少，经行不畅，经色紫暗有块，块下痛减，胸胁、乳房胀痛，LMP：2023年4月5日，量色同前，有血块，遂今来院就诊。患者既往月经尚规则，月经初潮（MC）：13岁，经期5 d/周期30 d，量中，有血块。生育史：0-0-0-0。妇科检查示外阴（-），阴道畅，宫颈轻度糜烂。

刻诊：经期腹痛，胀痛拒按，月经量少，经行不畅，经色紫暗有块，块下痛减，胸胁、乳房胀痛。胃纳可，夜寐安，二便调。舌紫暗有瘀点，苔薄，脉弦涩。

辅助检查：患者于2023年4月15日做妇科超声示左侧卵巢内囊性回声（巧克力囊肿可能，大小32 mm×21 mm），内膜6 mm。尿妊娠试验阴性。

辨证分析：患者肝郁气滞，瘀滞冲任，气血运行不畅，经前经期时，气血下注冲任，加重气血瘀滞，"不通则痛"，故经前或经期小腹胀痛拒按；气滞血瘀，故经量少，经行不畅，色暗有块；血块排出后，胞宫气血运行暂通，则疼痛减轻；肝郁气滞，经血不利，故胸胁、乳房胀痛。舌紫暗有瘀点，苔薄，脉弦涩，均是气滞血瘀之候。

诊断：痛经，气滞血瘀证（中医）；继发性痛经，卵巢子宫内膜异位囊肿（西医）。

治则：行气活血，化瘀止痛。

处理：

（1）针刺取穴：期门、归来、三阴交、太冲、血海。

（2）中药方药：加味没竭汤加减。生蒲黄9 g，五灵脂6 g，三棱9 g，莪术9 g，乳香9 g，没药9 g，生山楂15 g，青皮12 g，血竭粉6 g，延胡索9 g，香附9 g。水煎服，每日1剂，日服2次。

二诊：1周后复诊，患者经停，无明显不适，继续中药内服配合针刺治疗。

三诊：患者1个月后复诊，自述痛经稍减轻，无明显乳房胀痛，心情舒畅，舌紫暗，苔薄，脉弦涩。

按语：本病最早见于《金匮要略·妇人杂病脉证并治》，"带下，经水不利，少腹满痛，经一月再见者，土瓜根散主之"。《景岳全书·妇人规》详细归纳了本病的常见病因，书中有云："经行腹痛，证有虚实。实者或因寒滞，或因血滞，或因气滞，或因热滞；虚者有因血虚，有因气虚。然实痛者，多痛于未行之前，经通而痛自减；虚痛者，于既行之后，血去而痛未止，或血去而痛益甚。大都可按可揉者为虚，拒按拒揉者为实。"

痛经辨证首先要根据疼痛发生的时间、部位、性质及疼痛程度，明察病位，分清寒热、虚实，在气、在血。治疗原则以调理冲任气血为主。

本患者肝郁气滞，瘀滞冲任，气血运行不畅，经前经期时，气血下注冲任，加重气血瘀滞，"不通则痛"，故经前或经期小腹胀痛拒按；气滞血瘀，故经量少，经行不畅，色暗有块；血块排出后，胞宫气血运行暂通，则疼痛减轻；肝郁气滞，经血不利，故胸胁、乳房胀痛。舌紫暗有瘀点，苔薄，脉弦涩，辨证属气滞血瘀证。

方选朱氏妇科经验方——加味没竭汤，以蒲黄、血竭为主药，破气行滞，活血化瘀，蒲黄合五灵脂即为失笑散，全方奏行气活血，化瘀止痛之效。

针灸选用期门、归来、三阴交、太冲、血海等穴位，其中"三阴交"为痛经要穴，三阴交属于足太阴脾经穴位，可调控三阴经气血而达到调控冲、任、胞宫气血的运行，濡养经脉而发挥缓急止痛的功效。

（张凯熠）

案7 患者：李某，女，27岁，职员。
主诉：经行下腹部胀痛6年

现病史：患者每逢经期小腹胀痛不适，月经量多，经期延长，色红有血块，质黏稠。14岁初潮，平素月经周期延长，白带色黄。急躁易怒，心烦，晨起易口苦口干，胃纳可，喜食辛辣油腻，易发口疮，夜寐欠安，易腹胀、便秘便干。现来我科就诊。

查体：神清，精神佳，面色欠华，体型偏胖，肌肤尚荣，皮肤无黄染，唇色正常，未闻及异常气味。舌红，苔黄腻，脉滑数。

辨证分析：患者女，每逢经期小腹胀痛不适，属痛经病范畴。患者体型偏胖，喜食辛辣油腻，素体湿热内蕴，湿热之邪，随气血下注冲任，蕴结胞中，气血凝滞，不通则痛，而发痛经。又脾气急躁，情志不舒，肝气郁结，郁而化热，故见心烦口苦，腹胀便秘等症。舌红，苔黄腻，脉滑数，均为肝郁化火、湿热内蕴之征。

诊断：痛经，湿热内蕴（中医）；原发性痛经（西医）。

治则：疏肝解郁，清热泻火，理气止痛。

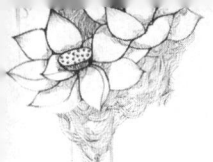

处理：

（1）针刺取穴：中极、地机、血海、三阴交。毫针泻法，手法辅助得气后，留针20 min。每周2~3次。

（2）中药方药：宣郁通经汤加减。当归15 g，白芍15 g，牡丹皮10 g，栀子9 g，柴胡9 g，甘草6 g，香附9 g，白芥子6 g，广郁金10 g，黄芩9 g。水煎服，每日1剂，日服2次。

二诊：患者1月后复诊，口干口苦、急躁减轻，痛经明显缓解，仍有夜寐欠安，易腹胀、便秘便干，舌红，苔黄腻，脉滑数。针刺加双侧神门、内关。中药加百合12 g，生地20 g。

三诊：患者2月后复诊，无明显口干口苦，无明显痛经，二便调，夜寐安。

按语：痛经的记载最早见于《金匮要略·妇人杂病脉证并治》，"带下，经水不利，少腹满痛，经一月再见者，土瓜根散主之"。其病因病机可概括为"不荣则痛"或"不通则痛"，重在辨明虚实寒热。虽然提到痛经，患者最先联想到是"寒"，或实寒，或虚寒。但本案中的患者为热证痛经，方用《傅青主女科》宣郁通经汤，方中归、芍为君药，活血柔肝；丹皮、栀子、黄芩为臣药，清肝泻火；柴胡、香附、郁金疏肝理气，解郁调经，白芥子化痰通络止痛，为佐药；甘草为使，调和诸药。

本病案为实证痛经，取穴以任脉、足太阴脾经穴位为主。中极属任脉，与足三阴经交会，调经理气；三阴交为足三阴经交会穴，调肝脾肾三脏气血，行气活血止痛；地机为足太阴脾经郄穴，善行气治血止痛。

（张凯熠）

案8　患者：韩某，女，19岁，学生。
主诉：经行下腹部冷痛3年。

现病史：患者3年前淋雨受寒后，每逢经期小腹冷痛不适，疼痛拒按，得温稍缓，月经量少，经期延后，色暗有血块。若逢经前饮食生冷寒凉，或淋雨受寒，疼痛加剧，冷汗淋漓。13岁初潮。平素四肢欠温，畏寒，口唇干燥，面色欠华，胃纳尚可，夜寐尚安，易便烂。现来我科就诊。

查体：神清，精神佳，面色欠华，体型偏瘦，肌肤尚荣，皮肤无黄染，唇色正常，未闻及异常气味。舌暗，苔薄白，脉沉紧。

辨证分析：患者女，每逢经期小腹冷痛不适，属痛经范畴。患者因冒雨受寒，寒邪客于胞宫，每逢经前、经期，气血下注冲任，寒凝气血，瘀阻胞宫，气血瘀滞，运行不畅，不通则痛，而发痛经。寒凝胞宫，阻滞冲任，故经期延后，色暗有血块。每逢起居不慎、饮食不节，寒气凝聚，痛经加重，冷痛难耐，四肢欠温，畏寒。舌暗，苔薄白，脉沉紧均为寒凝血瘀之征。

诊断：痛经，寒凝血瘀（中医）；原发性痛经（西医）。

治则：温经散寒，化瘀止痛。

处理：

（1）针刺取穴：中极、地机、三阴交、关元、归来。毫针泻法，手法辅助得气后，留针20 min。每周2~3次。艾灸下腹部关元、中极、气海等，每次20 min，每周2~3次。

（2）中药方药：温经汤加减。吴茱萸9 g，当归10 g，川芎6 g，白芍10 g，人参6 g，桂枝6 g，阿胶6 g，生姜6 g，牡丹皮6 g，甘草6 g，半夏9 g，麦冬12 g。水煎服，每日1剂，日服2次。

随访：1个月后复诊，患者四肢畏寒明显减轻，无明显痛经，面色少华，胃纳尚可，夜寐安，二便正常。舌淡白，苔薄，脉沉。

按语：本病案的患者有冒雨受寒史，且常因感受寒邪，导致痛经加剧。针灸治疗以任脉、足太阴经穴位为主，任脉中极穴调经理气。三阴交为肝、脾、肾三阴经交会穴，配合脾经郄穴，加强行气治血、调经止痛之效。关元为足三阴、任脉交会穴，补益元气，主积冷虚乏。归来属足阳明胃经，主少腹痛。患者属寒证痛经，可针灸并用，于经前艾灸，温阳散寒，通络止痛。

方用《金匮要略》温经汤，乃妇科调经常用方，方中温清消补并用，以温为主，温而不燥，刚柔并济，阴阳并用，温和经血，气血条畅。方中吴茱萸、桂枝温经散寒，温通血脉，为君药；当归、川芎养血调经，活血祛瘀，牡丹皮活血散瘀，清血分虚热，为臣药；阿胶养血滋阴润燥，白芍柔肝养血止痛，麦冬养阴清热，可制桂枝、吴茱萸之温燥；人参、甘草益气健脾，生化得源，气血充旺；半夏生姜辛开通降，以助化瘀调经，以上共为佐药；甘草调和诸药。

（张凯熠）

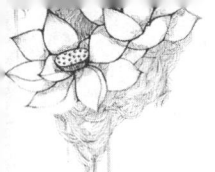

（四）经前紧张综合征

案1 患者：李某，女，19岁，学生。
主诉：经期左侧偏头痛3年。

现病史：患者3年前因学习压力较大、性情急躁出现经期左侧偏头痛，每逢月经前3 d，出现头痛，月经来潮后逐渐消失，周期性反复发作，头痛以左侧颞部、太阳穴胀痛为主，时轻时重，严重时需服用止痛片，每日可持续约4~5 h，休息或按摩后稍有缓解。14岁初潮，平素月经周期正常，月经色红量偏多，白带色微黄。遇事急躁易怒，晨起易口苦，胃纳欠佳，夜寐欠安，易便秘便干。现来我科就诊。

查体：患者体温36.2 ℃，心率72次/min，血压104/74 mmHg。神清，精神可，体型偏瘦，肌肤尚荣，皮肤无黄染，唇色正常，未闻及异常气味。腹软，无压痛，皮肤无皱褶、红肿、压痕等。舌红，苔薄，脉弦细。

辨证分析：患者女，19岁，头痛逢月经前3 d发作，随月经来潮逐渐消失，与月经周期相关，呈周期性反复发作，以左侧头部胀痛为主，为经行前后诸病的经前头痛。头痛以单侧为主，属少阳经头痛。学习压力较大，性情急躁易怒，情志不舒，肝气郁结，气郁化火，督脉与足厥阴肝经会于巅顶，冲脉附于肝，每逢经期前后，阴血下聚，冲气旺盛，肝火随冲气上逆，风阳上扰清窍，故出现经行头痛。肝火内扰冲任，故月经色红，量偏多；肝气郁结，气郁化火，故见急躁易怒，口干，寐欠安，便秘便干等。舌红，苔薄，脉弦细，均为肝气郁结，肝郁化火之征。

诊断：经行头痛，肝郁化火（中医）；经前紧张征（西医）。

治则：平肝息风，清热止痛。

处理：

（1）针刺取穴：率谷、头临泣、风池、百会。率谷、头临泣、百会穴平刺0.5~0.8寸，风池平刺透风府穴，平补平泻，手法辅助得气后，留针20 min。每周2~3次。

（2）中药方药：丹栀逍遥散加减。牡丹皮10 g，生栀子9 g，柴胡9 g，当归10 g，白芍10 g，白茯苓10 g，生白术18 g，川芎15 g，生姜3片，薄荷5 g。水煎服，每日1剂，日服2次。

二诊：患者无明显头痛，无明显急躁易怒，口干，寐欠安，便秘便干，继续针刺治疗，加双侧太冲、双侧三阴交，中药加百合12 g，生地黄15 g。

三诊：患者1个月后复诊，月经至，无明显头痛，心情舒畅，二便可，

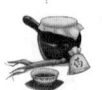

夜寐安。

按语：经行前后诸病是指伴随月经周期反复出现的一系列症状，如乳房胀痛、头晕、头痛、腹泻、发热、口舌生疮、情志异常、皮肤瘙痒等，可表现为单一症状，也可多个症状同时发生，一般出现于月经周期前1~2周，随着月经来潮，症状可有所缓解或消失。

本病的发生受月经周期的生理变化、情志因素及体质因素影响。与肝、脾、肾三脏密切相关，肝藏血，肾藏精，脾生血，脾统血，三脏功能失调，导致气血失和是本病的主要病机。本病病情复杂，需根据主证特点，参考月经情况，结合全身症状，重视整体观，重视情志因素的重要影响，综合分析论治。治疗重点在于疏肝、健脾、补肾、调和气血。

本案患者属于经行头痛，每逢经期及经前出现头痛症状，经后缓解。头为诸阳之会，足厥阴肝经与督脉会于巅顶，肝藏血，每逢行经期气血下注冲任而为月经，阴血不足，冲气偏旺，肝火随冲气上逆，上扰清窍。治疗时以清热平肝为主，患者以偏头痛为主，头部两侧为少阳经循行之处，头部取穴为足少阳经风池穴、率谷穴、头临泣穴三穴，以及督脉之百会穴。风池穴属足少阳胆经，风邪易留恋于此，治风之所当取之。率谷为少阳、太阳之会，可枢通两经之精气，令少阳之邪转输太阳而外解，有升清降浊、调和气血之效。

头临泣为"足太阳、少阳、阳维之会"，有加强升清降浊之效。百会穴属督脉要穴，居于巅顶之上，为"三阳五会"，有通络止痛、平肝息风之效。

患者为肝郁化火型经行头痛，方用丹栀逍遥散加减，柴胡疏肝郁，当归、白芍养血柔肝，白术、茯苓健脾祛湿，炙甘草缓肝之急，调和诸药。加牡丹皮、栀子清热泻火。两侧头痛者加川芎活血行气止痛。生姜温中和胃，薄荷疏散风热，清利头目。

（张凯熠）

案2 患者：谈某，女，17岁。初诊日期：2023年8月10日。
主诉：反复月经期前后低热2个月余。

现病史：2个月前患者因工作压力大后出现月经期前后反复低热，低热时外院查血常规未见明显异常。今晨体温37.6 ℃，否认感冒咳嗽等症状，诉新冠病毒检测为阴性，遂今来院就诊。患者既往月经规则，初潮年龄12岁，经期7 d/周期28 d，量中，色红，无痛经史，有血块。LMP：2023年8月8日，量色同前，低热。

刻诉：低热，头晕目眩，口苦咽干，烦躁易怒，乳胀不适，胃纳可，夜寐一般，二便调。

辅助检查：2023年8月10日彩色多普勒超声示子宫未见异常。血常规+CRP未见明显异常。

查体：体温37.6 ℃，舌红，苔薄黄，脉弦数。

辨证分析：患者肝郁气滞，气机不畅，则烦躁易怒，经前及经期时，气血下注冲任，加重气血瘀滞，郁而化热，营卫失调，故经行发热；肝郁化热，上扰清窍，故头晕目眩，口苦咽干；肝失条达，则乳胀不舒。舌红，苔薄黄，脉弦数，皆为肝郁化热之象。

诊断：经行发热，肝郁化热（中医）；经前紧张征（西医）。

治则：疏肝解郁，清热调经。

处理：

（1）针刺取穴：大椎、曲池、合谷、足三里、膻中、太冲。

（2）中药方药：丹栀逍遥散加减。牡丹皮10 g，生栀子9 g，当归10 g，白芍10 g，白术9 g，柴胡10 g，茯苓10 g，甘草9 g，煨生姜10 g，薄荷5 g，黄芩9 g，葛根15 g，葫芦巴10 g。水煎服，每日1剂，日服2次。

二诊：2周后复诊，无明显口干口苦，急躁易怒，经前无明显乳胀。胃纳可，夜寐一般，二便调。舌红，苔薄黄，脉弦数。继续中药治疗。

随访：患者持续中药口服2个月，无明显经前低热心情舒畅，稍有口干，余无不适。

按语：经行发热始见于《陈素庵妇科补解》，"经正行，忽然口燥、咽干，手足壮热，此客邪乘虚所伤（非脏腑所生，故曰客邪也）。治法退热凉血，不得用羌、防峻发之剂。若潮热有时，或溅溅然汗出，四肢倦怠，属内伤，为虚证，宜补血清热"。

本病主要发病机制是气血营卫失调，常由阴虚、肝郁、血瘀所致。患者因工作压力大，情志所伤，肝气郁结于内，气机不畅，则烦躁易怒，经前及经期时，气血下注冲任，加重气血瘀滞，郁而化热，营卫失调,故经行发热;肝郁化热,上扰清窍,故头晕目眩,口苦咽干;肝失条达,则乳胀不舒。舌红,苔薄黄,脉弦数,皆为肝郁化热之象。

治宜疏肝解郁,清热调经。病性属热,法当清其郁热,只有清热与疏肝并举,才合此证机理。选方使用丹栀逍遥散加减,方中柴胡长于疏肝理气,舒展少阳三焦气机,得薄荷辛凉宣发相助,畅气作用为之增强;栀子清肝经气分之热,牡丹皮清肝经血分之热;当归养血活血者,补肝之体,行血之滞也;白术、茯苓健脾渗湿,补脾之虚,防肝之侮也;白芍、甘草柔肝缓急。肝郁得疏,肝热得解。

针灸选用大椎、曲池、合谷、足三里、膻中、太冲等穴位,合谷穴是手阳明大肠经的腧穴,配合太冲穴使用,可以达到调和气血运行、疏肝解郁、舒缓情绪的作用。

(许甜甜)

(五)闭经

案1 **患者:** 陈某,女,22岁,学生。
主诉: 停经4个月。

现病史:患者4个月前因备考压力较大、熬夜复习等停经,白带量多,色白质黏稠。体型偏胖,脘腹胀满,面部痤疮,体毛旺盛。5年前曾因停经于外院就诊检查,考虑多囊卵巢综合征可能,后多次因情志、起居等因素出现停经。神疲乏力,胃纳一般,喜食甜腻。现来我科就诊。

查体:神清,精神欠佳,面色欠华,体型偏胖,肌肤尚荣,皮肤无黄染,唇色正常,未闻及异常气味。舌淡胖,苔白腻,脉滑。

辨证分析:患者女,体型偏胖,饮食甜腻,脾失健运,痰湿内蕴,阻于冲任,壅滞血海,经血不能满溢,出现闭经。痰浊下注,带脉受损,故白带量多质黏;痰浊内蕴,脾阳不升,故精神疲倦,脘腹胀满。舌淡胖,苔白腻,脉滑均为痰湿内蕴之征。

诊断:闭经,痰湿阻滞(中医);继发性闭经(西医)。

治则:化痰祛湿通经。

处理:

(1)针刺取穴:中极、血海、合谷、足三里、三阴交、阴陵泉、丰隆。毫针平补平泻,手法辅助得气后,留针20 min。每周2~3次。

(2)中药方药:苍附导痰汤加减。苍术9 g,香附9 g,陈皮9 g,半夏

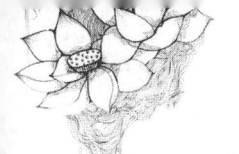

9 g，茯苓 10 g，炙甘草 6 g，枳壳 9 g，胆南星 10 g，六神曲 10 g。水煎服，每日 1 剂，日服 2 次。

二诊：患者 1 个月后复诊，月经至，稍有血块，夜寐欠安，舌淡胖，苔白腻，脉滑，中药加首乌藤 30 g，远志 12 g，百合 9 g。

三诊：患者治疗 2 个月后复诊，月经周期基本正常，月经量正常，夜寐安，二便调，舌淡，苔白，脉细。

按语：《素问》云，"二阳之病，发心脾，有不得隐曲，女子不月"。本案患者因考试压力较大，思虑过多，夜寐不能寐，脾失健运，肝失疏泄，血海干枯，而为闭经。

本案患者既往有停经史，外院考虑多囊卵巢综合征可能。患者体型偏胖，胖人多痰，应化痰散结通经。中极属任脉，与足三阴经交会，调理冲任，理气通经。血海、合谷活血行气，气血条畅，经血得下。足三里为胃经合穴，升发胃气，益气健脾化湿。三阴交为足三经交会穴，调补肝脾肾三脏气血，配合阴陵泉、丰隆为治疗痰湿常用配穴，加强化痰行气之效。

方用《叶氏女科证治》苍附导痰汤加减，是治疗痰湿阻滞闭经的常用方。方中苍术芳香化湿，香附理气疏肝，二者共用理气化痰。陈皮、半夏、茯苓健脾和胃，燥湿化痰。枳壳行气化滞，茯苓渗湿健脾，胆南星清热化痰。加六神曲消食导滞。炙甘草调和诸药。多囊卵巢综合征患者临床表现为月经不调、不孕、多毛、痤疮，需嘱患者饮食清淡，保持情志条畅，适当运动减重，坚持治疗。

（张凯熠）

（六）带下病

案 1　**患者**：李某，女，45 岁。
主诉：反复带下量多 5 年。

现病史：患者慢性阴道炎病史 5 年。反复出现带下量多，色白质稀，无腥臭味。每逢劳累后白带量明显增多。精神疲倦，少气懒言，腰膝酸软，时有耳鸣，胃纳欠佳，便溏。现来我科就诊。

查体：神清，精神欠佳，面色欠华，体型偏瘦，肌肤尚荣，皮肤无黄染，唇色正常，未闻及异常气味。舌淡胖，边有齿痕，苔薄白，脉细弱。

辨证分析：患者女，劳倦过度，脾气受损，脾阳不升，脾失健运，湿浊不化，下注任脉、带脉，任脉不固，带脉失约，导致带下量多。脾虚日久，生化乏源，导致肾气不固，封藏失司，故反复不愈。脾阳不振，故精神疲倦，少气懒言；脾失健运，故食少便溏。肾气不固，肾精亏虚，故腰膝酸软，时有耳鸣。舌淡胖，边有齿痕，苔薄白，脉细弱均为脾肾亏虚之征。

诊断：带下病，脾肾亏虚（中医）；慢性阴道炎（西医）。

治则：益气健脾，除湿止带。

处理：

（1）针刺取穴：带脉、中极、白环俞、三阴交、阴陵泉、气海、足三里。毫针平补平泻，手法辅助得气后，留针 20 min。每周 2~3 次。

（2）中药方药：完带汤加减。白术 30 g，山药 30 g，党参 10 g，陈皮 5 g，白芍 15 g，柴胡 6 g，车前子 10 g，菟丝子 15 g，苍术 9 g，荆芥 5 g，甘草 3 g。水煎服，每日 1 剂，日服 2 次。

二诊：患者口服中药 2 周后，白带量减少，精神疲倦，仍有腰膝酸软，时有耳鸣，胃纳欠佳，便溏，中药加牛膝 10 g，桑寄生 15 g。

随访：口服中药 1 个月余，患者白带量明显减少，无明显腰膝酸软，胃纳可，二便正常。

按语：带下病是指妇女带下增多，色、质、味异常为主证的病证。病在胞宫，与任脉、带脉、脾肾二脏密切相关。《诸病源候论》云："带下病者，由劳伤气血，损伤冲脉任脉，致令血与秽液兼带而下。"基本病机是湿邪阻滞，任脉不固，带脉失约。

带脉穴固摄带脉，调经理气；中极清利下焦，利湿化浊；白环俞助膀胱气化，气行则湿化；气海理气化湿，调理冲任。足三里、三阴交、阴陵泉三穴合用，益气健脾，利湿止带之效更甚。

方用《傅青主女科》完带汤，健脾燥湿，疏肝解郁。方中重用白术、山药健脾祛湿。党参、陈皮、甘草益气健脾。白芍、柴胡、荆芥疏肝解郁，祛风胜湿。苍术燥湿。车前子利水渗湿。菟丝子补肾止带。

（张凯熠）

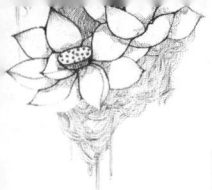

案2 患者：林某，女，28岁。

主诉：白带增多，气味腥臭半年余。

现病史：患者自述半年来白带增多，气味腥臭，颜色正常，妇科检查无明确诊断，平素由于工作繁忙经常熬夜，饮食不规律，大便经常秘结，需依赖通便药物，腰部酸痛，面白肢冷，月经正常，偶有血块，已婚未育，舌边尖红，苔白腻，脉弦细。经西医妇科检查无明确诊断。

诊断：带下病（中医）；白带增多待查（西医）。

辨证分析：饮食不节，劳倦过度，损伤脾气，运化失职，湿浊停聚，流注下焦，伤及任带，任脉不固，带脉失约，因而致病。

治则：健脾化湿，温阳止带。

处理：嘱患者仰卧位，取双侧血海、阴陵泉、三阴交、丰隆、太冲、支沟进针得气后平补平泻运针30 s，留针30 min，期间运针2次，起针后嘱患者俯卧位，取双侧脾俞、肾俞、大肠俞拔罐，轻拔，留罐10 min。嘱咐患者规律饮食，23点前休息，若工作繁忙可以早起继续工作。并嘱患者在家自己艾灸三阴交，每周2次，每次20 min。

二诊：1周后复诊，白带明显减少，异味消失，大便通畅，续用上法巩固。

随访：每周1次，持续治疗4次后患者自觉症状已基本消失。

按语：血海、阴陵泉、丰隆、三阴交，均为足太阴脾经的穴位，阴陵泉为脾经之合穴；三阴交为肝脾肾三经的交会穴；太冲为足厥阴肝经之原穴，有泻肝火之功；支沟为手少阳三焦经之经穴，有通便的作用；脾俞、肾俞、大肠俞，均为足太阳膀胱经的背俞穴，具有健脾祛湿，补肾壮腰，通便之功效。艾灸三阴交能温经散寒，通阳健脾，诸法共用方能健脾化湿，温阳止带。

（张凯熠）

（七）经行浮肿

案1 患者：李某，女，25岁。

主诉：经期面部、四肢水肿半年。

现病史：患者半年来每逢经期面部、四肢浮肿，肢体困重，甚则眼睛浮肿难以睁开，手指肿胀难以握紧，经后水肿渐消。精神疲乏，爱生闷气，经

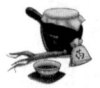

行乳房胀痛，小腹胀满，月经量少，色暗。于外院检查肝肾功能等未见明显异常。胃纳欠佳，夜寐安，二便调。现来我科就诊。

查体：神清，精神佳，形体正常，面浮肢肿，肌肤尚荣，皮肤无黄染，唇色正常，未闻及异常气味。舌暗，苔薄白，脉沉紧。

辨证分析：患者女，爱生闷气，素体肝郁，肝失条达，疏泄失常，气机不畅，每逢经期前，气血下注冲任，气滞血壅，气行不畅更甚，水湿宣泄异常，溢于肌肤而发水肿。肝气不舒，故经前乳房胀痛，小腹胀满。肝郁乘脾，脾虚，气血生化乏源，精神疲倦，胃纳欠佳。舌淡，苔白，脉弦滑均为气滞湿阻之征。

诊断：经行浮肿，气滞湿阻（中医）；经前期综合征（西医）。

治则：理气行滞，化湿消肿。

处理：

（1）针刺取穴：三阴交、足三里、阴陵泉、地机。毫针平补平泻，手法辅助得气后，留针20 min。每周2~3次。

（2）中药方药：逍遥散加减。柴胡10 g，当归10 g，白芍10 g，茯苓皮15 g，白术10 g，泽泻10 g，泽兰10 g，天仙藤15 g，香附10 g，乌药10 g。水煎服，每日1剂，日服2次。

二诊：口服中药2周后，月经至，四肢稍有水肿，乳房胀痛，舌暗，苔薄白，脉沉紧，中药易柴胡15 g，炒白芍15 g，猪苓15 g。

三诊：患者口服中药3次后，经期水肿明显减轻，经前无明显乳房胀痛，心情舒畅，舌暗，苔薄，脉沉。

按语：本病案的患者为经行前后诸病的经行浮肿，每逢经行前后，出现头面、四肢浮肿。《叶氏女科证治》有"经来遍身浮肿"的记载。多因素体阳虚，而经期气血下注冲任、胞宫，脾虚更甚，运化失常，水湿溢于肌肤，导致浮肿。

针刺选穴三阴交，为足三阴经交会穴，调肝脾肾三脏，健脾、疏肝、补肾，养血调经。足三里为足阳明胃经合穴，阴陵泉为足太阴脾经合穴，二穴合用健脾胃，利水湿，消水肿。地机为足太阴脾经郄穴，健脾祛湿之要穴，主治下肢浮肿。

方用逍遥散加减。方中诸药肝脾同治，气血兼顾，为调经名方。方中茯苓改茯苓皮，加泽兰、泽泻，利水行气、化湿消肿之力更强。

天仙藤入肝、脾、二经，理气又利水。香附理气开郁，又入血分，

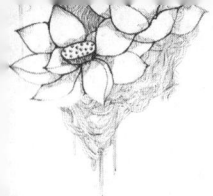

为"血中气药"，乌药顺气降逆，又散寒理气，气血同调，气顺肿消。

（张凯熠）

（八）更年期综合征

案1 患者：刘某，女，55岁。
主诉：心悸心慌不适1个月。

现病史：患者1个月来无明显诱因出现心慌心悸，活动后加重，休息后可缓解，于其他医院就诊，予对症处理后症状未见明显好转。现为求进一步治疗来我院就诊，患者素有高血压史，常有鼻塞。无头晕头痛，无恶心呕吐，无发热恶寒，纳可，常有失眠，小便调，大便干结，时有便秘。否认其他基础病。无药物过敏史。

查体：血压158/95 mmHg，心率75次/min，舌红，苔薄，脉弦稍缓。

辨证分析：患者年过五十，加之生活劳累，耗伤阴津，肝肾之血渐亏，津液逐渐减少，故月经逐渐停止，大便干结，时有便秘。血亏不能养心，故心动悸，心慌而不能安。肾水亏竭，不能上资心火，心火旺而致心神不宁，夜间失眠不能入睡。在中医属不寐、心悸范畴，四诊合参，证属肝肾不足、心肾不交，舌红，苔薄，脉弦稍缓皆为肝肾不足、心肾不交的表现。

诊断：心悸，肝肾不足，心肾不交（中医）；更年期综合征（西医）。

治则：补肾、养心、安神。

处理：

（1）针刺取穴：百会、心俞、肾俞、神门、三阴交、照海、申脉、安眠、太溪。

刺法：患者取俯卧位，百会平刺0.5~0.8寸，心俞、肾俞向内斜刺1寸，神门直刺0.3~0.5寸，三阴交直刺1.0~1.5寸，照海、申脉、太溪直刺0.5~0.8寸，安眠直刺0.8~1.0寸。隔日1次，1个月为1个疗程。

（2）中药方药：六味地黄汤加味。干地黄15 g，山萸肉15 g，怀山药15 g，牡丹皮10 g，泽泻10 g，茯苓15 g，酸枣仁30 g，仙茅10 g，淫羊藿15 g，女贞子15 g，墨旱莲15 g，首乌藤15 g，7剂。水煎服，每日1剂，日服2次。

二诊：患者服药后心慌心悸明显好转，睡眠可，现无明显不适。24小时动态血压检出2级高血压。查体：血压133/86 mmHg，心率64次/min，舌偏红，苔薄，脉弦缓。

处方：守方再服7剂。另予氢氯噻嗪缬沙坦片1片，每日1次，控制血压。

按语：女子以7岁为一周期，《黄帝内经》曰："（女子）七七任脉虚，太冲脉衰少，天癸竭，地道不通，故形坏而无子也。"女性到了绝经期后，因先天肾气逐渐亏虚，从而导致月经减少。肾水匮竭，心火则缺乏制约，故心火相对旺盛，出现心慌心悸、失眠烦躁等症状。治疗此种病症当以补肾、养心、安神为法，方以六味地黄汤、二仙丸、二至丸等加味。六味地黄汤三补三泄，资肾阴而不助湿邪，是治疗肾阴亏虚的经典方。六味地黄汤加仙茅、淫羊藿补肾益气，加女贞子、墨旱莲清热滋阴，加酸枣仁、首乌藤养血安神。

（冯欣茵）

（九）多囊卵巢综合征

案1 **患者**：余某，女，25岁。初诊日期：2023年10月15日。
主诉：月经错后2个月余。

现病史：患者平素月经不规则，月经错后，周期1~3月，经期7 d，LMP：2023年6月28日，量中，色红，无痛经，无血块。未婚未育。

刻诊：患者月经错后，经血夹杂黏液，形体肥胖，脘闷呕恶，腹满便溏，白带量多，神疲乏力，胃纳差，夜寐欠安，大便稀溏，小便调。舌淡胖，苔白腻，脉滑。

辅助检查：2023年10月15日妇科超声示子宫未见异常。右侧卵巢呈多囊状改变（包膜下探及12个以上无回声呈轮辐状排列）。尿妊娠试验阴性。2023年4月查LH为13.97 mIU/mL，FSH为6.64 mIU/mL。

辨证分析：患者痰湿内盛，滞于冲任，气血运行不畅，血海不能如期满溢，故经期错后；痰湿下注胞宫，则经血夹杂黏液；痰湿阻于中焦，气机升降失常，则脘闷呕恶；痰湿壅阻，脾失健运，则形体肥胖、腹满便溏；痰湿流注下焦，损伤任、带二脉，带脉失约，故带下量多。舌淡胖，苔白腻，脉滑，均为痰湿之征。

诊断：月经后期，脾虚痰湿（中医）；多囊卵巢综合征（西医）。

治则：健脾益气，化痰祛湿。

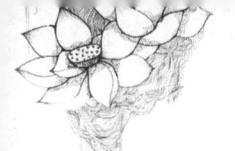

处理：

（1）针刺取穴：中极、三阴交、血海、阴陵泉、丰隆。

（2）中药方药：苍附导痰汤合四君子汤加减。苍术9g，香附9g，陈皮9g，胆南星9g，枳壳15g，半夏9g，白茯苓15g，白术10g，党参10g，炙甘草6g。水煎服，每日1剂，日服2次。

二诊：口服中药1个月后，腹满减轻，仍便溏，白带量减少，神疲，胃纳稍改善，夜寐欠安，大便稀溏，小便调。舌淡胖，苔白腻，脉滑，针刺加双侧足三里，中药加山药15g，薏苡仁15g，砂仁6g，木香6g。

三诊：口服中药2个月后，月经至，经色、经量基本正常，无明显腹部胀满，大便成型，夜寐安，舌淡胖，苔白，脉滑。

按语：多囊卵巢综合征是一种常见的妇科内分泌疾病，具有高度异质性。临床常有月经失调、不孕、多毛、痤疮、肥胖等表现，中医上归属于"闭经""月经后期""崩漏""不孕"等范畴，散见于古籍的"调经""种子"及求嗣等篇章中。

本病的治疗原则重在调理冲任、疏通胞脉以调经，虚者补之，实者泻之，寒者温之，滞者行之，痰者化之。

患者素体肥胖，痰湿内盛，损伤脾气，脾失健运，痰湿内生，痰湿下注冲任，壅滞胞脉，气血运行缓慢，血海不能按时满溢，遂致经行错后。痰湿下注胞宫，则经血夹杂黏液；痰湿阻于中焦，气机升降失常，则脘闷呕恶；痰湿流注下焦，损伤任、带二脉，带脉失约，故带下量多。舌淡胖，苔白腻，脉滑，均为痰湿之征。

方选苍附导痰汤合四君子汤加减，其中半夏、陈皮化痰燥湿，和胃健脾；苍术燥湿健脾；香附、枳壳理气行滞；胆南星燥湿化痰；辅以四君子汤健脾益气，脾主运化，脾气健则体内水液代谢渐调，痰湿渐祛。

针灸选用中极、三阴交、血海、阴陵泉、丰隆等穴位，中极穴为足三阴、任脉之会，温补肾阳，调经止带；三阴交、阴陵泉均属足太阴脾经，具有健脾化湿、调经止带的功效；血海穴是脾经所生之血聚集处，有化血为气、运化脾血、健脾化湿、引血归经的功能；丰隆穴健脾化痰，诸穴合用，奏健脾益气，化痰祛湿之效。

（许甜甜）

针药并用治慢性病

慢性病是病程漫长、发展缓慢、症状持续存在且不能自愈的一大类疾病的总称。依据中医"天人相应"的哲学理念，人体自诞生之时起，胸廓舒展，肺脏随即开始呼吸，这一过程标志着个体开始受到自然天地气候的深刻影响。此时，气候的特性就成为塑造人体生理状态的重要外部因素。以2024年为例，依据天干地支的纪年方式，2024年是甲辰年。该年主导运势为土运过旺，太阳寒水占据司天之位，太阴湿土则位于在泉之位，这一系列气候特征共同决定了本年度气候以寒湿为主。相应地，人体在健康方面需特别关注肝、脾、肾，因为这些部位更易受到寒湿气候的影响。

那么，2024年出生的新生儿受此运气的影响，易患脾胃疾病（如腹泻）及皮肤疾病（如湿疹）等。再通过五行生克，还会波及肝与肾。在随后的岁月中，又因运气变化，如逢"木不及"之年，因弱木无力克土，反被土侮；又因"金太过"之年，无木制约，肝就容易出问题。若肝火上炎则头胀痛，血压可能升高，长期如此就形成了现代医学上的高血压病；肝火犯胃肠则会胃胀、胃痛（犯胃），或腹泻、腹胀（犯肠），日久可成慢性胃炎、应激性胃肠炎、萎缩性胃炎等病；肝火扰心则易影响睡眠，造成入睡困难、睡眠浅、失眠、情绪激动等睡眠障碍。

当然，影响人体的因素很多，为何中医如此注重"天人相应"？这是因为天的因素对人影响很大。天一下雨，人们需要避雨；天一降温，就要保暖；春暖花开，阳光普照，便想踏青；阴雨连绵，数日不见阳光，心情容易压抑。这就是最好的证明。

因此慢性病的发生首先与天有关，此外还与人偏执的心理，以及饮食、运动、睡眠不合理等生活方式有关，中医认为健康的标准是阴平阳秘，阴阳平衡，因此平衡是健康的主旋律。改变不合理的生活方式，调整认知观念，合理配合中西医治疗，这些应作为慢性病治疗的抓手。

中医治疗慢性病，因人而异，也因病而异。因为人体规律是相同的，只

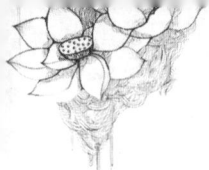

不过因先天禀赋不同，后天的经历各异，日常的生活习惯差异，以及各种致病因素影响程度有别，导致每个人的病证不同。

因此，慢性病是先天因素与后天多种因素共同作用的结果，如不健康的心理或不合理的饮食、运动、睡眠等生活方式，纠正不良因素才是根本。常见的有冠心病、高血压、糖尿病、肿瘤、抑郁症、慢性支气管炎、哮喘、慢性肾病等。

此外，在齐氏临床上，面瘫、中风、帕金森病也较为常见。

（一）面瘫

面瘫，又称"口僻""口喎""喎口僻"，相当于西医学中的周围性面神经麻痹（又称特发性面神经麻痹、贝尔麻痹、面神经炎）。其病因尚不明确，早期病理表现为面神经水肿。常起病突然，有受风寒史，多为单侧，偶有双侧，或对侧再发。初起以一侧面颊、耳内、耳后完骨处疼痛，伴全身发热、恶寒、身冷等症状。随即出现患侧面部板滞、麻木、松弛或浮肿，额纹消失，鼻唇沟变浅，眼睛不能闭合，口角向健侧歪斜，露齿，鼓腮漏气，流涎等症，或上述症状同时出现。好发在气候寒冷的冬季及气候多变的春秋季，可见于各个年龄段，发病年龄主要在20~40岁，男性发病率高于女性，春夏季多发，多为单侧发病，极少数患者双侧同时发病，少部分患者反复发作。可分为三期，急性期发病15 d以内，恢复期发病16 d至6个月，后遗症期为发病6个月以上。

《灵枢·经筋》中提出"颊筋有寒，则急引颊移口；有热，则筋弛纵缓不胜收，故口僻"，认为面部经脉受寒、热之外邪侵袭出现面部筋脉拘急或迟缓，出现口僻。《金匮要略·中风历节病脉证并治》中有"脉络空虚，贼邪不泄，或左或右，邪气反缓，正气即急，正气引邪，喎僻不遂"的记载，指出是因为人体正气不足，脉络空虚，卫外不固，导致面瘫的发生。面瘫可分期论治。急性期多为实证，以驱邪为主，面部居于高位，易受风邪，风善行而数变，侵袭面部经络，邪在卫表，病浅邪浅，针刺手法不宜过重，取穴宜少不宜多，不宜拔罐、电针等强刺激。恢复期病情发展至高峰，是治疗的黄金期，在祛邪的基础上扶正，面部穴位平补平泻，远端取穴可以补法为主，积极治疗，缩短病程，提高治愈率，减少复发率，可根据临床表现不同，增加面部取穴，适当加强刺激，采用透刺、斜刺、局部热敷、按摩等加强刺激，促进神经恢复及血液循环。后遗症期正气亏虚，气血耗伤，经络瘀阻，应以扶正为主，面部可多用透刺手法，如地仓透颊车、攒竹透鱼腰，配合足阳明胃经、足太阴脾经腧穴，调补脾胃，生化气血，防止病程迁延。常用面部取穴有阳白穴、太阳穴、四白穴、下关穴、人中穴、承浆穴、地仓穴、颊车穴，远端取穴有合谷穴、太冲穴、足三里、丰隆穴。可配合牵正散穴位贴敷治疗，祛风通络，通经化瘀，药物组成为白僵蚕、白附子、全蝎。急性期祛邪治疗为主，风寒为主可用葛根汤加减疏风散寒，风热为主可予大秦艽汤疏风清热，风痰为主可予涤痰汤加减化痰祛风通络；恢复期及后遗症期，以补气活血通络为主，可予补阳还五汤加减。

在临床上，齐氏曾治疗过最小年龄5岁的女孩。临床中常见到面神经炎患者伴有发热、恶风、头痛、口干、口苦、大便秘结、小便黄赤、舌白、苔薄白或薄黄等全身症状。这多因脉络空虚，风寒之邪侵入阳明、少阳之经脉，以致经气阻滞，经脉失养，肌肉纵缓，不能收敛。

齐氏通过查阅文献和二十多年的临床实践，汲取众疗法之所长，不断探索，总结出面神经炎处理的三步法，具体如下。

第一步：清热解毒。

面神经炎多由外感、发热或受风引起，大部分患者有后颈部、耳后、牙根疼痛，面部肿胀，苔黄，脉弦紧，属外感风寒，郁而化热，筋脉瘀阻的表实、热证，治疗上不宜急用牵正散、活络丹等热性药，应予清热、散风、解毒之法。故此法一般用于急性发作的前3日。

拟方：荆芥12 g，防风10 g，金银花15 g，连翘10 g，板蓝根15 g，芦根10 g，薄荷（后下）10 g，牛蒡子10 g，菊花10 g，川芎10 g，桔梗10 g，甘草6 g。3帖，水煎服，一日2次，早晚服。

针刺取穴：第1日针刺风池（双侧）、大椎、翳风（患侧）、合谷（双侧）、太冲（双侧），泻法不留针；取患侧下关、阳白、攒竹、太阳、四白、夹人中、夹承浆、地仓等穴，用三棱针点刺放血，每穴3~5滴。第2日缪刺健侧面部诸穴，用泻法，留针30 min，可以引经导气，防止患侧治疗后期出现抽搐的现象。第3日用毫针刺激患侧面部诸穴，施平补平泻法，留针30 min。

第二步：活血通脉。

清热解毒法治疗3 d后，一般患者后颈、耳后疼痛，面部肿胀消除，苔转白，脉转缓，表实热证缓解，改用活血化瘀，通经活络的方法治疗。

拟方：羌活12 g，防风10 g，当归12 g，川芎15 g，赤芍12 g，桃仁

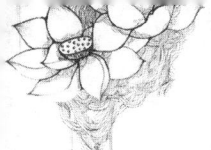

10 g，红花 10 g，全蝎 10 g，僵蚕 10 g，甲珠 10 g，白附子 6 g，甘草 6 g。每日 1 剂，早、晚温服。

针刺取穴：风池（双侧），直刺，行平补平泻，不留针；翳风、下关、太阳、四白、合谷，患侧直刺，平补平泻，留针 30 min；头维、阳白、攒竹、夹人中、夹承浆、地仓，患侧平刺，留针 30 min。每 10 次为 1 疗程，一般服中药 10 剂，针刺 1~2 个疗程，可痊愈。

第三步：息风止痉。

面神经炎接近治愈，少数患者突然出现眼睑跳动，口角抽搐，这是转向面肌痉挛的危险信号，虽比例不大，但不可轻视，一旦痉挛形成，治疗非常困难，此时患者多急躁易怒、面赤、苔黄、有肝风内动的倾向，治疗当息风止痉。

拟方：天麻 10 g，钩藤 15 g，白芍 12 g，茯苓 10 g，荆芥 10 g，防风 10 g，羌活 12 g，川芎 12 g，全蝎 5 g，僵蚕 10 g，甘草 6 g，羚羊角粉（冲服）0.3 g。

针刺取穴：风池（双侧）、合谷（双侧）、太冲（双侧）、大椎用泻法不留针，合谷、太冲泻法留针 30 min，改用浅刺法针刺（多针）、翳风、下关、头维、阳白、攒竹、四白、人中、地仓、承浆，以此法治疗二三次后，患侧面部抽搐可止。

验案举隅

案 1　**患者：**刘某，男，57 岁。
主诉：口角歪斜 2 个月。

现病史：患者 2 个月前无明显诱因突发左侧耳后疼痛，继而出现左侧面部麻木，口角歪斜，随后曾在多家医院行输液、药物外敷、按摩及针灸等治疗，均无缓解。高血压病史 10 余年，平素血压控制不良，否认糖尿病、心脏病病史，无药物过敏史。

查体：血压 150/90 mmHg，心率 85 次/min，左侧额纹消失，不能抬眉，左眼睑闭合不全、眼裂 0.2 cm，不能耸鼻，鼓腮露齿、流涎。舌淡红，苔薄，脉弦。

辨证分析：患者年近花甲，平素劳作过度，正气不足，外邪乘虚而入，正虚邪恋，故病情迁延不愈，气虚血瘀则气机痹阻，经筋功能失调，故见面部麻木不仁、口角歪斜。

诊断：口僻，气虚血瘀（中医）；周围性面瘫（西医）。

治则：补气活血，舒筋通络。

处理：

（1）针刺取穴：局部取神庭、印堂、水沟、承浆、阳白、鱼腰、四白、地仓、太阳、下关、颊车；循经取大椎、风池、攒竹、瞳子髎；远端取合谷、外关、血海、足三里、三阴交、太冲。

刺法：穴位皮肤及针具常规消毒，使用 0.25 mm×40.00 mm 毫针进针，按照国际标准化方案的针刺角度、深度常规取穴，留针 30 min。每日 1 次，15 日为 1 个疗程，间隔 1 日进行第 2 疗程。

（2）中药方药：补阳还五汤加减。黄芪 30 g，丹参 20 g，太子参 20 g，当归 15 g，全蝎 15 g，龙齿 20 g，桑葚 30 g，白芍 15 g，炒酸枣仁 20 g，荆芥 15 g，防风 15 g，茯神 15 g，甘草 15 g。

随访：治疗 2 个月后，额纹复现，双侧鼻唇沟对称，人中沟无偏移，双眼活动灵活，眼睑闭合同步对称，口腔鼓腮、含水功能恢复正常。

按语：针灸治疗周围性面瘫有很好的疗效，可作为首选方法。此患者病程较长，病久则虚，气虚则血瘀，除局部取穴外加血海活血化瘀。

周围性面瘫的预后与面神经的损伤程度密切相关，肌电图可作为判断面神经损伤程度的辅助检查。一般而言由无菌性炎症导致的面瘫预后较好，而由病毒等感染所致的面瘫（如亨特综合征）预后较差。如果 3 个月至半年内不能恢复，多留有后遗症。

治疗期间面部应避免受寒，眼睑闭合不全者可戴眼罩防护，或点眼药水，以防感染。

（冯欣茵）

案 2 患者：刘某，男，50 岁。

主诉：左侧眼睑不能闭合伴右侧口角歪斜 3 日。

现病史：患者 3 日前汗出当风后出现左侧眼睑不能闭合，面部板滞，鼓腮漏气伴口角向右侧歪斜，左侧鼻唇沟、抬头纹变浅。平素易急躁，纳一般，睡眠欠安，目干，时有乏力汗出，大便偏干，小便正常。无一侧肢体无力、无意识模糊、晕厥、无发热、无头晕、头痛、胸闷、胸痛、心悸、气促等不适,有高血压病史。

查体:血压130/75 mmHg,神志清楚,左眼闭合不全,左侧额纹变浅,闭目不能,留白约5 mm,左侧鼻唇沟变浅,示齿时口角歪向右侧,伸舌居中。舌暗红,苔薄黄,脉弦。

辨证分析:患者素体阴虚,肝阳易亢,因汗出当风后出现左侧眼睑不能闭合,面部板滞,鼓腮漏气伴口角向右侧歪斜,左侧鼻唇沟、抬头纹变浅,阴虚不能制阳,使肝阳上亢,引动风邪,上窜经络而成面瘫,辨证为肝肾阴虚、虚风内动。

诊断:面瘫病,肝肾阴虚、虚风内动(中医);周围性面神经麻痹(西医)。

治则:滋阴潜阳,疏风止痉。

处理:

(1) 针刺取穴:阳白、四白、下关、颊车、地仓、完骨、合谷、曲池。电针输出强度以面部肌肉轻微收缩为度,时间约20~30 min。

(2) 拔罐处方:选取患侧的阳白、下关、地仓、颊车等穴位,采用闪火法,于每穴位区域将火罐交替吸附及拔下约1 s,不断反复,持续5 min左右,以患侧面部穴位处皮肤潮红为度,每周闪罐2次,疗程以病情而定。

(3) 中药方药:镇肝息风汤加减。赭石(先煎)10 g,龙骨(先煎)15 g,牡蛎(先煎)15 g,怀牛膝15 g,炒当归10 g,炒白芍10 g,麻黄根10 g,丝瓜络10 g,路路通10 g,淫羊藿10 g,巴戟肉9 g,炙甘草6 g。共7剂,水煎服,早晚温服。

(4) 穴位敷贴处方:牵正散加减(白附子、僵蚕、全蝎等)。治疗时,把医用胶布剪成正方形,直径约1.5 cm;取药膏约绿豆大小,放入胶布中央,分组敷贴于患者太阳、阳白、四白、攒竹、颧髎、地仓、承浆、颊车、牵正、完骨等腧穴,通常每次选6~8个穴为一组进行贴敷;每周2次,疗程以病情而定。

随访:患者连续针罐并用配合中药口服及穴位敷贴5次后,左眼眼睑基本可闭合,口眼歪斜改善明显,鼓腮漏气好转。后间断针刺45 d,面瘫症状基本消失。

按语:面神经麻痹,相当于中医"口僻""歪嘴风""吊线风"等。现代中医多称"面瘫",主要表现为患者额纹消失,眼睑闭合不全,鼻唇沟变浅,不能皱眉、鼓腮,口角歪向健侧等,是临床常见病。面神经麻痹治疗的关键在早期控制面神经缺血、水肿，尤其强调早期治疗，效果越佳，疗程越短，治愈率越高，及时诊断和治疗是治疗本病治愈的关键。

本案根据症状舌脉表现，辨证为肝肾阴虚，虚风内动，治宜滋养肝肾，平肝息风，方选镇肝熄风汤加减，兼有降压之效。方中怀牛膝，功兼二职，既可引血下行，使血不上充；又兼补肝肾，滋水则可涵木。代赭石质重沉降，善镇肝逆，降气平冲，合牛膝直折上亢之肝阳，平逆乱之气血，为全方核心。合龙骨、牡蛎，潜阳镇逆。以上四味体现直接镇肝潜阳法度。当归、白芍既可直接养阴柔肝，又可滋养肾水以涵木，使肝体充盛柔和，则肝风自息。以上二味体现滋水涵木以平肝的法度。麻黄根收敛止汗，丝瓜络、路路通通经活络，淫羊藿、巴戟肉补益肝肾，炙甘草调和诸药。

面瘫的发生，主要是由于面部三阳经脉空虚，虚邪贼风乘而袭之，以致经气阻滞，脉络失养，面肌纵缓不收所致。患者在发病前大多有头面部受风受寒病史，外因上以风邪为主，可风寒、风热相合，亦或风邪与痰热互结，内因多为正气亏虚，脉络空虚，腠理不密，卫外不固，以致风邪乘虚侵袭，引动伏邪流窜经络，使气血痹阻致口僻之证。正所谓"正气存内，邪不可干""邪之所凑，其气必虚"。

中医学认为，足太阳经筋为"目上冈"，足阳明经筋为"目下冈"，颧颊部主要为手太阳和手足阳明经筋所主，故眼睑不能闭合，口眼歪斜为手足太阳和阳明经筋功能失调所致。面瘫的临证取穴，以循经取穴、局部取穴与远端取穴相结合。局部选穴常用穴位包括阳白、攒竹、下关、太阳、四白、颧髎、迎香、颊车、地仓、牵正、翳风、完骨、风池等；远端取穴主要选取合谷、太冲、足三里、丰隆、三阴交等；味觉丧失可加廉泉，听觉过敏可加听宫。本案针刺取面部腧穴调节局部经气，通行气血，濡润肌肉。阳明经为"多气多血之经"，故循经远取手足阳明经的合谷、曲池、足三里穴，合谷还有"面口合谷收"之意。本案治疗面瘫针罐并用加强局部通络之功。穴位敷贴方剂是由白附子、白僵蚕、全蝎组成的牵正散外敷治疗，共奏祛风通络，化瘀通经之效，使经脉通而血行畅，面瘫得愈。

（孙　静）

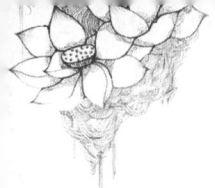

案3 患者：林某，女性，49岁。初诊时间：2014年4月11日。

主诉：左侧面瘫2个月。

现病史：患者诉2014年2月7日因"突发口眼歪斜1日伴有头痛、耳鸣"于福建某院就诊。门诊头颅CT、MRI检查未见明显异常，以"左周围性面瘫"收住院治疗。入院第2日始出现耳朵肿痛，耳郭及耳后出现簇集性小水疱，给予营养神经（甲钴胺、鼠神经生长因子、单唾液酸四己糖神经节苷脂钠）、激素（醋酸泼尼松片30 mg）、抗病毒（伐昔洛韦）、活血（银杏达莫）及电针、磁热疗等治疗17 d。出院时患者口眼歪斜，左侧额纹消失，闭眼时左眼露白明显，并感有耳痛耳鸣、耳朵肿胀，尤夜间明显，听力无减退，水疱消退。出院后一直口服维生素B_1、甲钴胺、地巴唑治疗。并间断在他院接受中药及针灸治疗约1个月，现因就近来我处接受治疗。就诊时患者左耳及周围已无红斑、水疱，口眼向右歪斜，左侧额纹消失，左侧闭合不能，时觉左耳不适，夜间明显，无听力减退、耳鸣、耳聋。

查体：体温37℃，心率82次/min，呼吸20次/min，血压100/70 mmHg，神志清，精神差，心肺腹查体无殊。舌红，苔白腻。左耳郭红斑、水疱消退，听力无明显减退，左侧额纹消失，皱眉困难，眼睑闭合不完全，口角向右侧歪斜，鼓腮时左侧漏气，伸舌稍向左偏。

辨证分析：正气不足、湿热毒邪乘虚而入，侵犯耳脉致经脉不利而出现耳鸣耳痛、头痛等，灼伤肌肤，气血痹阻，面部经脉失养，筋肉弛缓不收而致口角歪斜、额纹消失，毒发于表而出现疱疹、红斑。

诊断：面瘫（中医）；亨特综合征（西医）。

治则：扶正祛邪，祛风解毒，搜痰通络。

处理：患者发病初即在外院积极治疗，现为后遗症期，就诊时患者自行口服维生素B_1、甲钴胺、地巴唑。中医药治疗方案以扶正祛邪，祛风解毒通络为治则，综合应用中药、针灸治疗。

（1）针刺取穴：取阳白透鱼腰、颊车透地仓、四白透颧髎、翳风、合谷，并配以面部多针浅刺。使用TDP照射，每周2~3次。

（2）中药方药：全蝎5 g，蜈蚣2 g，僵蚕10 g，麻黄6 g，白附子3 g，葛根10 g，桂枝6 g，防风6 g，荆芥10 g，当归10 g，川芎9 g，白芷5 g，黄芪15 g，赤芍6 g。

随访：经中医综合治疗长达半年，疗效较为满意。患者现口角无明显歪斜，伸舌居中，左侧额纹消失，闭眼时左眼露白不明显，无耳痛耳鸣、耳朵肿胀。

按语： 亨特综合征最早由 Ramsay-Hunt 于 1907 年提出。它是由水痘-带状疱疹病毒（VZV）感染引起的面神经水肿变性，主要侵犯的面神经有膝状神经节、听神经和三叉神经。临床主要以面瘫、耳痛、外耳疱疹组成的三联症状来作诊断。由于病毒侵犯神经的部位和时间先后不同，临床症状出现的次序无固定规律。此外，患者以耳痛、耳鸣为主要表现的常常在耳鼻喉科就诊，以头面部疱疹为临床表现的多在皮肤科就诊，而以面瘫为主要表现的则常常在神经内科或者中医科或针灸科就诊，故亨特综合征有跨多个专科就诊的特点。

检索近些年亨特综合征病例报道发现各相关科室一年最多治疗不超过 10 例。因此亨特综合征以其症状的多样性、跨多专科就诊特点及极低的发病率常常造成临床被误诊和治疗被耽搁。

本病西医治疗主张早期大剂量糖皮质激素、抗病毒药、血管扩张剂、营养神经药物，或配合微波、短波理疗，对控制带状疱疹神经痛、消除面神经水肿，有利于改善症状，促进面瘫的恢复。齐氏指导我们综合各种有效疗法，全面兼顾亨特综合征的症状多样化、病理变化的复杂性及各期不同特点，且做好患者坚持治疗的心理准备，由于不同类型的面瘫预后有所不同，本例属于第Ⅱ型，表现为面瘫伴发耳部疱疹者，神经受损较严重，前后经中西医结合治疗有半年之久，口角歪斜较前明显好转，左侧额纹未恢复，左眼卧位时可完全闭合，直立位时有少许露白，已无头痛、夜间耳痛等不适。

（苏　齐）

（二）中风

中风是以半身不遂、肌肤不仁、口眼歪斜、言语欠利，甚至突然昏仆、不省人事为主要证候的疾病。其发病急骤，与风邪"善行而数变"的特性相似，故名中风。相当于西医学中的急性缺血性卒中和急性出血性卒中。中风可分为中经络及中脏腑两类，二者皆有半身不遂、肌肤不仁、口舌歪斜，中经络者病位较浅、病情较轻，无神志改变，中脏腑者神志昏蒙或恍惚、病情较重、病位较深。有关中风的记载最早见于《黄帝内经》，书中的"仆击""大厥""薄厥"即昏迷的症状，"偏枯""身偏不用""偏风"即半身不遂的症状。中风的发病主要与内伤积损、情志过极、饮食不节、劳欲过度有关。其发病与心、肝、脾、肾密切相关，气虚、阴虚为致病之本，风、火、痰、瘀为发病之标，遇烦劳、恼怒、劳累等诱因，导致阴阳失调，气血逆乱，而发中风。针药结合治疗中风，操作简便，起效快速，疗效突出，副作用小，安全可靠，成为更多患者的选择。治痿独取阳明，阳明经是多气多血的经脉，是五脏六腑之海，有滋润"宗筋"的作用，宗筋主管骨关节和肌肉的活动，因此在针刺治疗时多选取手阳明大肠经及足阳明胃经的腧穴。上肢常用穴有肩髃、曲池、手三里、外关、合谷；下肢常用穴有环跳、阳陵泉、阴陵泉、足三里、解溪等。中风急性期属风痰入络者可选用半夏白术天麻汤息风化痰，活血通络；风阳上扰者可选用天麻钩藤饮平肝潜阳，清肝泻火；阴虚风动者可用镇肝息风汤滋养肝肾，息风潜阳。中风恢复期及后遗症期针药结合配合康复训练，可更快恢复肢体功能，提高临床疗效。舌强失语可用解语丹，方中天麻、胆南星、半夏、陈皮、地龙等药搜风化痰，行气化瘀，活血通络。气虚血瘀者可用补阳还五汤，方中重用黄芪补气活血，加红花、桃仁、当归等药物活血养血，化瘀通络。部分患者除肢体症状外，还会出现健忘、迟钝等痴呆表现，需及时调整治疗方案，加入滋补肝肾、化痰开窍的药物或选取相关腧穴，防治并发症。

验案举隅

案1 患者：杨某，男，57岁。初诊日期：2023年11月23日。
主诉：右下肢无力，言语不清3个月余。

现病史：患者3个月前因突发右侧肢体无力，持物不能、行走受限，发作性吐字不清，就诊于我院康复科，头颅CT示右侧小脑软化灶，脑干腔隙灶可能。予"抗血小板聚集、调脂稳斑"等治疗后，仍遗留右下肢体无力、言语含糊。现患者右侧肢体活动不利，言语欠清，偶有吞咽呛咳，胃纳可，大便干，夜寐欠安。舌胖大，涎沫较多。有高血压病史。

查体：体温36.8 ℃，心率82次/min，呼吸16次/min，血压128/80 mmHg，额纹对称，右侧鼻唇沟略浅，口角无明显歪斜，右侧肢体肌力Ⅳ级，肌张力增高；左侧肢体肌力Ⅴ级，肌张力正常，深浅感觉正常。病理征呈阴性。舌质红，胖大，苔黄腻，脉弦数。

辨证分析：患者男性，年近六旬，精气渐虚，中风后出现右侧肢体活动不利，言语欠清，为气虚无力鼓动血运，血滞经络，脉络瘀阻所致，辨证当属气虚血瘀证。

诊断：中风（恢复期），气虚血瘀（中医）；脑梗死后遗症（西医）。

治则：益气养血，化瘀通络。

处理：

（1）针刺取穴：百会、四神聪、肩髃、曲池、手三里、外关、合谷、环跳、风市穴、阳陵泉、足三里、绝骨、丰隆。留针30 min。

（2）中药方药：补阳还五汤加减。生黄芪30 g，当归10 g，木瓜10 g，丹参15 g，川牛膝9 g，陈皮9 g，制半夏9 g，生薏苡仁30 g，珍珠母30 g，葛根20 g，石菖蒲9 g，鸡血藤15 g，赤芍9 g，怀牛膝20 g，川芎9 g，豨莶草30 g，景天三七12 g，地龙10 g。

二诊：2023年12月7日。右侧肢体活动不利稍有减轻，下肢无力稍缓，言语欠清缓解，吞咽呛咳已无，胃纳可，二便调，夜寐欠安。舌胖大，苔黄腻，涎沫减少。上方改黄芪60 g，加柏子仁9 g、首乌藤30 g、远志15 g。

三诊：2023年12月21日。右下肢无力好转，苔腻之象消失，言语不利进一步改善，发音亦较前清晰。睡眠好转，二便调。舌质红，胖大，苔薄黄，脉弦。上方去制半夏、陈皮、生薏苡仁。

四诊：2024年1月5日。右半身无力明显好转，言语发音正常，时有头晕，久行则下肢酸软，上方加伸筋草15 g、补骨脂10 g、天麻10 g、钩藤15 g。

随访：10次针灸治疗结合汤剂服用2个月，患者在中风后恢复期的治疗效果显著，右半身无力基本消失。

按语：中医认为，中风多因气血逆乱、脑脉痹阻或血溢于脑所致，是一类以突然昏仆、半身不遂、肢体麻木、舌謇语涩、口眼歪斜、偏身麻木等为主要表现的脑系疾病，具有起病急、变化快、如风邪善行数变的特点。中风病发病后的基本病理为脑脉瘀滞不畅，瘀象存在于自始至终，表现为偏瘫、失语等诸症。对恢复期中风患者，由于瘀阻日久，必耗气伤血，使气虚、血瘀形成恶性循环。本案患者针刺治疗后疗效满意。肩髃、曲池、手三里、外关、合谷可疏通上肢此乃"治痿独取阳明"。合谷穴又是手阳明经的原穴，原穴是十二经脉之根本，"五脏有疾，应出十二原"，原穴是脏腑及经络之气出入聚集之所，针刺原穴具有较明显补益本经之气的作用。头为精明之府、百脉之宗，人体的十二经脉都聚会在此，是全身的

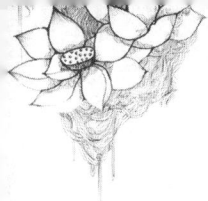

主宰，而百会穴、四神聪是人体众多经脉会聚的地方，它能够通达全身的阴阳脉络，对于调节人体的阴阳平衡起着十分重要的作用。风市、丰隆、血海、阳陵泉位于下肢，可疏通下肢经络。丰隆可祛湿。血海健脾化湿、活血行血。阳陵泉为筋会，可舒筋活络、疏肝利胆。

补阳还五汤出自清代医家王清任所著《医林改错》，方由生黄芪、当归（尾）、赤芍、川芎、红花、桃仁、地龙组成，主治中风气虚血瘀证。方中大剂量黄芪，力专而行走全身，有大补元气而起痿废之用，与少量活血药相伍，使气足血行、络通瘀消。半身不遂，以下肢为主者，加牛膝、杜仲以补益肝肾；痰多者，加制半夏、陈皮以化痰；豨莶草、鸡血藤、葛根通经活络；生薏苡仁健脾燥湿，配伍木瓜化湿健脾，舒筋活络；石菖蒲芳香开窍，化湿豁痰，《神农本草经》谓石菖蒲有"通九窍，明耳目，出音声"之效；景天三七、当归、丹参、川芎活血化瘀，通行血脉，且川芎辛香行散，温通血脉，又能行气开郁，为血中之气药，诸药配用，奏通达气血之效；珍珠母镇静安神，兼有降压作用；地龙祛风活络，为临床治疗中风半身不遂之要药；诸药共伍，有益气活血、化痰通络之功。总之，随证加减，灵活用药，药证吻合，效果即显。

（孙　静）

案2　患者：张某，男，65岁。
　　主诉：右侧肢体活动不利3个月余。

现病史：3个月前无明显诱因下出现右侧肢体活动不利，肢体麻木，口眼㖞斜。伴头晕，无视物旋转，无恶心呕吐，送当地医院，当时测血压为200/100 mmHg，查头颅CT示脑干、右侧丘脑、双侧基底节及左侧小脑梗死灶及软化灶。住院经活血溶栓、降压等治疗，病情好转后出院。现仍有右侧肢体活动不利，为求进一步治疗，故来我科就诊。

既往史：高血压病史10余年。无吸烟史。否认肝炎、结核等传染病史及传染病接触史，否认手术、外伤、输血史，否认药物过敏及其他过敏史。预防接种史不详。

查体：发育正常，面色淡白，神清，精神软。舌淡，苔白腻，脉细涩。全身皮肤无黄染及出血点，浅表淋巴结无肿大及压痛，咽部无充血，双侧扁

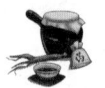

桃体不大，颈软，居中，甲状腺无肿大，胸廓对称，无畸形，双侧语颤音正常，双肺叩清音，心肺听诊无异常。伸舌基本居中，右侧鼻唇沟变浅，口角无偏斜，悬雍垂基本居中，偏瘫步态，言语无明显障碍，左侧肌力Ⅴ级，右侧上肢肌力Ⅱ级，右侧下肢肌力Ⅳ-级，右上肢屈肌张力增高，右下肢伸肌张力增高，右膝腱反射亢进，双侧肢体浅感觉存在，右侧Babinski征阳性。

辨证分析：根据患者右侧肢体活动不利，伸舌基本居中，右侧鼻唇沟变浅，口角无偏斜，悬雍垂基本居中，偏瘫步态，左侧肌力Ⅴ级，右侧上肢肌力Ⅱ级，右侧下肢肌力Ⅳ-级，右上肢屈肌张力增高，右下肢伸肌张力增高，右膝腱反射亢进，双侧肢体浅感觉存在，右侧Babinski征阳性，舌淡，苔白腻，脉细涩等，辨为中风气虚络瘀证。

诊断：中风，气虚络瘀（中医）；脑梗死（西医）。

治则：补气通络。

处理：

（1）针刺取穴：百会、气海、关元、血海（右侧）、曲池（右侧）、肩髃（右侧）、曲池（右侧）、合谷（右侧）、外关（右侧）、环跳（右侧）、委中（右侧）、阳陵泉（右侧）、足三里（右侧）。

（2）中药方药：补阳还五汤加减。黄芪60 g，桃仁10 g，红花9 g，赤芍9 g，当归尾15 g，川芎9 g，地龙10 g，牛膝10 g，胆南星10 g，僵蚕10 g，半夏9 g。水煎服，每日1剂，日服2次。

二诊：右侧肢体活动不利稍减，头晕稍缓，苔白腻，脉细涩，血压150/92 mmHg。上方加天麻10 g，钩藤15 g。

三诊：右侧肢体无力好转，苔腻之象消失，头晕进一步改善，发音亦较前清晰。苔薄黄，脉涩。

随访：12次针灸治疗配合中药内服2个月余，患者右半身无力基本消失，神清，精神可。

按语：中风证，仲景分中络、中经、中腑、中脏之类。从病因而论，后世又有真中风与类中风之分。本病患者年老体衰，元气既虚，或久病久卧伤气，致气虚不能鼓动血脉运行，血行乏力，脉络不畅而成气虚血瘀之证。瘀阻脑脉，则见半身不遂，肢体瘫软，舌㖞斜，言语不利；血行不畅，经脉失养，故见肢体麻木；瘀血内停，气虚血不上荣故面色淡白；心脉失养，故心悸动；舌淡脉细涩，为气虚瘀血之象。

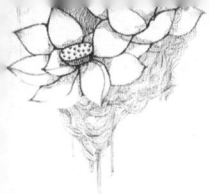

阳明经为多气多血之经，因此齐师治疗本病，取穴以手足阳明经为主。头为诸阳之会，百会居巅顶正中，为手足三阳、督脉之会穴，具有开窍醒脑、回阳固脱之功效。外关为手少阳三焦经络穴，八脉交会穴，通于阳维脉，具有联络气血，益气舒筋作用。肩髃属手阳明大肠经，位于肩关节，与阳跷脉相交会，故舒筋活络、通利关节的作用强，为治疗上肢痛、麻、凉、瘫诸疾要穴。曲池为手阳明大肠经穴，位于肘部，用于局部取穴治疗上肢痿证，具有通经络、调气血、利关节之功效。合谷属手阳明大肠经穴，大肠经与肺经相表里，有通经活络、宣肺利窍作用。位于虎口，为人身气血之要关，善于息风止痉，醒脑开窍。阳明经本多气多血，合谷为阳明经之原穴，又为关口，可调理人体气机之大穴，可理血活血、舒筋利节之力显著，为治疗半身不遂上肢痛、麻、凉、瘫诸疾要穴。环跳穴针刺取侧卧位，进针点为坐骨大孔处，直刺3寸，出现下肢放射感为佳。阳陵泉为足少阳胆经经穴，为八脉交会穴，配合委中穴和昆仑穴具有活血通络，疏调经脉的作用。诸穴合用，远近结合，标本兼治，共奏益气活血，疏通经络之功效。

（商　越）

案3　患者：王某，女，50岁。

主诉：右侧半身不遂2个月。

现病史：患者于2个月前情绪激动，突然语言不清，后右半身瘫痪，当时无头痛、呕吐、便尿失禁及意识障碍。于神经内科诊断为"脑梗死"。经西医降颅压、脱水等治疗，病情平稳，为求进一步诊治来我科就诊。

查体：额纹对称，右侧鼻唇沟浅，口角左歪，右上肢抬举无力，肌力Ⅱ级，右手可握，伸展困难，右下肢肌力Ⅲ级，针刺感减弱，右侧Babinski征阳性。舌质淡红，苔白稍腻，脉象弦滑。血压150/110 mmHg。

辨证分析：患者2个月前情绪激动，突然语言不清，后右半身瘫痪，当时无头痛、呕吐、便尿失禁及意识障碍，舌质淡红，苔白稍腻，脉象弦滑，为风痰阻络证。

诊断：中风，风痰阻络（中医）；脑梗死（西医）。

治则：涤痰活血，祛风通络。

处理：

（1）针刺取穴：右侧肩髃、手三里、曲池、外关、合谷、环跳、解溪、足三里、太冲、阳陵泉、丰隆。

（2）中药方药：半夏白术天麻汤合桃红四物汤加减。半夏9 g，白术9 g，天麻10 g，钩藤15 g，胆星10 g，陈皮9 g，地龙10 g，僵蚕10 g，全蝎5 g，远志9 g，石菖蒲9 g，桑枝10 g。水煎服，每日1剂，日服2次。

二诊：右上肢抬举无力稍减轻，刻下血压149/92 mmHg，舌质淡红，苔白稍腻，脉象弦滑。继续中药配合针刺治疗。

随访：针刺治疗8次，配合中药内服1个月余，患者血压正常，右上肢抬举基本正常，舌质淡红，苔白。

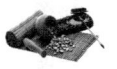

按语：患者属中风范畴之中脏腑后遗症。素体痰湿内盛，或嗜食肥甘厚味，致中焦失运，聚湿生痰，痰郁化热，热极生风，终致风痰搏结而发病。风痰流窜经络，血脉痹阻，气血不通故见半身不遂，手足拘急，口舌㖞斜，言语不利；痰阻中焦，清阳不升，则见头晕目眩；经络不畅，气血不濡经脉，故见肢体麻木；舌苔白腻，脉弦滑，为痰湿内盛之象，舌质暗为兼有瘀血。

（商　越）

案4　**患者**：朱某，女，62岁。
主诉：突发左侧肢体活动不利1个月余。

现病史：患者于1个月前突然中风不语，急送至医院抢救，口眼歪斜，语言不清，左半身不遂，颅脑CT示多发性梗死灶。经住院治疗1个月余，病情稍见好转，转入我科中医治疗。

既往史：有高血压病史，血压最高达170/100 mmHg，常服降压药硝苯地平片，剂量不详。

诊见：头晕不适，言语不利，心烦不眠，左侧肢体活动不利，下肢麻木不适，口干欲饮，大便干燥，小便短赤，舌质淡，苔白厚，脉弦。

辅助检查：颅脑CT示多发性脑梗死灶。

辨证分析：邪之所凑，其气必虚。年近六旬，阴虚阳亢，下虚上实，血行不畅，血络壅阻，致口歪舌强，语言不利，半身不遂。血行不畅，心脑失养，郁则生热，心烦不眠，口干便结。

诊断：中风，风火上扰（中医）；脑梗死（西医）。

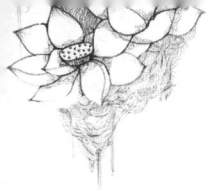

治则：清肝潜阳。

处理：天麻钩藤饮加减。天麻10 g，钩藤15 g，桑寄生15 g，石决明10 g，川牛膝9 g，杜仲12 g，栀子10 g，黄芩9 g，首乌藤30 g，茯神15 g，益母草15 g。水煎服，每日1剂，日服2次。

二诊：患者2周后复诊，头晕不适稍有缓解，仍有左侧肢体活动不利，腰酸膝软，睡眠稍改善，二便可。血压150/92 mmHg，舌红苔白，脉弦细。继续针刺治疗，中药加石决明10 g，杜仲12 g，川牛膝9 g。

三诊：患者1个月后复诊，头晕，肢体活动不利明显减轻，稍有腰酸，血压142/90 mmHg，舌红，苔白，脉细。

随访：患者共治疗2个月后，肢体活动基本恢复正常，无明显头晕，言语清晰，睡眠可，二便正常，舌红，苔白，脉细，血压维持在140/80 mmHg左右。

按语：该患者属本虚标实，而以标实为主，治以平肝息风为主，佐以清热安神、补益肝肾之法。方中天麻、钩藤平肝息风，为君药。石决明咸寒质重，功能平肝潜阳，并能除热明目，与君药合用，加强平肝息风之力；川牛膝引血下行，并能活血利水，共为臣药。杜仲、寄生补益肝肾以治本；栀子、黄芩清肝降火，以折其亢阳；益母草合川牛膝活血利水，有利于平降肝阳；首乌藤、茯神宁心安神，均为佐药。诸药合用，共成平肝息风，清热活血，补益肝肾之剂。

（商　越）

案5　患者：王某，女，55岁。

主诉：右侧肢体活动不利伴言语障碍2周。

现病史：患者自诉2个月前因"右侧肢体乏力"行头颅MRI，示左侧额顶枕叶皮质及皮质下急性期脑梗死，治疗后好转。2周前因"突发口齿含糊、右侧肢体无力伴头晕"住院治疗，住院期间查头颅CTA提示双侧大脑中动脉狭窄。大脑中动脉高分辨MRI提示左侧大脑中动脉重度狭窄伴不稳定斑块，右侧大脑中动脉重度狭窄。入院后给予改善脑循环、强化降脂、强化抗血小板聚集、清除自由基等治疗。

刻诊：患者言语表达障碍，能简单吐词，语言理解力尚可，右侧肢体活动不利,抬肩困难,伴有头晕,无恶心、呕吐等不适,眠可,纳差,饮水呛咳,二便调。

辅助检查:①头颅 MRI,示左侧额顶叶多发新近梗死灶;双侧额顶叶及侧脑室旁多发缺血腔隙灶;轻度脑萎缩。②头颅 CTA,示双侧颈内动脉虹吸部管壁少许钙化。③CEMRA,示左侧大脑中动脉 M1 段管壁增厚伴强化,管腔明显狭窄,不稳定斑块可能。右侧大脑中动脉 M1 段局部管腔狭窄。

辨证分析:有神,面色萎黄,形体微瘦,行动欠佳,言语不清,眼睑开闭正常,口角歪斜,流涎,右侧鼻唇沟变浅,伸舌右偏,右上肢近端肌力Ⅳ级,远端握力Ⅲ级,右下肢肌力Ⅳ级,左侧肢体肌力Ⅴ级,舌质红,苔薄腻,脉弦细。

诊断:中风,肝肾不足,经络瘀阻(中医);多灶性脑梗死,双侧大脑中动脉狭窄(西医)。

治则:滋补肝肾、活血通络。

处理:

针刺取穴:①头针(运动区);②体针。率谷(双侧)、风池(双侧)、下关(右侧)、地仓(右侧)、廉泉、肩髃(右侧)、臂臑(右侧)、曲池(右侧)、环跳(右侧)、委中(右侧)、阳陵泉(右侧)、太溪(右侧)、太冲(右侧)。

刺法:取 30#1.0 寸、1.5 寸和 3.0 寸的不锈钢毫针,深度为 0.3~2.5 寸,行平补平泻法,至有得气感,其中太溪采用捻转补法。留针时间为 20 min。其中,头针配合小幅度快速捻转,不提插,留针 1 h 效果佳。快速捻转时要时刻注意观察患者,防止晕针。

二诊:患者右侧肢体活动不利无明显减轻,仍伴言语障碍,近日睡眠欠安,易醒,舌质红,苔薄腻,脉弦细,原针刺治疗,加双侧神门,双侧内关,双侧三阴交。

三诊:患者右侧肢体活动不利稍减轻,仍伴言语障碍,近日睡眠稍好转,舌红,苔薄腻,脉细,继续针刺治疗。

随访:患者针刺 12 次后,右侧肢体活动不利明显减轻,无明显语言不清。

按语:该患者年逾半百,阴气自半,肝肾亏虚,肝火偏旺,精血耗损,阴不制阳,上扰清窍,髓海失养,血流不畅,脑部血脉受阻,发为中风,故见头晕、肢体活动不利,言语障碍。舌质红,苔

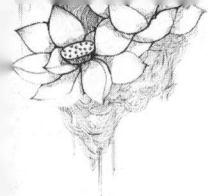

薄腻，脉弦细。四诊合参，当为肝肾阴虚、瘀血阻络之证。头针治疗中风失语，主要根据大脑皮质功能定位的相应投影区来取穴，结合体针可增加脑血流量，恢复病损脑组织血供，改善脑功能活动，激活言语功能。

头针配合小幅度快速捻转，不提插，留针1h效果佳。其中风池为足少阳、阳维之会，对于肢体活动有良好的调节作用，具有平肝息风，祛风通络之功效。廉泉为任脉、阴维脉交会穴。廉泉向舌根部刺入0.5~1.0寸，强刺激但不留针，可激发经气，达到通经络、调五脏、开语窍之功，效果显著。下关穴为足阳明、少阳之会，下关穴即可治疗面口病症，同时可以治疗足阳明胃经和足少阳胆经的病症。针刺太溪穴采用补法，具有滋阴益肾的功效。今患者肝之阴血不足，肝火偏旺，故取太冲，具有调理肝脏之疾，平息肝风，通络止痛之效。以上诸穴，由运动区、肝、胆、胃、大肠、膀胱、肾经、任脉上的穴位及经外奇穴组成，充分利用了"经脉所过，主治所及"的理论进行全方位、全覆盖的治疗方案，标本兼治，共奏滋补肝肾、活血通络之效。

（商　越）

（三）帕金森病

帕金森病又称震颤麻痹，是一种以静止性震颤、动作缓慢、肌肉僵硬、姿势及步态改变为主要临床表现的神经退行性常见病。本病病因尚未明确，发病机制复杂，西医尚无特效药物及根治方法，多以对症治疗为主，减轻症状，延缓病程，多以口服多巴胺类药物治疗为主。帕金森病根据其临床表现，可归为"颤证"范畴。颤证是以头部或者肢体摇动、颤动，不能自制为主要症状的疾病，又称"振掉""颤振"。《素问·至真要大论》"诸风掉眩"中的"掉"有震颤之义。《素问·五常政大论》中"其病摇动""振掉鼓栗"等记载，阐述了颤证的症状，认为其属风象，且与肝、肾二脏密切相关。颤证的病机为肝风内动，筋脉失养。病位在筋脉，与肝、脾、肾三脏密切相关，为本虚标实之证。颤证之风多为内风，治疗以平肝息风、柔筋为主，患者多为中老年人，应重视调补肝肾，益气养血，针对瘀、热、痰等不同证型，辨证论治。可酌情配伍虫类药物搜风通络。对于年龄较大、病程较久的患者，切勿猛药急攻，耗伤气血，可加用调补脾胃、益精填髓之药物，缓缓图之。在针药治疗的同时，应加强功能锻炼，保持心情愉悦，劳逸结合，饮食有节。头为诸阳之会，精明之府，临场治疗帕金森病也常用头针，头针可改善脑部供血及营养代谢，常用穴有百会、四神聪、风池、头临泣、率谷等，再配合四关穴行气活血，可调整脏腑阴阳，息风止颤。

验案举隅

案1 患者：倪某，女，59岁。初诊日期：2024年2月9日。
主诉：左上肢震颤10余年，加重1个月。

现病史：患者10年前出现左上肢震颤，动作迟缓，曾外院确诊为帕金森病，接受针灸、中药治疗，肢体震颤症状有所改善。1个月前患者震颤加重，出现夜间入睡困难，眠浅易醒，严重时夜间睡眠时间不足4 h。患者左上肢轻度震颤，情绪紧张时明显加剧。心悸，易汗出，眠差，入睡困难，易醒，醒后难入睡，纳可，大便尚调，尿急，尿频，余沥不尽。

查体：神清，言清，查体合作，左侧上肢静止性震颤，四肢肌力正常，肢体感觉对称，病理征（－）。舌暗红，有裂纹，苔白腻，脉弦。

辨证分析：患者为中老年女性，肝肾阴虚，阴不涵阳，虚风内动，故见肢体震颤；久病忧思郁结，肝魂不宁，心神受扰，故心悸失眠；肝木克土，气阴两虚，故动则汗出。肝肾亏虚，因虚致实故尿频、尿急、尿不尽。辨证属肝风内动，心神不安。

诊断：颤证，不寐；肝阳上亢，心神不安（中医）。帕金森病（西医）。

治则：平肝潜阳，补益肝肾，安神定志。

处理：

（1）针刺取穴：百会、四神聪、神庭、印堂、神门、内关、关元、三阴交、申脉、照海、手三里、合谷、太冲、曲池、骶四针。

刺法：针刺时先取仰卧位，再取俯卧位，局部常规消毒后进针，留针30 min，双足予红外线照射。

（2）中药方药：天麻钩藤饮加减。天麻10 g，钩藤15 g，炒白芍15 g，川芎6 g，五味子6 g，桑葚15 g，炙黄芪15 g，生地黄、熟地黄各10 g，杜仲12 g，菟丝子15 g，首乌藤15 g，赭石（先煎）10 g。煅龙骨（先煎）10 g、桑螵蛸9 g、甘草3 g。共10剂，水煎服，早晚温服。

二诊：2024年2月20日。患者诉肢体僵硬较前缓解，小便不利症状减轻，肢体震颤症状同前，睡眠较前稍有改善。心悸偶作，时有汗出，仍清晨

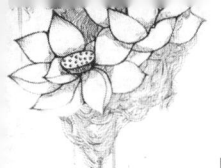

早醒，醒后难以入睡，舌暗红，有裂纹，苔白稍腻，脉弦。患者睡眠症状较前改善，效不更方，继续针灸治疗，穴位守上方。中药上方加柏子仁9g。共7剂，水煎服，早晚温服。

三诊：2024年2月27日。患者诉夜间睡眠明显改善，每晚睡眠时间约6 h，双下肢时有麻木，左上肢震颤较二诊好转。尿频尿急好转，余沥不尽减轻。心悸、汗出缓解。舌暗红，舌体瘦，中有裂纹，苔薄白，脉弦。继续针药结合治疗，穴位守上方。中药方加地龙10 g。共7剂，水煎服，早晚温服。

按语：该案属帕金森病中期，辨证为肝风内动，心神不安。证属本虚标实，而以标实为主，治以平肝息风为主，佐以安神、补益肝肾之法。治疗以"治神"为纲领，精简取穴，合理配穴，平肝息风、调和阴阳、养心安神，针刺调神组穴共同调整脏腑气血阴阳，补虚泻实，使神有所归，安神定志，辅以合谷、太冲行气活血。骶四针利尿通淋，缓解小便不利。方用天麻钩藤饮加减，方中天麻、钩藤平肝息风，为君药。赭石咸寒质重，功能平肝潜阳，与君药合用，加强平肝息风之力；白芍、川芎活血行气，共为臣药。杜仲、菟丝子、桑椹、生熟地黄补益肝肾以治本，炙黄芪、五味子气阴双补，固表止汗，煅龙骨、首乌藤安神定志，桑螵蛸补肾固精缩尿均为佐药，甘草调和诸药。本患者就诊之初，精神紧张时震颤加重，治疗后，患者睡眠较前好转，但仍有心悸等症状，提示心神受扰，心血亏虚。效不更方，二诊加用柏子仁以增强安神之效。三诊患者睡眠情况持续好转，小便不利缓解，出现双下肢肢体麻木，故加用地龙以增强通络利尿之功。然本病虚实夹杂，故建议患者病情稳定控制后每周进行1~2次治疗以巩固疗效。

（孙　静）

（四）失眠

失眠，即难以获得正常睡眠，是现代社会中极为常见的一种睡眠障碍。其症状包括入睡困难、睡眠时间不足、睡眠不深、容易惊醒、早醒及醒后不易再入睡等。长期失眠会严重影响患者的身心健康，导致生活质量下降，增加意外事故的发生风险，应予以足够重视。失眠可孤立存在，也可伴发于抑郁、焦虑等精神障碍，其病因多样，可能与压力、焦虑、睡眠不规律、睡眠环境差、精神障碍、躯体疾病或物质滥用等因素有关。失眠中医又称不寐，认为其发病与情志、饮食内伤、病后及年迈、禀赋不足、心虚胆怯等因素有关。这些病因导致心、肝、胆、脾、胃、肾等脏腑功能失调，心神失养或心神不安，从而引发失眠。失眠的中医辨证分型多样，如肝火扰心证、痰热扰心证、心脾两虚证、心肾不交证、心胆气虚证等。中药调理是中医治疗失眠的重要手段。根据失眠的不同证型，选用不同的中药方剂进行治疗。例如，对于肝肾阴虚型失眠，可选用杞菊地黄丸等中成药，该药由枸杞子、菊花、熟地黄等组成，具有滋阴平肝、明目益精的功效。对于心脾两虚型失眠，可选用归脾丸进行治疗。阴虚火旺的患者可选用黄连阿胶汤，以达到滋阴降火的目的。针灸疗法在失眠治疗中有着显著的效果。针灸通过刺激相关穴位，调和气血、平衡阴阳，达到安神助眠的作用。常用的穴位包括神门、内关、百会、安眠等。根据不同的辨证类型，配合不同的穴位进行治疗。针灸治疗失眠不仅疗效显著，而且没有依赖性，对身体的不良反应较少。

验案举隅

案1 **患者**：唐某，女，61岁。
主诉：反复失眠12年余。

现病史：患者12年前因家事操劳，思虑过重后出现入睡困难、眠浅易醒、多梦，多年来随情绪波动病情反复，往返医院采用中医药调理，未见明显疗效。2018年于某精神卫生中心诊断为焦虑抑郁症，服用精神类药物（右佐匹克隆片，每次1片，每晚1次）。2024年5月因情绪波动病情再次加重，彻夜难眠，7月在某精神卫生中心住院治疗（予盐酸帕罗西汀片20 mg，每日1次＋盐酸曲唑酮缓释片37.5 mg，每晚1次），症情好转后出院。患者为求进一步治疗，来我中心针灸治疗失眠。

刻诊：神清，精神可，情绪控制一般，夜寐赖药，入睡困难，眠浅易醒，思虑多，多梦，注意力集中欠佳，气短，偶胸闷心悸，口干不欲饮水，目干畏风流泪、皮肤干燥，胃纳尚可，矢气多，大便干，2日一行。

查体：神清，精神可，呼吸音清，心率73次/min，律不齐，腹软无压痛，皮肤干燥。舌红，苔薄白，脉细。

辨证分析：患者主因难以入睡前来就诊，属于中医"不寐"的范畴。患者思虑劳累过度，忧思过度伤及脾脏，脾胃为水谷之海，脾虚则生化无源，

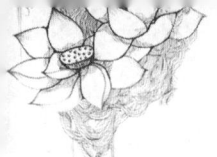

心血不足,阴虚不能敛阳,则入睡困难,眠浅易醒;心神失养,心不得静,则心悸多梦,注意力集中欠佳;心血亏虚,推动宗气乏力,则见胸闷;同时患者情志不调,肝郁化火,更伤阴液。阴液不足,周身孔窍肌肤失于濡养,则见口干不欲饮水、目干、皮肤干燥、大便干,舌脉亦为心脾两虚的佐证。

诊断:不寐,心脾两虚(中医);失眠;焦虑抑郁症(西医)。

治则:宁心安神,补益心脾。

处理:

(1)针刺取穴:百会、四神聪、神门(双侧)、内关(双侧)、合谷(双侧)、太冲(双侧)、三阴交(双侧);爪切法进针,平补平泻手法。

(2)中药方药:归脾汤合逍遥散加减。人参12 g,白术12 g,黄芪30 g,当归12 g,炙甘草6 g,茯神15 g,远志9 g,酸枣仁15 g,生地9 g,木香6 g,百合20 g,丹参9 g,郁金9 g,薄荷3 g,白芍15 g,柴胡9 g。上方与大枣4枚、生姜5片水煎,7帖,每日1剂,早晚分服。

二诊:患者睡眠稍改善,近日口干,便干,仍有胸闷气短,舌红,苔薄白,脉细,上方改生地黄15 g,柴胡15 g。

随访:患者针刺8次,配合中药内服2月,睡眠质量明显改善,心情舒畅,无明显胸闷气短,神清,精神可。

按语:百会、四神聪、神门、内关为针灸治疗不寐的常用穴位。合谷为手阳明原穴,合谷清热解表,太冲为足厥阴肝经原穴,肝藏血,可补益营血、舒畅肝气,合谷、太冲开四关可舒畅气机,调畅情志;百会为足太阳、督脉之会,四神聪通督调神,神门为手少阴心经原穴,与内关合用,补益心气,宁神安眠;三阴交滋阴降火,涵养心血,足三里为足阳明胃经合穴,阳明为水谷之海,可健脾补益气血。共奏宁心安神、补益心脾之效。逍遥散疏肝解郁,养血健脾,归脾汤益气补血、健脾养心,两方共用使气机调达,心血得充,心神得养,宁心安神,更可防滋阴之物碍脾运化。对于长期失眠的患者,应多种方法结合应用,增强疗效,逐渐减轻患者对药物的依赖,改善睡眠质量。针对此例患者,针刺调节患者自身气血运行,通过药物扶助患者体内正气,增强疗效。

(刘金岚)

（五）胃痞

胃痞是中医对一类消化系统疾病的统称，西医常对应于急、慢性胃炎、功能性消化不良、胃溃疡等疾病。其主要症状表现为上腹部痞塞感、触之无形、按之柔软、压之不痛，常伴随胃脘部疼痛（如抽痛、隐痛、胀痛、烧灼痛等）、腹部胀满、嗳气吞酸、恶心、呕吐、食欲不振、大便异常等。严重时可能出现呕吐、浑身无力等症状，脾胃虚寒者还可能伴有手脚冰冷。胃痞的成因多样，包括外感风、寒、暑、湿、燥、火等邪气，内伤饮食（如饮食不节、过食肥甘厚味），情志失调（如长期情绪低沉、抑郁恼怒），体虚久病（如先天禀赋不足、素体脾胃气虚）等。中医治疗胃痞，首先需根据患者的具体症状、体质及病因进行辨证分型，再依据证型选用不同的汤药进行治疗。例如：脾胃气虚型，可选用香砂六君子汤健脾益气；脾胃虚寒型，可用理中汤或黄芪建中汤温中散寒；湿热蕴结型，连朴饮可清热化湿；胃阴不足型，益胃汤能养阴益胃；肝胃不和型，柴胡疏肝散可疏肝和胃。针灸疗法通过刺激人体特定穴位，调整脏腑功能，促进气血运行，以达到治疗胃痞的目的。常用穴位包括中脘、足三里、内关、公孙等。针灸治疗可单独使用，也可与汤药配合，以增强疗效。灸法是通过燃烧艾叶对人体特定穴位进行热刺激，以达到温通经络、散寒除湿、调理气血的目的。对于胃痞患者，可选用艾灸疗法，如灸中脘、足三里、神阙等穴位，以温中散寒、和胃止痛。

验案举隅

案1 **患者**：潘某，男，45岁。
主诉：胃脘闷胀不适半年。

现病史：因胃脘闷胀不适半年于2024年6月5日就诊，胃镜示浅表性胃炎。曾服胶体果胶铋、吗丁啉、奥美拉唑，症状无明显改善。就诊时诉胃脘闷胀、嘈杂不适，恶心欲呕，不思饮食，大便稀溏，日行2~3次，口干口黏。

查体：神清，精神可，心率78次/min，律齐，腹软无压痛。舌质红、苔薄黄腻、脉滑。

辨证分析：患者中年男性，平素喜食肥甘酒饮，酿生湿热，内蕴脾胃，导致脾胃运化受阻，可见胃脘闷胀、嘈杂不适，恶心欲呕，不思饮食，口干口黏，舌质红、苔薄黄腻、脉滑等全身湿热症状。

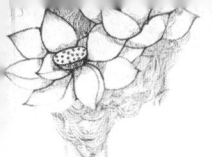

诊断：胃痞，脾胃湿热（中医）；浅表性胃炎（西医）。

治则：清化湿热，行气消痞。

处理：

（1）针刺取穴：双侧足三里、梁门、内关，行针刺泻法；神阙、中脘、双侧天枢穴；雷火灸，隔日1次，5次1个疗程。

（2）中药方药：自拟健胃消痞汤加减。姜半夏12 g，炒黄芩10 g，黄连6 g，党参20 g，草豆蔻10 g，苏梗15 g，厚朴12 g，炒白术15 g，茯苓15 g，佩兰12 g，大枣12 g，炮姜9 g，甘草6 g。7帖，日1剂，早晚分服。

随访：1个疗程后诸症明显减轻，巩固1个疗程后痊愈。

按语：胃痞是以胃脘部自觉痞满、外无胀急之形为其主症的病证，临床多见上腹部不适、胀气、饱胀、恶心、呕吐等，《伤寒论》谓"但满不痛，此为痞"，《内经》称"痞""满""痞满""痞塞"等，多见于慢性浅表性胃炎、功能性消化不良、胃神经官能症等。笔者在跟齐师临诊及多年的临床实践中，宗前人的经验，辨证施治，每获良效。其中党参、炒白术、茯苓、大枣益气健脾；炒黄芩、黄连清湿热；姜半夏、炮姜和胃止呕；草豆蔻、佩兰健脾除湿；苏梗、厚朴行气消痞；甘草调和诸药，齐师喜用综合疗法治疗疾病，故配合针刺双侧足三里、梁门，内关，采用针刺泻法；神阙、中脘、双侧天枢穴采用雷火灸，共奏清化湿热、行气消痞之功。

（谈敏华）

（六）咳嗽

咳嗽，作为临床常见的症状之一，其病因多样，涵盖了外感与内伤两大范畴。中医药在治疗咳嗽方面具有悠久的历史和丰富的经验，通过辨证施治，针对不同的病因及证型，采取相应的治疗方法，以达到宣肺化痰、润肺止咳等目的。中医非药物疗法在治疗咳嗽方面具有独特优势，通过刺激人体特定部位或经络，调整阴阳平衡，达到宣肺止咳、化痰平喘的目的。针灸疗法在治疗咳嗽方面具有悠久的历史和显著的疗效。针灸通过刺激人体特定穴位，调整气血运行，达到宣肺止咳、化痰平喘的目的。针灸治疗咳嗽时，常用的穴位包括天突、膻中、列缺、肺俞、大椎等。这些穴位分属不同经络，具有宣肺止咳、化痰平喘的功效。具体穴位的选择需根据患者的具体病情和体质进行个性化调整。

验案举隅

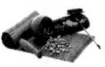

案1 患者：苏某，男，54岁。
主诉：咳嗽1周。

现病史：患者诉1周前外出着凉后出现咳嗽咳痰，痰多色白，咽痛，鼻塞流涕，无发热，无胸闷不适，无恶心呕吐，纳尚可，二便正常，睡眠尚可。

查体：体温37.2 ℃，血压126/80 mmHg，心率76次/min，律齐，各瓣膜区未闻及杂音，两肺呼吸音稍粗，咽部充血，无渗出，扁桃体未见明显肿大。腹部压痛反跳痛未及，双肾区无叩击痛及压痛，双下肢及颜面无水肿。四肢肌力、肌张力正常（-），神经系统检查（-）。

辨证分析：患者咳嗽咳痰，痰多色白，咽痛，鼻塞流涕，无发热，无胸闷不适，无恶心呕吐，纳尚可，二便正常，睡眠尚可。舌质红，舌苔薄白而腻，脉浮数。四诊合参，证属风寒袭肺证。患者中年男性，因外出着凉，寒邪犯肺，肺气虚，遇风邪，致肺失宣肃，发而为咳嗽，失治郁而化痰，故见咳嗽咳痰，舌脉亦为佐证。

诊断：咳嗽，风寒袭肺（中医）；上呼吸道感染（西医）。

治则：解表散寒，化痰止咳。

处理：

（1）针刺取穴：肺俞、太渊。电针治疗，采用疏密波，频率为2/100 Hz，电流为5 mA，通电30 min。

（2）穴位敷贴：天突、肺俞、定喘。

（3）中药方药：止嗽散加减。胖大海5 g，板蓝根10 g，浙贝母10 g，蜜紫菀9 g，桔梗6 g，淮小麦10 g，细辛3 g，桂枝6 g，陈皮6 g，制南星6 g，苦杏仁6 g，甘草6 g。7帖，每日1帖，早晚分服。

二诊：药后患者觉咳嗽减轻，咽痛好转，纳可，二便正常。舌红，苔白，脉数。治以解表散寒，化痰止咳，继用上方善后。

按语：患者风寒外袭，肺气失宣，郁而化热，故咽红疼痛，故本案加用胖大海、板蓝根清热利咽。

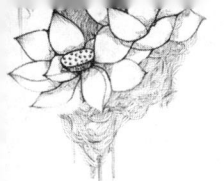

　　将针药与穴位敷贴并用，可以充分发挥两者的优势，带来以下好处：①协同增效。针药能够迅速控制病情，而穴位敷贴则能够持续调理身体，两者结合可以产生协同增效的作用，加速康复进程。②减少副作用。针药虽然有效，但长期使用可能会产生一些副作用。而穴位敷贴则相对安全，副作用较小，能够减轻针药带来的不良反应。③提高治疗效果。针药与穴位敷贴并用可以针对咳嗽的不同病因和症状进行全面治疗，提高治疗效果，减少复发风险。④增强患者舒适度。穴位敷贴作为一种温和的治疗方式，能够减轻患者在治疗过程中的不适感，提高患者的治疗依从性。

　　综上所述，咳嗽治疗时采用针药与穴位敷贴并用的方法，可以充分发挥两者的优势，提高治疗效果，减少副作用，增强患者舒适度。但请注意，具体治疗方案应根据患者的具体情况由医生制定。

（姚煜沁）

针药并用治皮肤病

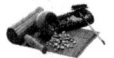

中医学在治疗皮肤病方面，强调整体观念和辨证论治的原则。根据中医藏象理论，"有诸内必形诸外"，身体内部的状况必然会在外部表现出来，因此，尽管皮肤病表现在体表，其根源却往往在于内脏的病变，是内脏疾病的外在显现。因此，在治疗皮肤病时，应当采取整体治疗的方法，内外兼顾，以期达到最佳的治疗效果。

皮肤病种类繁多，病因病机复杂，中医认为其常见病因主要为六淫、毒邪、虫咬、饮食、七情、体质、外伤、瘀血、痰饮等，而其发病机制可总结为以下五点：

首先，营卫功能不稳固，导致外邪侵袭体表，皮肤得不到充分的滋养，从而引发瘙痒难忍的症状。《诸病源候论·风瘙痒候》中提到："凡瘙痒者，是体虚受风，风入腠理，与血气相搏，而俱往来，在于皮肤之间。"瘙痒之症，多因体虚受风，风邪侵入皮肤纹理，与气血相搏，导致皮肤间往来不畅。这在慢性荨麻疹的发病中较为常见。

其次，外感湿邪或内热湿毒，导致肌肤内湿邪积聚，出现肿胀、恶疮、痈疽等现象。《千金要方》中记载："夫暴气者……顿折皮肤，流注经脉，遂使腠理壅隔，营卫结滞……变成痈疽疔毒，恶疮诸肿。""暴气"指的是强烈变化的邪气或气候，使皮肤受损，流注于经脉，导致皮肤纹理阻塞，营卫循环受阻，形成痈疽、疔毒和疮疡等。这种情况多见于炎性渗出性皮肤病。

第三，脏腑功能不足，气血亏虚，导致皮肤得不到滋养，出现干燥，从而引发疾病。《外科正宗》中记载："气血不荣，皮肤枯槁，手足皮枯槁。"这提示了气血不足导致皮肤干燥，临床上可见泛发性干燥性皮肤病。

第四，湿邪阻滞脉络，导致津液和血液无法正常输送到肌肤，造成肌肤干燥结痂。临床上常见于慢性湿疹、神经性皮炎等局限性苔藓样皮肤病变。

第五，血热毒结，热邪过盛化为燥邪，毒邪蕴积于肌肤。热、毒、燥邪损伤津液和血液，破坏脉络，引发皮肤病，临床上可见银屑病等红斑鳞屑性

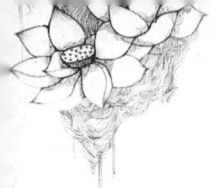

病证。

在各种内外致病因素的作用下，机体的邪正消长、阴阳失衡，以及气血、津液和脏腑功能的紊乱或肌肤的异常，均可导致皮肤病变，从而引发皮肤病。

在临床应用中，针灸治疗皮肤病通常根据不同的病因病机，遵循脏腑辨证、经络辨证、八纲辨证等辨证原则，按照循经取穴、辨证取穴、局部取穴等取穴规律，实现内调与外治相结合，以改善皮肤功能。

《素问·血气形志》中记载："夫人之常数，太阳常多血少气，少阳常少血多气，阳明常多气多血，少阴常少血多气，厥阴常多血少气，太阴常多气少血。"此论述提示我们可根据经络气血的盈亏状况，辨证归经并选择相应的穴位进行治疗。例如，在治疗湿疹的过程中，"诸湿肿满，皆属于脾"，各种因湿邪所致的肿胀和满溢，皆与脾脏相关，因此常以足太阴脾经的穴位为主要治疗手段。脾经的三阴交、阴陵泉穴有助于健脾利湿，而阳明经因气血充沛，肺与大肠互为表里，故可配合手阳明大肠经的曲池、合谷等穴位以清热凉血、祛风止痒。同时，加入血海穴以活血化瘀、促进新生，选用肺俞、脾俞等穴位以宣发肺气、健脾益气。

局部取穴治疗即针对病变部位进行治疗，常采用局部围刺以疏通气血，或通过刺络拔罐以驱邪外出、清除陈旧瘀血，或使用火针以助阳化气、散寒通滞。如皮肤出现急性皮疹或瘙痒等症状，可采用局部火针、梅花针、刺络拔罐等方法进行治疗，以迅速缓解瘙痒、祛湿、活血化瘀。

此外，分期辨证论治亦是中医学治疗的一大特色。在湿疹治疗的不同阶段，早期治疗侧重于清热利湿与活血化瘀，主要选取的穴位包括三阴交、阴陵泉、血海、曲池等；而后期治疗则以健脾养血与滋阴润燥为主，主要选取的穴位包括三阴交、血海、脾俞、膈俞等。在皮肤病发生后，局部病变无疑会影响到其他部位及整体，反之整体的变化亦会对局部产生影响。因此，在治疗过程中，必须重视局部与全身之间的密切联系，即所谓"治外必本诸内，治内亦即治外"。治疗外在疾病必须基于内在的调理，而内在调理亦即治疗外在疾病。此时，中药内治法发挥着其独特的作用。

中药内治法治疗皮肤病常包括祛风解表法、凉血化斑法、清热利湿法、清热解毒法、养血润燥法、健脾祛湿法、活血化瘀法、补益气血法、温阳散寒法等。

如荨麻疹常表现为风疹瘙痒，多因血虚风燥所致，此时多以祛风解表，养血润燥为法。用祛风散表的药物，达到驱除表邪的作用，如荆芥、防风、

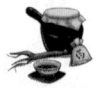

蝉蜕、薄荷、牛蒡子、刺蒺藜、地肤子、僵蚕、乌梢蛇、全蝎、蜈蚣等，同时佐以生地、熟地黄、当归、鸡血藤等养血滋阴之品，达到"治风先治血，血行风自灭"的目的。

又如带状疱疹、湿疹等，常表现为红斑、水疱、糜烂、渗液等，常因脾虚湿蕴或湿热内结所致，故中医多以健脾利湿、清热解毒为法，中药常用防己、茯苓、车前子、泽泻、木通、茵陈、苍术、黄柏、黄连、瞿麦、滑石、薏苡仁等。由此可见，中药治疗皮肤病辨证论治是关键。

综上所述，针灸及中药在治疗皮肤病方面都有其独到的特色和优势。通过针药的相互结合，实现脏腑、经络、气血的整体调节，同时祛邪外出，内外同治，可以达到优势互补，缩短疗程，提高疗效的目的。

验案举隅

（一）肌痹

案1 患者：王某，女，53岁，长期从事服装工作。
主诉：胸部不适半年。

现病史：患者于2015年1月23日来齐昌菊主任专家门诊就诊，该患者近半年来感胸部有紧束感不适，在某三甲医院检查胸部CT、脑CT、肌电图，查血等检查均未见异常，被诊断为更年期抑郁症，并开具抗抑郁药物治疗；患者服用后仍感胸部有紧束感，故来齐氏专家门诊求治。

查体：神清，病理反射未引出，双侧乳下有约15 cm×8 cm条状的皮肤浅感觉障碍，针刺无痛觉。舌暗，脉沉。

辨证分析：长期从事服装工作，长期内衣过紧导致局部气滞血瘀，肌肤出现麻木。

诊断：肌痹，气滞血瘀（中医）；神经麻痹（西医）。

处理：

用皮肤针叩刺再拔罐的方法治疗，先用皮肤针在病变区域连续叩刺，中等频率，中等强度，以患者能耐受为度，每次1 min；然后拔上玻璃罐，配以特定电磁波治疗仪照射。隔日治疗1次，10次为1疗程。治疗3次后患者感觉紧束感减轻，麻木范围缩小，精神也因症状逐步好转而放松，并坚定了针灸治疗的信心。

随访：治疗2个疗程后，症状明显好转，发紧感较前已明显减轻，仅偶

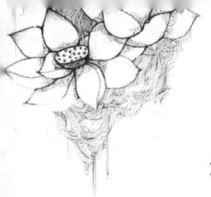

尔感觉到。嘱其服用活血补肝肾健脾的芍药汤合右归丸后，随访2个月诸症基本消除。

按语：肌痹为五体痹之一，多因脉络闭阻，气滞血瘀，出现一处或多处皮肤肌肉麻木不仁，甚至疼痛，痿软无力。患者从事服装工作，长期伏案，致使局部气血运行不畅。皮肤针疗法是由古代毛刺、浮刺发展而来的，齐昌菊教授认为人体的皮肤是营卫之气聚集之处，用皮肤针叩刺皮肤可调和气血营卫，疏通经络；人体皮肤又是十二经脉在体表的分布，所以皮肤针叩刺又能通过络脉作用于脏腑经脉使机体恢复正常。而火罐能借助热量和负压，紧紧吸附于叩刺出血处，吸出血液，所以具有温经散寒，活血祛瘀，通经活络作用；故两者合用增强了疗效。通过临床观察，本人深刻体会到皮肤针叩刺再拔罐是目前治疗局部皮肤麻木、酸痛较为有效的方法。

（张 欢 葛 谈）

（二）痤疮

案1 **患者**：刘某，男，34岁。
主诉：面部痤疮反复发作数年。

现病史：患者自青春期始，面部多发脓疱及囊肿样皮疹，胸背部亦有，挤压后有白色油脂状物排出，平时皮肤油脂分泌较多，曾于皮肤科就诊治疗，内服及外用药均未见明显好转，近期因熬夜及饮食油腻后，面部痤疮加重，伴有口干口臭，胃纳正常，大便干结，2~3日一行，夜寐安。

查体：前额、面颊见多个囊肿样皮疹，颜色呈暗红色，部分脓疱已成熟，面部多处遗留色素沉着。舌红，苔黄，脉滑。

辨证分析：痤疮的发病为素体肾阴不足，相火偏旺，天癸过旺，加之后天饮食生活失调，血热瘀滞，日久煎熬津液为痰，痰瘀互结于面部而出现脓疱囊肿，结合舌脉，辨为痰瘀互结证。

诊断：痤疮，痰瘀互结（中医）；痤疮（西医）。

治则：化痰祛瘀散结。

处理：

（1）针刺取穴。体针：大椎、合谷、曲池、阳白、四白、内庭、天枢、丰隆、膈俞。火针：成熟脓疱顶部中央点刺后挤压治疗。

（2）中药方药：二陈汤加减。陈皮9 g，半夏12 g，茯苓15 g，黄芩12 g，黄连3 g，麦冬10 g，赤芍10 g，桃仁10 g。水煎服，每日1剂，日服2次。

二诊：2周后复诊，患者面部无新发脓疱、皮疹，胸背部亦有，自觉皮肤油脂分泌减少，近日大便稀溏，中药改半夏9 g，黄芩9 g，继续配合针刺治疗。

随访：患者治疗1个月后，面部无明显新发脓疱、皮疹，二便正常。舌红，苔黄，脉滑。

按语：脓疱型痤疮局部使用火针治疗可加快皮肤修复，在临床应用取得良好疗效。另外痤疮的发病与生活习惯，饮食结构因素密切相关，多方面干预与综合护理，可以减少痤疮的发生，提高临床疗效。

（孙　璐）

案2　**患者**：姚某，女，30岁。
主诉：面部痤疮反复发作3年。

现病史：两颊及额头多发散在红肿脓疱，数个可见脓头，其余皮疹红肿，肿块高出皮肤。患者平素已戒辛辣油腻，但时常情绪波动，易烦躁，失眠，盗汗，纳可，偶有口苦，二便正常，经期正常，偶有提前，经期胸胁部有明显胀痛。舌红，苔白腻，脉数。

辨证分析：情绪烦躁，失眠，导致肝气郁结，郁而化火，湿热胶着，上蒸头面，发为痤疮。

诊断：痤疮，肝郁化火（中医）；痤疮（西医）。

治法：清热泻火，疏肝解郁。

处理：头面部已成脓处常规消毒，三棱针刺痤疮根部，拔气罐于患处，留罐30~60 s，以拔出脓血为佳，放血后做好消毒，将已经成脓的痤疮尽数处理后再嘱患者平卧，取双侧合谷、太冲、三阴交、血海、丰隆，进针得气后平补平泻30 s，留针20 min。

二诊：4日后复诊，头面部治疗过的痤疮处明显好转，皮肤消肿，无脓块瘀血残留，以此法持续治疗，每周1次。

随访：4次后患者痤疮基本痊愈，未见新发痤疮，患者自觉夜间盗汗消

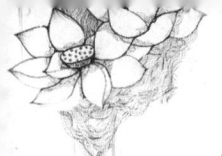

失,入眠较前容易,嘱患者保持心情舒畅,清淡饮食,暂停治疗。

按语:痤疮又称粉刺,暗疮等,为颜面部生出毛囊性丘疹及脓疱,还可发于胸背和颈肩部,好发于青春期,俗称青春痘。西药治疗如服用抗生素及美容疗法无法彻底根除。本病例齐氏引用杨老的絮刺拔罐法局部排脓祛瘀,又应用针灸对患者体质进行整体调节,取得了很好的效果。

(葛 谈)

(三)慢性荨麻疹

案1 患者:潘某,女,15岁。

主诉:反复皮肤出现风团3个月余。

现病史:患者3个月前无明显诱因下身上皮肤出现风团,伴有瘙痒,皮肤科诊断为"急性荨麻疹",予口服抗组胺药及外用止痒药物对症治疗后,症有缓解,后又多次发作,用药后可改善症状;排查常见过敏原,结果均无殊。近期开学后,自觉荨麻疹发作频率及症状较前加重,发无定处,时发时止,瘙痒难耐,消退后不留痕迹。近期有受寒吹风史,无发热咳嗽咳痰及其它外感症状,无自汗、盗汗及其他不适主诉,胃纳正常,二便正常,夜寐尚可,月经史正常。

查体:全身皮肤未见异常,舌淡,苔薄白,脉细浮。

辨证分析:患者为学生,平素压力较大,经常熬夜,气血损耗致气血不足,卫外不固,加之素体体虚,风寒之邪外侵肌表后营卫失和,邪郁腠理而发为风团。

诊断:瘾疹,外感风邪(中医);慢性荨麻疹(西医)。

治则:益气固表,祛风止痒。

处理:

(1)针刺取穴:百会、风池、外关、曲池、合谷、血海、委中、膈俞、足三里、太冲。

(2)中药方药:玉屏风散加味。黄芪15 g,白术10 g,防风6 g,炙甘草9 g。

二诊,患者无明显皮疹,近期考试,夜寐欠安,便干,针刺治疗,加神门双侧,内关双侧,三阴交双侧。中药内服加百合9 g,生地黄15 g。

随访:患者治疗1个月后,无明显新发皮疹,睡眠明显好转,心情舒畅,舌淡苔薄白,脉细。

按语:本案患者为学生,家长自诉患者长期因成绩焦虑,精神紧张,家长多次开导均不能放松情绪。在《丹溪心法·六郁》中有提到:"气血冲和,万病不生,一有怫郁,诸病生。故人身诸病多生于郁。"可见情志波动,失其常度,气机郁滞,日久由气及血,变生多端,可以引起多种疾病的发生。

(孙 璐)

(四)湿疹

案1 患者:王某,男,25岁。
主诉:皮疹反复发作8年。

现病史:患者湿疹反复不愈多年,春季多发,头面与四肢皮损处皮肤肥厚粗糙,形体壮实,平素嗜食肉类,厌食蔬菜。近日湿疹发作,手腕部皮疹红痒渗出,瘙之出血,唇周肿痒,口角生疮,纳可便调。

查体:手指缝、肘窝、腘窝、外阴、肛门、小腿、足背部等多处皮肤增厚、色素沉着,表面粗糙。舌红,苔黄腻,脉细滑。

辨证分析:患者平时过食辛辣刺激荤腥动风之物,脾胃受损,失其健运,湿热内生,病久耗伤阴血,血虚风燥,乃致肌肤甲错。近日又兼外受风邪,内外两邪相搏,湿热邪浸淫肌肤,见手腕部皮疹红痒渗出。

诊断:湿疮,湿热内蕴(中医);慢性湿疹(西医)。

治则:清热除湿,祛风止痒。

处理:

(1)针刺取穴:曲池、合谷、阴陵泉、血海、风市、内庭、阿是穴。

刺法:曲池、合谷、阴陵泉、血海、风市、内庭常规直刺1.0~1.5寸,皮损处(阿是穴)予围刺,针刺得气,留针20 min,每周治疗2次。

(2)中药方药:自拟方。炒荆芥6 g,金银花15 g,黄芩10 g,紫花地丁15 g,地肤子10 g,白鲜皮10 g,丹皮、丹参(各)10 g,生地黄10 g,竹叶10 g,苦参10 g,乌梢蛇15 g,晚蚕砂10 g,蝉蜕9 g,生甘草3 g。7剂,每日1剂,日服2次。

另用外洗方:金银花30 g,蒲公英15 g,蝉蜕10 g,僵蚕砂10 g,赤

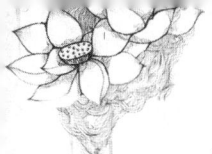

芍 15 g，丹皮、丹参（各）15 g，土茯苓 30 g。7 剂，外洗治疗。

二诊：皮疹未见渗出，红痒缓解，纳佳便调，夜眠转安，舌质红，苔薄黄腻。上方加赤芍 12 g，服 14 剂。外洗方以上方去蒲公英，加紫花地丁 30 g，14 剂。

随访：效果显著，湿疹明显减轻，继巩固治疗 1 个月后基本痊愈。

按语：本例患者属慢性湿疹急性发作，皮肤出现红斑、渗出、糜烂，伴有剧烈的瘙痒。因患者平素过食肥甘，损伤脾胃，脾失健运，湿热内蕴，复感风热湿之邪，湿热搏结，蕴于肌肤而发病。"急则治其标"，先以清热除湿、祛风止痒为治则，予曲池清泻阳明热邪，阴陵泉清化湿浊，血海活血祛风，患部阿是穴用毫针围刺可疏调局部经络之气，配合风市以祛风止痒。联合应用清热祛风止痒汤加减治疗。方中荆芥解表散风，透疹止痒；晚蚕砂祛风除湿，解毒活血；金银花、地肤子、白鲜皮、苦参、土茯苓清热燥湿，祛风止痒。再配合清热祛风止痒中药外洗治疗，取得良效，湿疹明显减轻。巩固治疗 1 个月后基本痊愈。

（冯欣茵）

（五）黄褐斑

案 1　患者：何某，女，38 岁。

主诉：发现双侧面颊部、鼻翼旁褐色斑点 1 年，加重 1 个月。

现病史：患者 1 年前无明显诱因双侧面颊部、鼻翼旁出现褐色斑点，于夏天加重，近 1 个月黄褐斑颜色变深，范围渐大，部分融合成片，内服维生素 E 疗效不明显，遂来门诊求治。平素易急躁，经前乳房胀痛，面色㿠白无华，纳食一般，夜寐欠安，小便尚可，大便稍干，一日一行。

查体：面部斑点呈褐色，分布于鼻翼旁至面颊部，形状较规则，边界清（双颊部色斑面积约 3 cm×3 cm），无瘙痒、疼痛感。舌质红、苔薄白，脉弦。

辨证分析：患者平时易急躁，气血津液运行不畅，气滞则血行不畅，气血瘀滞，故经前乳房胀痛，因情志失调，气机紊乱，气血悖逆，不能上荣于面，故发为面部色斑。辨证当属肝气郁滞。

诊断：黧黑斑，肝郁气滞（中医）；黄褐斑（西医）。

治则：疏肝解郁，活血祛斑。

处理：

（1）针刺取穴：中脘、气海、血海、足三里、三阴交、太冲、合谷、神门、内关，局部围刺。

刺法：针刺得气后留针30 min，局部围刺皮损部位，即黄褐斑边缘的正常皮肤处，与皮肤呈大约15°斜刺，针尖均朝向病灶中心，进针不超过5 mm，一个斑片周围依据数量与面积的多少酌情增减针数，每周3次。

（2）中药方药：逍遥散加减。柴胡10 g，郁金10 g，玫瑰花6 g，牡丹皮10 g，当归15 g，赤芍10 g，茯苓15 g，白术15 g，川芎6 g，薄荷（后下）6 g，枳壳9 g，炙甘草6 g。水煎服，早晚温服。

随访：连续治疗2个月后，患者面部斑点边界缩小（左颊2 cm×2 cm，右颊约2.0 cm×1.5 cm），斑点颜色变淡褐色，尤其与正常皮肤交界的斑色明显变淡，面色较前红润。

按语：黄褐斑是发生于面部，以黄褐斑片为特征的一种色素异常性皮肤病，俗称"肝斑""妊娠斑""蝴蝶斑"。其多见于中青年女性，皮损呈对称性淡褐色、黄褐色、咖啡色或深褐色斑，形状及大小不定，尤以两颊、颈部、鼻唇及颏等处为多见，局部无炎症及鳞屑，也无自觉症状，日照后颜色加深，故夏重冬轻。本病与中医学文献记载的"面尘""黧黑斑"相似。中医学认为，本病可因情志失调，气机紊乱，气血悖逆，不能上荣于面，而生本病；或因劳伤脾土，中土转输失职，土虚不能制水，水气上泛，气血不能温煦，而生本病；或因肾精受损，虚火上炎，颜面不得荣润，而生本病。足三里、三阴交补益气血，神门、内关安神助眠，局部围刺活血化瘀。本例患者属肝气郁滞，气血津液运行不畅，气滞则血行不畅，气血瘀滞，故经前乳房胀痛，在皮肤则表现为色斑。故治疗应以疏肝为主，肝气调达，则气血通畅，诸症得解。方中柴胡、郁金、薄荷疏肝行气、理气解郁；玫瑰花、牡丹皮、当归、川芎、赤芍活血散斑；茯苓、白术、枳壳健脾理气，脾气健，则有助于气血津液的运化；炙甘草调和诸药。

本案针刺选用中脘、气海、血海、足三里、三阴交、太冲、合谷、神门、内关等穴。脾胃乃后天之本，气血生化之源。后天充足则气血化生有源。中脘、气海、足三里可调和气血、健脾和胃、扶正培元。三阴交可调肝脾肾三脏，理气活血，使气血充足，胞宫得养，冲任得充，阴阳重归平衡。太冲与合谷为四关，一气一血，一阴一阳，一脏一腑，一升一降，能调畅气血平衡，在美容方面意义重大。

临床观察发现多数患有黄褐斑的患者会伴有不同程度的月经失调、失眠、心烦易怒等症状，这需要从肝论治。而太冲为足厥阴肝经原穴，最能疏肝理气养血解郁，以达到调畅情志，安眠调经的效果。"无瘀不成斑""治斑不离血"，临床治疗黄褐斑应当重视血海穴。内关、神门治疗失眠，局部围刺强化刺激面部皮损局部，疏通面部气血，共奏活血祛斑之功。

（孙　静）

案2　**患者**：王某，女，45岁。
　　主诉：面部出现黄褐斑1年。

现病史：患者为室内工作者，面部出现黄褐斑1年，两颧散在浅咖啡色色素沉着，边界清楚，未行相关诊治，平素易怒烦躁，喜叹气，月经周期规律，量少伴有少量血块，无痛经，经前自觉面部斑块颜色变深，胃纳正常，二便正常，夜寐安。

查体：神清，面色晦暗，两颧部散在多块咖啡色斑，大小约为2 mm×3 mm，边界清，色斑未高出皮肤，按之色不变，舌淡，苔薄白，脉细弦。

辨证分析：患者平时易怒烦躁，情志失调，致体内气机不畅，气滞则血瘀，气血瘀滞，颜面失于荣养而生褐斑。

诊断：黧黑斑，肝郁气滞（中医）；黄褐斑（西医）。

治则：疏肝理气，活血祛斑。

处理：

（1）针刺取穴：颧髎、太阳、合谷、内关、膻中、太冲、三阴交、面部阿是穴（黄褐斑处）。

（2）中药方药：当归10 g，白芍15 g，茯苓15 g，白术9 g，柴胡9 g，炙甘草6 g，熟地黄15 g。14剂，水煎服，每日2次。

二诊：患者两颧散在浅咖啡色色素沉着稍淡，偶有易怒烦躁，胃纳正常，二便正常，夜寐欠安。针刺治疗加神门、内关，中药加半夏12 g，百合12 g，生地黄15 g。

随访：患者针刺6次，中药内服2个月余，心情舒畅，两颧散在浅咖啡色色素明显变淡，夜寐安。

按语：黄褐斑的产生与情绪密切相关，随着生活节奏的加快，人们的精神时刻处于紧张状态，各种情志失调均可导致体内气机失调及气血失调，皮肤失于荣润即会生斑，故需要保持心情愉悦，及时释放精神压力。同时，日常做好防晒，保持规律的生活作息，保证充足的睡眠时间均可以预防黄褐斑的产生。

（孙　璐）

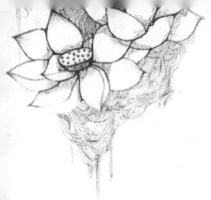

针药并用治情绪障碍

情绪障碍，如焦虑症、抑郁症、双相情感障碍、创伤后应激障碍等，是现代社会中常见的精神健康问题。这些精神健康问题不仅影响患者的情绪状态，还可能对其日常生活、工作和社会关系造成负面影响。因此，寻找有效的治疗方法对于改善患者的生活质量至关重要。

《黄帝内经素问》曰："虚邪贼风，避之有时，恬惔虚无，真气从之，精神内守，病安从来？是以志闲而少欲，心安而不惧，形劳而不倦，气从以顺，各从其欲，皆得所愿。故美其食，任其服，乐其俗，高下不相慕，其民故曰朴。"中医养生强调保持良好的心情，适当运动，养成有规律的生活起居，创造和谐的周围环境，这既可预防发病，也是治疗心理情绪障碍的重要方法。

经过长期的临床实践验证，基于中医整体观之上的针灸疗法，符合现代医学的社会—心理—生物医学模式。针灸治疗心理情绪障碍多针对患者的症状辨证治疗，通过对穴位的刺激，疏通经络、平衡气血，调节阴阳，从而达到治疗目的。

其优势在于多靶点、整体调整，不良反应少。尤其对于轻中度心理情绪障碍患者，选择针灸治疗效果较佳，且避免了口服西药的依赖性和副作用。对于重度心理情绪障碍患者，针药结合效果更佳，可以迅速改善精神状态及躯体化症状。因其疗效好、副作用少，更容易被患者接受。

中药内服要根据患者具体的表现，审证求因，辨证论治，往往会收到满意的效果。针灸治疗多采用头皮针、耳针、针刺及三者相结合的方法治疗，疗效良好。

研究表明，针药联合治疗在治疗抑郁症、焦虑症等心理情绪障碍方面具有显著疗效。与单一药物治疗相比，针药联合治疗能够更快地缓解患者的症状，提高治疗效果，并且减少药物的副作用。此外，针药联合治疗还具有较高的患者依从性和满意度。

针药联合治疗还具有个体化治疗特点。不同的患者可能对同一种治疗方法的反应不同,而针药联合治疗可以根据患者的具体情况进行个性化的治疗方案。通过调整针灸的穴位和药物的种类及剂量,可以最大限度地发挥治疗效果,满足患者的个性化治疗需求。这种个性化的治疗方式有助于提高患者的治疗效果和生活质量。

综上所述,针药联合治疗结合了针灸和药物治疗的优势,在心理情绪障碍中具有显著的疗效和较高的安全性。随着更多的研究和实践验证,相信针药联合治疗将在心理情绪障碍的治疗领域发挥更大的作用。

验案举隅

(一) 郁证

案1 患者:李某,女,17岁。
主诉:情绪抑郁4年。

现病史:患者因中考压力刺激后发病。初起头眩,注意力不集中,后则倦怠寡言,情绪抑郁不舒,发病时独语。曾被本市某精神卫生中心诊断为抑郁症。

查体:表情淡漠,偶有自言自语,体型消瘦,舌红少津,苔薄白,脉细,偶结代。

辨证分析:患者长期处于高度紧张状态,再加上中考失利的打击,气机逆乱,故初起头眩注意力不集中。肝失条达,气机不畅,以致肝气郁结,见倦怠寡言、情绪抑郁不舒。气郁日久也易化火,灼伤津液,见舌红少津。气为血帅,气行则血行,气滞则血行不畅,血脉不通则见脉结代。

诊断:郁证,肝气郁结(中医);抑郁症(西医)。

治则:疏肝解郁,理气和中。

处理:

(1)针刺取穴:大椎、陶道、身柱、百会、风府、命门、心俞、肾俞、水沟、印堂、间使、手三里、足三里。

刺法:先采俯卧位,局部先取大椎、陶道、身柱,向上45°进针1寸,行提插手法;悬灸百会、风府、大椎、命门;邻近取心俞、肾俞,向内斜刺进针1寸,捻转幅度小。留针20 min后,起针。再令患者平卧,再针刺水沟(快速提插,强刺激)、印堂,间使、手三里、足三里,配合静卧调息

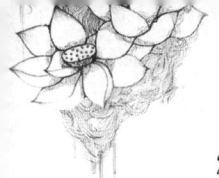

20 min后起针。隔日治疗1次。

（2）中药方药：柴胡疏肝散加减。柴胡20 g，香附15 g，川芎10 g，陈皮10 g，枳壳10 g，芍药10 g，牡丹皮15 g，栀子10 g，炙甘草6 g。7帖，每日1剂，早晚分服。

随访：患者神清目明，脑中重着感消除，与人对话交流正常，可正常参与工作学习。

按语：郁证的发生与情志内伤密切相关，基本病机为气机郁滞，脏腑功能失调。《席弘赋》说："人中治癫功最高。"近人又于人中沟下1/3定穴，名为"定神"，作用相似，可向上方斜刺以加强针感。《灵光赋》说："水沟间使治邪癫。"间使属于手厥阴心包经，又大陵为心包原，劳宫为心包荥，《千金方》并列作治癫狂要穴，可交替选用。大椎、陶道、身柱均属督脉，于棘突间取穴。患者伏案端坐，尽量俯首，使其上胸段棘突间隙拉开便于进针。针刺向上呈45°于棘突间缓慢进入1.5~2.5寸，得气后速出针。每日刺一穴，交替使用。

（冯欣茵）

案2 患者：王某，女，32岁，职员。
主诉：情绪紧张3月。

现病史：患者3月前因工作压力较大出现情绪紧张，易心慌，易急躁生气，时有胸闷、胁胀，遇事胆怯，多思多虑，常无故忧伤欲哭，喜叹息。平素月经周期正常，月经色正常量偏少，胃纳欠香，食少易腹胀，夜寐欠安，眠浅易醒，大便先干后溏，小便尚调。现来我科就诊。

查体：体温36.1℃，心率90次/min，血压100/74 mmHg。神情，精神可，体型偏瘦，面色少华，肌肤尚荣、无黄染，唇色正常，未闻及异常气味。腹软，无压痛，皮肤无皱褶、红肿、压痕等。舌淡红，苔薄白，脉弦细。

辨证分析：患者青年女性，工作压力较大，以情绪紧张为主诉，急躁易怒，时悲伤欲哭，精神可，有自知自控能力，属郁证范畴。患者平素多思多虑，易紧张。急躁，日久为情志所伤，肝失条达，气机郁滞，肝郁乘脾，脾胃失和，故见情绪紧张不宁，急躁生气，胸闷、胁痛、喜叹息，大便先干后溏。忧思伤脾，肝郁乘脾，脾虚日久，气血生化乏源，心神失养，故时有心慌，遇事胆怯，胃纳欠香，眠浅易醒等症。舌淡红，苔薄白，脉弦细，均为肝气郁结、心脾两虚之征。

诊断：郁证，肝气郁结、心脾两虚（中医）；抑郁症（西医）。

治则：疏肝理气，健脾养心，调神解郁。

处理：

（1）针刺取穴：百会、印堂、率谷、头临泣、风池、太冲、合谷。率谷、头临泣、百会、印堂平刺0.5~0.8寸，合谷、太冲直刺1寸，风池平刺透风府穴，行平补平泻手法，辅助得气后，留针20 min。

（2）中药方药：柴胡疏肝散加减。柴胡9 g，陈皮9 g，川芎9 g，白芍10 g，枳壳9 g，香附9 g，炙甘草9 g，淮小麦30 g，大枣10 g，广郁金10 g，首乌藤30 g，合欢皮10 g，茯神15 g，远志9 g。水煎服，每日1剂，日服2次。

二诊：患者1个月后复诊，夜寐明显好转，无明显胸闷心慌，心情舒畅，舌淡红，苔薄白，脉弦。

按语：郁证是以心情抑郁，情绪不宁，胸闷胁痛，或易怒易哭为主要症状的疾病。郁证有广义和狭义之分。广义的郁，包括外邪、情志、饮食等因素所致之郁；狭义的郁，单指情志不舒之郁。本案为狭义之郁证。《黄帝内经》首先记载了五运之郁及情志致郁。《三因极一病证方论·三因论》提出七情致郁为内因。

郁证的病因有情志因素和体质因素。因情志原因受到刺激，导致肝失疏泄，脾失健运，心失所养，致脏腑气机逆乱，阴阳失和，终成郁证。主要病位在肝，涉及心，脾，肾。病程较短者多以气滞为主，郁证日久，易耗伤气血，产生气滞，血瘀，痰凝等变化，形成虚实夹杂之证。治疗以调畅气机、理气开郁、怡情移性为主。

脑为元神之府，督脉入脑，治疗时首取督脉，百会穴属督脉要穴，位于巅顶之上，为"三阳五会"，三阳指手足三阳经，五会指五脏六腑之气血皆汇聚于此，调节机体阴阳气血，趋于平和，有镇静安神、平肝息风、益气升阳之效。印堂穴为经外奇穴，二穴相配，可加强镇静安神醒脑之效。另取足少阳胆经的率谷、头临泣、风池三穴。率谷为足太阳、少阳之会，升清降浊、调和气血；头临泣为足太阳、少阳、阳维之会，风池为足少阳、阳维之会，三穴共

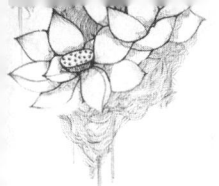

用，疏通局部气血，升清降浊，调和气血。郁证的发病与肝密切相关，太冲为肝经之原穴，疏肝理气解郁。调一身之气，配手阳明大肠经之原穴——合谷穴，为开四关，气血阴阳共调，气机升降恢复正常。

患者为肝气郁结、兼心脾两虚型郁证，方用柴胡疏肝散加减，柴胡、枳壳、香附、陈皮共用，疏肝理气，解郁畅中，川芎活血行气，白芍、甘草柔肝缓急，淮小麦补益心气，大枣养血健脾，郁金、合欢皮、首乌藤、茯神、远志解郁安神宁心。

（张凯熠）

案3

患者： 刘某，男，72岁。

主诉： 右侧半身不遂半年余，伴焦虑、失眠2个月。

现病史：患者半年前无明显诱因出现右侧半身不遂，伴头晕，无视物旋转，无恶心呕吐，经外院溶栓活血、降压等治疗后病情好转，但仍有右侧半身不遂。近2个月来逐渐出现对日后正常活动的焦虑情绪，烦躁，整日闷闷不乐，纳差，体重减轻，小便调，大便秘结，时有心悸，入睡困难，夜间易醒，醒后难再寐，渐影响日常生活。

既往史：高血压病史10年，规律服药。糖尿病5年，血糖控制一般。无明显精神疾病史。

查体：右侧肢体肌力Ⅳ级，左侧正常。语言稍有障碍，吞咽欠佳，反应略迟钝。心肺腹未见异常。神经系统检查示右侧面部及肢体轻度感觉减退。舌质紫暗，苔滑腻、偏黄，脉弦滑。

辨证分析：根据四诊合参，患者属"中风后遗症期痰瘀阻络"，兼有"郁证肝郁化火，心脾两虚"之象。"中风后遗"乃风、火、痰、瘀之邪留滞经络，气血运行不畅，故仍有肢体不遂，语言障碍；"郁证"多由情志所伤，肝气郁结，日久化火，则见焦虑、烦躁、闷闷不乐，久伤心脾则脾失健运，气血生化乏源则致神失所养引发心悸、失眠等。

诊断：中风后遗症期，痰瘀阻络，郁证，肝郁化火，心脾两虚（中医）；脑卒中后遗症期，焦虑状态（西医）。

治则：清肝泄火除湿，益气活血通络，健脾宁心安神。

处理：

（1）针刺取穴：头针取百会、印堂，左侧运动区及感觉区的上1/5及中2/5、右侧风池穴。体针取双侧公孙、内关、神门、丰隆、太冲，右侧臂臑、

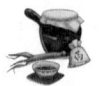

曲池、合谷、环跳、足三里、三阴交、委中、昆仑、悬钟、涌泉。

（2）中药方药：自拟方。黄芪60 g，当归30 g，桂枝10 g，丹参30 g，炒白术15 g，地龙15 g，茯苓30 g，牡丹皮12 g，黄连15 g，黄柏10 g，天麻15 g，钩藤15 g，知母15 g，川芎15 g，焦栀子10 g，葛根30 g，决明子15 g，远志20 g，茯神20 g，首乌藤30 g，神曲15 g，陈皮15 g，鸡血藤30 g，伸筋草15 g，威灵仙15 g，赤芍15 g，络石藤15 g，蜈蚣10 g，熟大黄9 g，木瓜30 g。水煎服，每日1剂，日服2次。

（3）生活调护与心理疏导：建议患者进行适度的功能康复训练，如渐进性肢体功能练习。鼓励家庭成员给予情感支持，创造安静舒适的休息环境。定期进行心理咨询，采用放松功、冥想等方法减轻焦虑情绪。

随访：治疗半月后，患者右侧肢体肌肉僵硬有所放松，情绪好转，出现笑容，并开始与人交流沟通或说笑等，睡眠好转，入睡时间缩短，睡眠时间延长，觉醒次数减少。

按语：本例患者中风数月后出现情绪低落、烦躁、兴趣减少、社交减少、整日闷闷不乐、失眠等症，是典型的因病致郁。患者肝郁痰扰，失于疏泄，肝木乘脾土，上扰心神，心脾失养，则出现烦躁、失眠、纳差；中风日久，气血亏虚，加之风痰瘀阻，气血运行不畅则肢体不遂，舌质紫暗；肝火和痰火相搏结，郁而化火，故见苔滑腻偏黄，脉弦滑。因此诊断属于中风后遗症期，痰瘀阻络；郁证，肝郁化火，心脾两虚，法当清肝泄火除湿，益气活血通络，健脾宁心安神。予以自拟方治疗。

脾胃为后天之本，气血生化之源，黄芪味甘微温，补中益气，方中重用黄芪补气升阳，配伍桂枝、白术、当归、神曲健脾养血和营，丹参、鸡血藤、赤芍、川芎、陈皮行气活血，使补血而不滞血，行血而不伤血，茯苓健脾利水；天麻、钩藤平肝息风，地龙、蜈蚣、伸筋草、络石藤、威灵仙祛风通络，加强平肝息风之力，牡丹皮、焦栀子、黄连、黄柏、决明子、知母清肝降火，以折其亢阳，远志、茯神、首乌藤宁心安神，葛根、木瓜舒筋解肌，熟大黄通便。全方补而不滞，相辅相成，共奏清肝泄火除湿，益气活血通络，健脾宁心安神之效。

在针刺治疗方面，根据经络辨证取穴。《难经·二十八难》曰："督脉者……上至风府，入属于脑。"说明脑的功能与督脉密切相

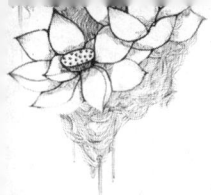

关,故取百会、印堂运动感觉区等穴直通头目、疏通头目气血。根据脏腑辨证取穴,脾胃同为气血生化之源、人体后天之本,故选取脾胃两经穴位合谷、足三里、公孙,以益气健脾、补益气血。肝主疏泄、调畅气机,肝气调达也有助于脾胃之气的升降,促进脾胃之运化,故取风池、太冲、内关等以疏肝解郁、调节脏腑气血。神门以宁心助眠。远端配穴取三阴交双补肝阴肾阳、滋阴健脾,为化痰提供基础,丰隆相配加强化痰之力;此外,取八会穴之髓会——悬钟,以脑为髓聚而成,肾主藏精、精能生髓,髓居于骨中,脊髓上通于脑,故取悬钟针刺以补肾健脑。臂臑、曲池、环跳、委中、昆仑、涌泉可活患侧肢体气血,通经活络。

中风后焦虑是一种发生于脑中风后以焦虑为主要临床表现的一种情绪障碍,可以引起消化、心血管、呼吸等多系统的临床不适症状。该病使患者的学习、工作及生活均受到影响,甚至使患者情绪失控,给患者造成极大痛苦。通过针灸与中药结合的综合治疗方法,本例中风后遗症期伴有焦虑状态的患者,在身体功能恢复与心理调适方面均取得良好效果,体现了中医治疗在促进患者全面康复中的独特优势。

(顾天顺)

(二)神经官能症

案1 患者:李某,女,35岁。初诊日期:2023年3月21日。
主诉:咽喉异物感近2个月。

现病史:患者近2个月因家中琐事情志不畅,自觉有异物堵于咽喉,咳之不出,咽之不下,喜叹息。现自觉症状加重而就诊于我院门诊,现咽喉异物感,时有嗳气腹胀,情绪激动时加重,平素手足冷,失眠多梦,纳一般,二便尚调。

查体:神志清楚,咽部无红肿,扁桃体不大。舌质红,苔白腻,边有齿印,脉弦数。

辨证分析:患者因情志不畅,自觉有异物堵于咽喉,咯之不出,咽之不下,喜叹息。舌质红,苔白腻边有齿印,脉弦数。根据四诊合参,辨其病为梅核气,其证为肝郁气滞。

诊断:梅核气,肝郁气滞(中医);神经官能症(西医)。

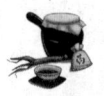

治则：疏肝理气。

处理：

（1）针刺取穴：内关（双）、百会、四神聪、合谷（双）、太冲（双）、天突、足三里（双）、阳陵泉（双）。患者取仰卧位，常规针刺得气后，静留针30 min。每周2次。

（2）中药方药：半夏厚朴汤合四逆散加减。柴胡15 g，白芍15 g，枳壳15 g，生甘草6 g，姜半夏15 g，茯苓15 g，厚朴15 g，紫苏梗15 g，酸枣仁15 g，干姜6 g，红枣20 g。7剂，水煎服，早晚温服。

二诊：2023年3月28日。患者服上方后，自述咽中已无不适感，嗳气腹胀明显缓解，睡眠稍有好转。舌苔白厚腻，脉弦滑。效不更方，继续针药并用，以善其后。

随访：治疗2个月，随症加减，诸症皆除，临床痊愈。

按语：梅核气又称喉中梗阻感，是指咽喉部似有异物感、咯之不出、咽之不下的症状。但并不影响进食，每因情志不畅而病情加重，西医检查咽喉及食管未见任何阳性体征。中医学认为，此证多由于肝经疏泄失常、气失和降、肝气上逆所致；或由脾失健运、痰湿停滞、阻于气道所致。内关宁心安神，理气和胃；天突位于胸骨上窝正中，靠近咽喉部，深部为气管，针刺该穴能降低气道阻力，调畅气机，调节情志；合谷、太冲疏肝理气；百会、四神聪益气安神；足三里、阳陵泉燥化脾湿、生发胃气，诸穴合用共奏调神疏肝理气之功。

《金匮要略》第二十二篇第五条曰："妇人咽中如有炙脔，半夏厚朴汤主之。"半夏厚朴汤是治疗梅核气的专方。现代药理研究证实，本方有抗焦虑、缓抑郁、镇静、催眠、抑制喉反射等作用。临证时，无论是痞满、咳喘、不寐、郁证，凡见痰气结于咽中之症者，均可随证用之，其效立显。四逆散功效透邪解郁，疏肝理脾。酸枣仁养心补肝，宁心安神。本案治疗期间给予患者言语疏导，行针1次后咽部异物感减轻，自诉服药3日后咽部不适症状消失，心情倍感舒畅，针药联合在梅核气治疗中的疗效满意。

（孙 静）

齐氏医话

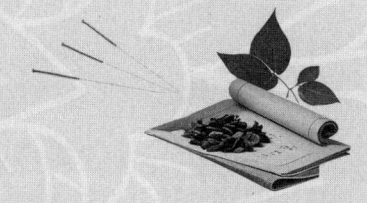

高血压观

我们常说中医治本，从中医的角度看，西医的很多治疗方式是有问题的。比如高血压病，西医纯粹利用人体血压形成的机制，研发相应的药物来控制血压，而忽略高血压的病因。

我们认为，高血压其实是血液对血管壁的压力增高，这是人体在特殊情况下为维持身体需求而保持的一种状态。肝失疏泄，气机郁滞，经络功能紊乱，气血津液代谢失常，肝肾阴阳调节失衡，就形成了以眩晕、中风、肝阳上亢为主要表现的高血压病。

正常情况下，人体需要一定的血压来维持生理需要。随着情绪等因素变化，血压会在一定的范围内浮动。白天，阳气上升，人需要工作、学习，面临压力，血压相对偏高；而夜晚，人体进入休息、放松或睡眠状态，阳气回收，血压相对偏低。

当血压的波动超出正常范围，便对身体产生不良影响。如长期的舒张压升高，刺激心脏，会导致心脏变大。因此，血压过高过低均非好事。

临床上常见到的高血压，是持续性血压保持在高位，这即为病态。那么血压为何升高？原因何在？

现代医学将高血压分为两大类：原发性高血压和继发性高血压。原因多样复杂，涵盖遗传、饮食、生活方式、心理或社会因素、年龄、性别、种族、地域、环境暴露，以及特定疾病或药物等。

原发性高血压又称高血压病，其具体病因尚未完全明确，目前医学认为与遗传、饮食、生活方式、心理社会、年龄、种族等多种因素密切相关。中医将遗传因素归结于先天因素，调查发现若父母或近亲中有高血压患者，个体患病的风险显著增加。其余均归为后天因素。

中医的特色在于预防、治病求本，强调未病先防，已病防传，重在治根。要探寻现象背后的原因，而这原因往往层层迭代。

高血压是西医通过测量对比得出的一个结果，再经调查问卷、数据处理

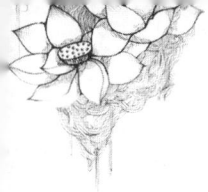

得出以上的结论。这些相关因素中，有些所谓患高血压的原因则无法直接干预。比如遗传因素，具体到基因层面的问题，我们无法改变，除非出生之前就能发现——这也不现实，因为目前的医学研究水平虽触及基因层面，但研究尚处起步阶段，还有很多的未知。何况即使是基因的问题，在出生之前作了修改，但后天几十年之中，谁也不能保证这基因一直保持不变。目前研究已知，基因会因各种因素的长期刺激而发生改变，即基因突变。其实，每天我们身上的细胞都有几个可能出现癌变，一周下来，每个人都有多次潜在的癌症发生机会。

有些高血压的原因可以通过自身或医学去干预，如大多数高血压患者存在以下的饮食特征。

高钠饮食：钠盐摄入过多是全球范围高血压的重要危险因素之一，高钠可增加血容量，引起血压升高。

高脂、高热量饮食：过多摄入饱和脂肪酸、反式脂肪酸和糖分，可导致肥胖、胰岛素抵抗等问题，间接增加高血压风险。

与饮食因素并列的还有以下因素。

久坐少动：大多数高血压患者长期缺乏运动，久坐不动、缺乏体育锻炼，心肺功能长期得不到维护，加上不良饮食，常导致超重，体态肥胖，不仅造成心肺功能的下降，还会进一步加重心肺的负担，不利于血压控制。

吸烟：尼古丁可引起血管收缩，长期吸烟可导致动脉粥样硬化，增加高血压风险。

嗜酒：长期大量饮酒可直接升高血压，同时影响降压药物效果，增加高血压并发症风险。

睡眠质量低：长期熬夜，看手机，受社会、家庭多方面因素的影响，失眠、睡眠质量低下普遍存在，肥胖者还可能出现呼吸通气障碍、呼吸暂停低通气综合征（SAHS）等疾病。

精神压力与心理应激：长期精神紧张、工作压力大、情绪波动频繁可促使交感神经系统过度激活，释放儿茶酚胺类物质，引起血压升高。

以上这些因素与患者本人日常生活习惯密切相关，属生活方式范畴，且可以通过自我调节或寻求他人帮助来改善，而这方面的调整，不仅有助于调节血压，还可以促进其他疾病的改善。

健康一定是自己的事，当患者真正认识到这一点时，生活方式的改变就能更有效地向健康化发展。实践证明这确实能使一个人脱胎换骨，不仅让患者现有的健康问题得到改善，还能减轻其他相关因素的影响。

综上所述，针对不同的病因，预防和治疗策略应有所侧重，包括倡导健康生活方式、筛查并治疗相关疾病、合理用药及定期监测血压等措施。

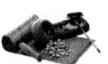

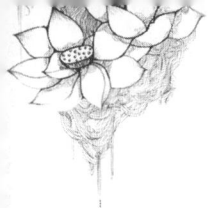

医话腰痛

我们常说，人性有自己的弱点。中医内科的医生倾向于用内服中药来解决问题，针灸科的医生则优先考虑针刺穴位来治疗，推拿科的医生又习惯用推拿手法解决，康复科的医生则自然选择理疗仪器与康复训练。

以腰痛为例，其诱因很多，可能因肌肉韧带扭伤或拉伤、腰椎错位、肌肉劳损、筋膜炎、腰椎间盘突出或其他原因引起。疼痛部位也不固定，或腰部，或骶部，或腰后正中部，或一侧，或两侧。在《黄帝内经》中关于腰痛种类的记载就有"腰痛""腰背痛""腰脊痛""腰腹痛""腰脽痛""腰股痛""腰尻痛"七种之多，意味着其针灸治法也不尽相同。因此，腰痛病因复杂、症状多变，在治疗上要从经脉、络脉和经筋等角度入手，综合运用针灸、刺络拔罐和拍打拉筋三法，以期获得较好疗效。

第一法：针灸并用通经络

腰部作为人体活动的枢纽，行经于腰部的经络主要有足太阳经和督脉，此外腰部还被带脉所束，同时与阳明经和冲脉关系密切。

腰痛的病因首当为经络受邪，不通则痛，或邪入脏腑，正气亏虚，不荣则痛。无论不通还是不荣，都需扶正祛邪，通经止痛。在治疗上，针灸疗法自古就有治疗腰痛的显著疗效。如《灵枢》《素问》《针灸甲乙经》《千金要方》，以及《千金翼方》等均有针灸治疗腰痛的介绍，可谓一脉相承。取穴原则当根据经络辨证循经取穴。因为经络是人体有机整体的重要组成部分，内可联系脏腑，外可达体表，保卫机体，并能运行人体气血，营养全身，沟通内外上下，抗御病邪的作用。根据疼痛的部位，取所行经脉的腧穴或者合穴进行针刺或者灸疗就可治愈。中医经历数千年的传承，腰痛的穴位选取理论也非常之多，有基于全息理论的耳穴、手部穴位治疗；有平衡针、腕踝针的相应取穴；还有运用子午流注开穴法进行取穴治疗。

此外，在针灸循经治疗腰痛时，还应注重切诊。通过切诊不仅可以寻找腰痛的具体部位，还可发现疼痛部位皮下有无结节或条索状物等。通过切诊判断经脉的虚实，就可以虚则补之、实则泻之，针灸以调之。

第二法：刺络拔罐除宛陈

回顾历史，中医自古似有重经脉不重络脉的习惯，因此临床中切勿将"经络"认为是"经脉"。在临床中经常碰到这样的腰痛病例：明明经络辨证无误，给予常规穴位针灸治疗后，虽然症状缓解了，但经一两个月的持续治疗，腰部酸重之症始终未除，这提示可能病在络脉。

经络辨证第一步要看病在经还是络，或者是经络并存。中医自古就有久病多瘀、久病多虚、久病入络的说法。腰痛时间日久，自然就有体虚、络瘀的现象。临床常见腰痛患者的大腿、腘窝、小腿的皮肤浅表部位浮现蚯蚓状畸形的脉络，呈暗红色或青色。

在治疗上，应参考《灵枢·九针十二原》有"凡用针者，虚则实之，满则泄之，宛陈则除之"之训。宛，通"郁"。宛陈的字面意思是郁积陈久，在这里应理解为对气血瘀滞，邪积于血的病证应采用针刺出血的方法来治疗。为了增强刺络出血的效果，可配合拔罐，两法结合加强清热泻火、祛瘀除痹、开窍通闭、拔毒消肿的作用。

第三法：拍打拉筋舒筋骨

筋，最早出现在《黄帝内经》中，《素问·痿论》谓："宗筋主束骨而利机关也。"《说文解字》解释为："筋，肉之力也。"筋的功能主要有三：一是引起关节的运动；二是约束骨骼；三是对人体有一定的保护作用。筋与十二经脉密切相关，因十二经脉相关的肌肉、肌腱、韧带、筋膜等组织的体表分布方式和循行路线划分为十二经筋，在各自经气的濡养下发挥生理效应。十二经筋皆起于四肢末端，结于关节，终于头身，呈向心性的循行汇聚，主要循行于四肢、躯体和胸腹腔，受养于肝脾胃，赖经气濡养，维系周身，司运动和感觉。

筋附于骨外、联络关节，维持骨关节正常的生理功能。临床常见到腰痛患者脊柱关节紊乱，经筋弛缓不用，或筋急挛缩，筋肉肿痛等临床症状。腰痛患者常常因感受风寒湿邪或气滞瘀阻等出现不同程度的筋骨症状。注意到腰痛状态下的筋骨变化，通过中医手法直接针对性地调理筋骨，就会取得较好的疗效。

筋骨的治疗需要整体施治，重点修复。整体施治通过经脉和络脉进行治

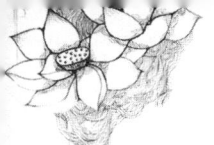

疗，重点修复就要专门针对病理状态下的筋骨进行正骨、松筋、理筋治疗，从而达到骨正筋柔，气血自流。拍打拉筋是最常用的治疗方式，分为主动拍打拉筋和被动拍打拉筋两种类型。主动拍打拉筋形式灵活多样，不受场地和设备的限制，患者可以在医生的指导下进行简单的专门性锻炼。被动拍打拉筋就是通过专业医生的手法来进行治疗。

腰九针治腰痛

腰九针，虽非传统意义上的特定针灸技法，实则是我多年行医过程中，针对腰痛独创的一种局部精准施针法。此法精髓，在于其简约而不简单，每一针都蕴含着一定的中医底蕴与独到见解。

在施针过程中，我会根据患者的具体病情，灵活调整针间距与深度。我们应该知道，人体经络错综复杂，每个人体质各异，因此治疗必须因人而异，方能达到最佳效果。这种针间距的不等设定，是我多年在临床摸索出来的，其中奥妙，"只可意会，难以言传"。

所谓腰九针，就是在腰痛部位精心选取九个施针点，以患者自感最为疼痛之处为核心，在核心点上下错落有致地布置两针，以疏通局部经络，促进血液循环。同时，还习惯在疼痛部位两侧各施三针，共计九针，形成一套完整的针灸布局。这九针，看似简单，实则每一针都精准地作用于关键穴位，共同发挥"通则不痛"的临床疗效。

腰九针疗法的核心目标，便是通过针灸的刺激作用，使腰部经络得以畅通，气血运行顺畅无阻，从而有效缓解乃至消除腰痛症状。这里，我想强调的是，只有真正实现了经络的"通"，才能让患者"不痛"，即从根源上摆脱腰痛的困扰。

腰九针主要针对腰痛病症，不管是腰肌劳损、腰椎间盘突出，或是腰肌筋膜炎等疾病，操作得当，均有效果，于是在患者中赢得了较好的口碑与赞誉，成为了许多人心中治疗腰痛的"灵丹妙药"。

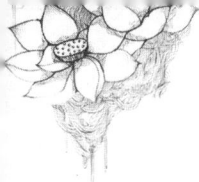

"迎头结尾"法治带状疱疹

疗效是硬道理，作为医生，我们在临床上应该特别注重疗效，力求将中医的治疗效果发挥到极致。鉴于带状疱疹仅以西医药物治疗，常难获满意疗效，若中医针灸用法得当，便能展现其独特的优势，而且据笔者的经验，中医治疗此病效果显著，尤其是外治法。

带状疱疹，中医称为"蛇串疮"或"缠腰龙"，多由正气不足，邪毒乘虚而入，湿热毒邪内蕴，壅滞经络，发于肌肤而致疱疹。气滞血瘀、经脉不通则导致剧烈疼痛。因此，"迎头结尾"疗法的核心在于通过针刺放血等方式，阻断病毒在神经上的传播，同时祛瘀泄热，透邪外出，减少毒素在皮下的淤积，从而缓解疼痛，促进疱疹愈合，大大地降低了带状疱疹后遗症的发生。

其具体操作有以下几种：

1. 定位"龙头"与"龙尾"

"龙头"指疱疹延伸方向的端口，是疱疹发展的主要方向；"龙尾"则指疱疹最先出现的地方，是疱疹发作的起始点。准确定位这两点对于后续治疗至关重要。

2. 针刺放血

使用三棱针或其他适合的针具（推荐火针），对"龙头"和"龙尾"处进行精准的点刺放血。此步骤旨在通过放血疗法，迅速祛除局部淤血和毒素，从而减轻患者疼痛。点刺后，进行挤压或拔罐，以促进恶血或黄色黏液的排出。

3. 刺络拔罐

在疱疹处，无论是新发的水疱，还是遗留的神经痛，都可局部使用火针点刺、散刺，再拔罐，利用负压作用将深层淤血和毒素进一步吸出体外。这一步骤有助于透邪外出，减少邪毒在皮下的淤积，加速疱疹的愈合。

4. 局部围刺

使用毫针在疱疹四周进行围刺，针尖向疱疹区中心沿皮下浅刺。此举旨在通过围追堵截的方式，进一步阻断病毒和毒素的扩散路径，巩固治疗效果。留针约半小时，以确保疗效的充分发挥。

在实际操作中，需根据患者情况灵活使用，选择其中的1项或2项即可起效。"迎头结尾"疗法在带状疱疹的起始和终止部位进行特定治疗，通过针刺放血等中医特色疗法，迅速掐断病程，阻断病邪的进一步发展和扩散。这种治疗方法对于早期病证的疗效尤为显著，常常治疗一次即可，能够明显地减轻患者的痛苦，促进病情的快速好转。

因此，"迎头结尾"法不仅是对中医针灸疗法智慧的一种传承和发扬，更是为带状疱疹患者提供了一种更加安全、有效、无副作用的治疗选择。

论文选载

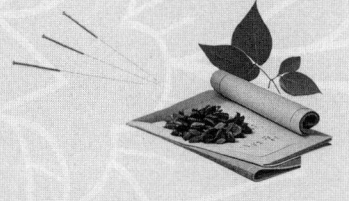

《伤寒论》药物煎煮法与疗效

□ 陈　华　齐昌菊　浦良发　葛　谈

　　在诊疗过程中，总会有很多患者问到诸如此类药物煎煮的问题，如中药该怎么煮，需要放多少水，药物需要煮多长时间，开始我并没有在意这些问题，觉得常规煎煮方法即可。后研读《伤寒方解》（民国祝味菊主编），细细体会，才明白适宜的药物煎煮的方法可以用来提高药物临床疗效，而且药物煎煮方法的选择与疾病的证型、药物的使用，以及服用的人都密切相关，需要辨证完成。现将文中关于药物煎煮法与疗效的关系一一列出，希望对临床医生今后工作有一定的帮助。

一、《伤寒论》中汤剂的应用

　　《伤寒论》113 首方剂中有 98 首以"汤"命名，由此可见汤剂是它的主要剂型。张仲景曾经提到："若欲治病，当先以汤洗涤五脏六腑……益人气血，水能净万物，故用汤也。"汤剂具有调节人体阴阳气血的作用。从古至今汤剂是中医临床的传统剂型，应用之历史悠久，适用范围之广泛，在中医临床实践中承担着重要角色；同时也是中医文化的突出体现，概括了中医理论的精髓，完整融合了中医学辨证论治精神与整体观念。

二、《伤寒论》中药物煎煮法

　　古代医家均很重视药物煎煮方法，明代著名医家李时珍就曾指出，使用汤药时，药物虽然道地，治病方法也符合疾病的道理。但是如果煮药的人粗心大意，不注意水量的多少，不把握好火候，这样煮出来的汤药是没有效果的。清代徐灵胎也认为药物煎煮的方法非常有讲究，药物能不能够发挥有效

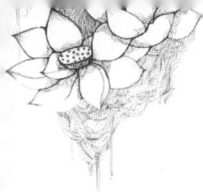

的作用，跟煮药的方法相关。好的煎药方法可以增加药物的临床效果，还可以减少药物本身的毒性，发挥其最大的效能。另外，药物的煎煮与煎药的器械、溶媒、水量、火候、服用的方法等都密切相关。因此，在药物煎煮法上下工夫，可以达到意想不到的效果。

1. 煎煮溶媒

酒 《伤寒论》中有很多汤剂是需要用酒或者酒水共煎的，如瓜蒌薤白白酒汤、炙甘草汤、胶艾四物汤等。现代学者余秋平等人在临床使用经方研究中发现，采用瓜蒌薤白系列汤剂治疗胸痹闷痛彻背或伴短气、喘息、咳喘者，用纯白酒煎则药效最速，酒水共煎也有良效，但是水煎效果差。说明酒可以增加药物中有效成分的煎出量，最大限度地保证疗效发挥。另外，古人也有"地黄得酒则良"说法，这在炙甘草汤治疗"心动悸，脉结代"中得到有效的证实，说明古人运用酒或者酒水共煎煎煮药物确属经验之谈，有其合理性。

其他溶媒 《伤寒论》中还用到了很多特殊的溶媒，根据病情的不同，张仲景采用了清浆水、潦水、泉水、甘澜水、醋、白蜜等。如大陷胸丸加蜜同煎，取白蜜甘缓之性，使该方攻逐之力缓缓而行，既祛邪又不伤正，变峻药为缓用；同时，白蜜甘缓和中，顾护胃气。另有《金匮要略》甘遂半夏汤，"右四味，以水二升，煮取半升，去滓，以蜜半升和药汁，煎取八合，顿服之"。取白蜜甘缓安中，缓和药性并减甘遂毒性，使甘遂、甘草同方运用，相反相成。

从以上我们可以认为：想要更好地发挥经方的疗效，在临床中我们必须高度重视药物的特殊煎煮方法。

2. 煎煮时间

不同方剂的煎煮时间不同 《伤寒论》煎煮多用微火，在桂枝汤中第12条方后面规定以微火煎煮，这也是其他诸方的煎煮要求。后世医家孙思邈在《千金要方》中也提到："凡煮汤，用微火，令小沸。"根据吴承洛《中国度量衡史》，汉代的1升折合今天大约为198毫升。董艳等人做试验发现1升水的平均蒸发时间约为15 min，因此，根据汤剂用水量的不同，煎煮的时间应该有所变化。如麻黄升麻汤用水1斗，煮取3升，用时105 min；当归四逆加吴茱萸生姜汤用水12升，煮取5升，用时也是105 min。桂枝新加汤用时需135 min，炙甘草汤用时需180 min。

同一药物的煎煮时间不同　以《伤寒论》中麻黄汤为例："以水九升，先煮麻黄减二升，去上沫，内诸药，煮取二升半。"除掉加热煮沸的时间，麻黄需要煮 30 min。而在桂枝麻黄各半汤中，只需"先煮一二沸，去上沫"，药物加热煮沸之后，只需要再煮 30 s 到 1 min 即可。为什么同样是先煮麻黄，时间上面却不一样？原来根据病情不一，麻黄先煮时间长短决定其发汗作用的不同。前者需发汗散寒，后者仅需"微发汗"即可。

因此，药物的煎煮时间是根据其要达到的临床药效来确定的。如果一概而论，有可能会失之毫厘，谬以千里。

3. 煎煮服法

小建中汤原文为："右六味，以水七升，煮取三升，去滓，内饴，更上微火消解，温服一升，日三服。"小柴胡汤为："右七味，以水一斗二升，煮取六升，去滓，再煎取三升，温服一升，日三服。"而桂枝汤方后解释道："一服汗出病差，停后服，不必尽剂。"大陷胸汤也有提出："右三味，以水六升，先煮大黄取二升，去滓，内芒消，煮一两沸，内甘遂末，温服一升，得快利，止后服。"因此，据上文我们可以得知，因为汤剂的作用不同，煎煮服药的次数也是不统一的。

因此，我们需要重视汤剂的煎煮法。众所周知，医生开具处方用药，药物煎煮的方法是汤剂的重要组成部分，两者相辅相成，缺一不可。药物的疗效通过煎煮后的汤液作用于人体来表达，煎煮的方法可以影响药物的疗效，是临床疗效的重要环节。清代程钟龄在《医学心悟》中曰："劝君煎药务得人。煎药误，水不洁，油汤入药必呕哕，呕哕之时病转增，任是名医审不决。煎药误，水频添，药炉沸起又加些，气轻力减何能效，枉怪医家主见偏。"由此可见，药物煎煮法的合理与否与功效息息相关，不可小觑。

参考文献

[1] 王竹兰，肖相如.《伤寒论》中汤剂的煎煮工艺研究 [J]. 辽宁中医杂志，2010, 37(5): 906-908.

[2] 余秋平，韩佳瑞，焦拥政，等. 论经方煎煮法中的量效关系 [J]. 中医杂志，2012, 53(3): 187-189.

[3] 陆来安，文小平.《伤寒杂病论》经方特殊溶媒考述 [J]. 中医杂志，2015, 56(19): 1625-1629.

[4] 董艳，王阶. 经方权衡单位古今折算探讨 [J]. 中华中医药杂志，2016, 31(8): 2951-

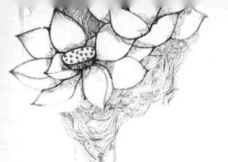

2953.

[5] 鲍建军,黄寿妙. 张仲景经方汤剂的煎法与现代用量关系探讨[J]. 福建中医药,2010, 41(2): 48-49.

本文原载于《中医文献杂志》,2017 年第 4 期

阿是穴配合巨刺肩痛穴治疗肩关节周围炎疗效观察

□ 葛 谈 齐昌菊 苏 齐 朱 轶

肩关节周围炎（以下简称肩周炎）是肩关节囊及周围韧带、肌腱和滑囊的慢性非特异性炎症，以肩关节疼痛和活动受限为主要表现。多由肩部慢性劳损和受寒诱发，严重者影响患者的正常工作和生活。目前，西医治疗肩周炎的方法主要有口服非甾体类消炎止痛药、痛点封闭、局部麻醉等，但有胃肠道毒副作用、关节活动功能恢复不理想等缺点。针灸治疗因其疗效确切、副作用小，有很好的镇痛和改善肩关节活动范围的作用，在治疗肩周炎的诸多方法中优势明显。2015年4月—2016年12月我们采用阿是穴配合巨刺肩痛穴治疗肩周炎30例，并与常规电针治疗30例对照观察，结果如下。

一、资料与方法

（一）病例选择

1. 诊断标准

参照《中医病证诊断疗效标准》确诊。肩部疼痛、压痛广泛，可伴肌肉萎缩；肩关节任何方向的主动与被动活动均受限；肩关节X线检查未见骨折及骨质疾病；属肩周炎三期病程中的冻结期，肩痛较疼痛期减轻，但仍疼痛酸重不适，肩关节功能活动受限严重，各方向活动范围明显缩小，甚至可影响日常生活，可出现废用性肌萎缩。

2. 纳入标准

经检查符合上述诊断标准；年龄为40~70岁；病程为1个月~2年。

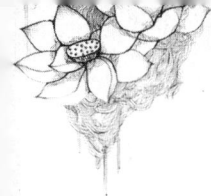

3. 排除标准

肩部挫伤、骨折、肿瘤及风湿性关节炎、类风湿关节炎者；颈部疾病放射到肩部致疼痛者；孕期妇女；针刺部位皮肤局部破损、感染者；有严重的心、肝、肾等疾病者；合并有精神疾病者。

（二）一般资料

全部60例均为上海市浦东新区光明中医医院针灸科门诊治疗的肩周炎患者，通过随机数字表，按照患者就诊时的次序，随机分为2组。治疗组30例，男12例，女18例；年龄43~65岁，平均（52.8±4.6）岁；病程37~170 d，平均（58.2±35.6）d。对照组30例，男13例，女17例；年龄41~67岁，平均（50.2±7.5）岁；病程32~190 d，平均（56.3±27.2）d。两组一般资料比较差异无统计学意义（$P>0.05$），具有可比性。

（三）治疗方法

1. 治疗组

予阿是穴配合巨刺肩痛穴治疗。肩痛穴定位：位于腓骨小头与外踝连线的上1/3处（足三里下2寸，偏腓侧2寸）；取穴原则为交叉取穴，即取健侧治疗患侧；体位为正坐屈膝位；针刺肩痛穴主要以刺激腓浅神经为主；针刺的角度为直刺；针刺的手法为提插手法；针刺时针感为触电式向足背放射。操作步骤：用3寸一次性无菌针灸针，常规穴位消毒后将针体与皮肤呈90°角垂直刺入皮肤，进针速度要快，以减轻患者疼痛感，大幅度提插捻转，针感要求强烈，同时配合肩部活动，要有麻胀感、触电感或向足踝部放射传导的感觉后方可出针。然后让患肩自然下垂，术者在患者肩部周围找到阿是穴，常规消毒后，华佗牌0.32 mm×50.00 mm一次性无菌针灸针在穴区边缘皮区刺入，进行围刺，针尖可呈45°角斜向中心，每针距离宜0.5 cm，进针深度在1寸左右，以得气为佳。然后接通G-6805型电针（上海华谊医用仪器有限公司），连续波（频率2 000次/min，50 Hz密波，正脉冲峰值50 V，波宽500 μs）治疗，时间为20 min。1周3次。

2. 对照组

予常规电针治疗。患肩局部取穴：肩内陵、肩髃、肩髎、肩贞。患者坐位，肩自然下垂，所取穴位常规消毒，使用3寸直径为0.30 mm的一次性无菌针灸针针刺，得气后接通G-6805型电针，连续波（频率2 000次/min，50 Hz密波，正脉冲峰值50 V，波宽500 μs）治疗，时间为20 min。1周

3次。

3. 疗程

2组均3周为1个疗程，1个疗程结束后进行疗效判定。

（四）观察指标

比较两组治疗前后肩关节疼痛和活动功能评分变化。参照美国Michael Reese医疗中心的评分标准，肩关节疼痛总分为75分，肩关节活动功能总分为25分，评分越高，表明治疗效果越好。

（五）疗效标准

临床痊愈：肩部疼痛症状消失，肩关节活动范围恢复正常；显效：肩部疼痛缓解明显，肩关节活动范围改善明显；有效：肩部疼痛基本缓解，肩关节活动范围部分改善；无效：与治疗前相比，临床症状无改变。

（六）统计学方法

采用SPSS22.0统计软件进行数据分析，计量资料以均数±标准差（$\bar{x} \pm s$）描述，采用非参数检验；计数资料以百分率（%）表示，采用χ^2检验。$P<0.05$为差异有统计学意义。

二、结果

两组临床疗效比较见表1。

表1 两组临床疗效比较

组别	n	临床痊愈/例	显效/例	有效/例	无效/例	总有效率/%
治疗组	30	12	11	6	1	96.67*
对照组	30	6	10	7	7	76.67

注：与对照组比较，*$P<0.05$。

由表1可见，两组总有效率比较差异有统计学意义（$P<0.05$），治疗组临床疗效优于对照组。

两组治疗前后肩关节疼痛和活动功能评分比较见表2。

表2 两组治疗前后肩关节疼痛和活动功能评分比较分（$\bar{x}\pm s$）

组别	治疗组（n=30）		对照组（n=30）	
	治疗前	治疗后	治疗前	治疗后
肩关节疼痛	35.52±18.39	56.98±11.12*△	33.55±18.15	45.45±15.63*
肩关节活动功能	16.55±5.43	20.24±4.83*△	15.46±6.43	18.12±4.15*

注：与本组治疗前比较，*$P<0.05$；与对照组治疗后比较，△$P<0.05$。

由表2可见，两组治疗后肩关节疼痛和活动功能评分均较本组治疗前明显增加（*$P<0.05$），且治疗组高于对照组（△$P<0.05$）。

三、讨论

肩周炎属中医学"痹证"范畴，又称"漏肩风""肩凝症"。《素问·阴阳应象大论》曰："年四十而阴气自半也，起居衰矣。"中医学认为，年老体弱，阴精阳气衰减，肝肾不足，气血虚弱，导致筋骨失养，不荣则痛；此时若兼具起居不当、疲劳过度，或受寒湿等邪气乘虚而入，肩部遇寒则凝，导致气血阻滞，经络痹阻，不通则痛。故肩周炎以肝肾亏虚为本，风寒湿邪为标。治宜补益肝肾，祛风散寒除湿。

针灸在肩周炎的治疗上具有独特的优势，一般于肩周炎冻结期应用，以达到解除粘连、扩大肩关节活动范围、恢复正常关节活动功能的目的。针灸治疗肩痛在《针灸甲乙经》《备急千金要方》《针灸资生经》及《针灸大成》等著作中均有记载。现代明确提到针灸治疗肩周炎的记载首见于1954年。20世纪60年代报道颇多，但以传统的针刺法为主。近20年来，几乎各种穴位刺激疗法被用于肩周炎的治疗，如刺血、针刺、艾灸、拔罐、穴位激光照射、热针、穴位微波法、电针及穴位注射等。其中电针疗法指在针刺腧穴得气后，在针具上通以接近人体生物电的微量电流，将针和电2种刺激相结合，达到治疗疾病的目的。电针在治疗肩周炎时能改善局部血液循环，增强代谢，松解粘连，减轻炎症而消除疼痛。治疗选穴多以局部、手足阳明经、手少阳三焦经经穴为主，配以筋会阳陵泉、条口透承山以活血化瘀，消肿止痛。本研究对照组根据"经脉所过，主治所及"的治疗原则，对肩峰臑臂疼痛者取手阳明大肠经肩髃，对肩外兼肩胛疼痛、外展伸举内旋活动受限者取手少阳三焦经肩髎，对肩胛后缘疼痛、前伸上举受限者取手太阳小肠经肩贞，对肩臑臂内侧疼痛、外旋后提受限者取位于肩锁关节内侧凹陷与腋前皱襞连线中点处的经外奇穴肩内陵，以上穴位行电针刺激后，能够在一定程度上减轻患者疼痛，改善肩关节活动功能，但效果不甚满意。

《灵枢·官针》曰："巨刺者，左取右，右取左。"此乃交叉针刺法，意为患侧有病时取健侧经穴治疗。由于经络在人体大都有左右交会的腧穴，所以气血能左右交贯，因此能左右交叉取穴治疗疾病。《素问·缪刺论》载："邪客于经，左盛则右病，右盛则左病，亦有移易者，左痛未已而右脉先病，如此者必巨刺之，必中其经，非络脉也……"可见巨刺是以中医学整体观为理论依据，能调摄全身气血，达到左右经脉、阴阳平衡的整体治疗目的。巨刺具有平衡经络的作用，故临床上遇到患侧久治不愈者，用此法往往能收到意想不到的效果。林志诚等对近 20 年巨刺法的研究文献进行整理发现，巨刺法擅长治疗以疼痛为主症的疾病，且当代医家也运用广泛。

肩痛穴是王文远提出的平衡针灸学中的代表性穴位，又称"中平穴"，位于小腿前外侧足少阳胆经循行处，少阳为枢，处半表半里。肩周炎乃本虚标实之证，针之既可调气以扶正，又可清泄少阳经气，祛邪通络。故肩痛穴可作为治疗肩周炎的经验用穴。有研究证实，针刺健侧肩痛穴可以使大脑负责患肩部病变部位的中枢靶位产生应激性调整，使紊乱的中枢神经系统瞬间恢复到原来的平衡状态，有利于机体自身对患肩进行自我调控和修复。相关临床试验显示，针刺健侧肩痛穴可以释放大量的镇痛介质参与镇痛效应，对患侧肩部病变部位起到良好的镇痛作用；还能改善患肩炎症区微循环，起到减轻或消除炎症的作用，使紧张和痉挛的病变部位组织得到缓解，最后达到治疗肩周炎的目的，并促进肩关节功能恢复。

阿是穴源出《备急千金要方》，曰："有阿是之法，言人有病痛即令捏其上，若果当其处，不问孔穴，即得便快成（或）痛处，即云阿是。灸刺皆验，故曰阿是穴也。"原文意指患者自己或医者在病证处及附近按压探寻，病痛缓解或感觉明显之处即是"阿是穴"，或可恰为腧穴处，刺灸之效验显著。从其方法可知，"阿是穴"实为病痛局部的体表反应点。从其经验可知，这种反应点是刺灸治疗的敏感点（有效点）。《灵枢·五邪》载："以手疾按之，快然，乃刺之。"随着医学的发展，阿是穴的定义也不再局限为最早的"以痛为腧"，而是强调了"按之快然"的特异性。阿是穴可在身体的任何地方出现，是一种临时腧穴。当疾病发生时，人体的某一部分就会发生气血阻滞，造成气血的局部性、临时性聚集，从而出现"阿是穴"现象。当疾病消失时，气血的临时聚集也随之解除，"阿是穴"现象随即消失。基于这一理念，阿是穴应当定义为"包括了经穴和奇穴在内的、在机体，非常状态下出现的特殊反应点"。医者利用阿是穴反应病候的特点用于诊断疾病；阿是穴

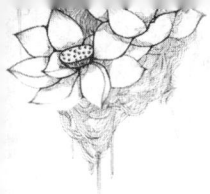

又是由于病理反射及病变部位经脉气血不通而成,故通过针刺刺激肩周炎的阿是穴,发挥了腧穴的近治作用。阿是穴以肩部疼痛部位为中心,进行一层或多层包围性针刺,加强了通经络、行气血的作用,最终达到治疗肩周炎的目的。

《灵枢·终始》曰:"病在上者下取之。"手足少阳经经气上下相接,远近结合取穴,在近端取病变部位附近的阿是穴进行围刺治疗,加强了腧穴的近端效应;在远端通过巨刺肩痛穴,发挥远道取穴的作用,从而产生近端刺激和远端刺激的叠加效应,充分发挥了"1+1>2"的效果。与对照组常规电针治疗相比,阿是穴配合巨刺肩痛穴治疗肩周炎临床疗效更佳($^{\triangle}P<0.05$),可显著减轻患者疼痛,改善肩关节功能($^{*}P<0.05$),可以在临床治疗中加以推广应用。

参考文献

[1] 张建君. 分期综合治疗肩周炎[J]. 针灸临床杂志, 2012, 28(2): 35-36.

[2] BUCHBINDER R, HOVING J L, GREEN S, et al. Short course prednisolone for adhesive capsulitis (frozen shoulder or stiff painful shoulder): a randomised, double-blind, placebo-controlled trial[J]. Ann Rheum Dis, 2004, 63(11): 1460-1469.

[3] DAHAN T H, FORTIN L, PELLETIER M, et al. Double-blind randomized clinical trial examining the efficacy of bupivacaine suprascapular nerve blocks in frozen shoulder[J]. J Rheumatol, 2000, 27(6): 1464-1469.

[4] 张云杰, 高洁, 程立红. 针灸治疗肩周炎临床研究概况[J]. 实用中西医结合临床, 2013, 13(1): 92-94.

[5] 国家中医药管理局. 中医病证诊断疗效标准[M]. 南京: 南京大学出版社, 1994: 184.

[6] 齐昌菊, 葛谈, 苏齐, 等. 巨刺肩痛穴治疗肩关节周围炎临床观察[J]. 上海中医药杂志, 2016, 50(11): 58-59.

[7] 戴尅戎. 肩部外科学[M]. 北京: 人民卫生出版社, 1992: 401-402.

[8] 中华人民共和国卫生部. 中药新药临床研究指导原则: 第3辑[M]. 北京: 1997: 141-142.

[9] YE X X. Treatment of scapulohumeral periarthritis by needling Tiaokou (ST 38) plus Tuina[J]. J Acupunct Tuina Sci, 2005, 3(5): 37-38.

[10] 林志诚, 陈立典. 巨刺法的研究概况和思考[J]. 针灸临床杂志, 2008, 24(8): 51-53.

[11] 王文远, 张利芳. 针刺肩痛穴治疗外伤性肩周炎3850例[J]. 中医外治杂志, 2008, 17(3): 48-49.

[12] 王文远, 毛效军, 张利芳, 等. 平衡针灸治疗肩周炎8895例临床研究[J]. 中国中医药现代远程教育, 2008, 6(4): 297-298.

[13] (唐)孙思邈. 备急千金要方:三十卷[M]. 影印本. 北京:人民卫生出版社, 1955: 519.

[14] 赵京生. "以痛为输"与"阿是穴":概念术语考辨[J]. 针刺研究, 2010, 35(5): 388-390.

[15] 胥荣东, 李珩. 阿是穴释义[J]. 中国针灸, 2005, 25(4): 281-283.

本文原载于《河北中医》, 2017年第8期

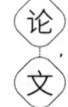

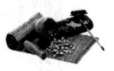

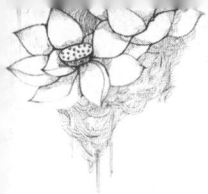

癫痫病病名初探

□ 王凤兰　齐昌菊

早在汉代已有"癫疾"之名，并初步认识到癫痫病与先天遗传因素有关，且发病前有先兆特征。

东汉时期，人们即认识到癫痫是一种遗传性疾病，且与精神异常有关。如《素问·奇病论》记载："人生而有病癫疾者，病名曰何？安所得之？……病名为胎病，此得之在母腹中时，其母有所大惊，气上而不下，精气并居，故令子发为癫疾也。"故而癫疾又称为胎病，此是从病发原因命名的。《灵枢经》认识到癫疾与狂同为精神异常类疾病，故在《灵枢·癫狂》将癫狂分别论述。此时的癫指癫痫，非指不避亲疏、登高而歌、弃衣而走之狂病。并叙述了癫痫发病前征兆："先不乐，头重痛，视举目赤，甚作极已，而烦心……"既有形体上的反应，同时也有精神上的感觉异常。

隋唐以降，明清以前，癫痫病病名较多，其命名多与病因、症状、声形及象术有关，无临床意义。

此时又将癫痫称之为"风痫""五痫""六畜痫""五脏痫""惊痫"等。以病因命名的如"风痫""惊痫""风癔"者，乃因"血气虚，邪入于阴经……因为风邪所伤，故邪入于阴，则为癫疾。"(《诸病源候论·风病诸候下》)。"惊痫"见于《千金要方·疗惊痫病方第三》曰："病先身热瘛，惊啼叫唤，而后发痫成病。"故言之"惊痫"。通过症状命名的有"六畜痫""五痫""五脏痫"，以及"膈痫""腹痫"。隋代《诸病源候论·妇人杂病诸候一》据痫发之时声形冠以"牛痫""马痫""猪痫""鸡痫""狗痫"。言"牛痫"则牛鸣，"马痫"则马鸣，"狗痫"则狗吠，"鸡痫"则鸡鸣。唐代则总以"六畜痫"命名，并增加了"羊痫"，且形象地描述了发病症状。如"马痫"则马鸣张口摇头，欲反折；"牛痫"如牛鸣，目正直视，腹胀；"鸡痫"如鸡鸣，摇头反折，喜惊自摇；"羊痫"喜扬目吐舌；"猪痫"喜吐沫；"犬痫"手屈、两足挛。"五脏癫"巢元方将其归属于"风病诸候下"，即"阳癫""阴癫""风癫""湿癫""劳癫"。"阳癫"者"发如死人，遗尿，食顷乃解"；"阴癫"者"初生小时，脐疮未愈，数洗浴，因此得之"；"风癫"者"发时眼目相引，牵纵反强，羊鸣，食顷方解"；"湿癫"者"眉头痛，身重"；"劳癫"者"发作时，反目口噤，手足相引，身热"。皆随其感处之由立名。将"五癫"对应于西医不同类型癫痫比较困难。但在隋代即充分认识到癫痫发病时有意识障碍，主自神经功能紊乱，肌肉阵发性僵直与痉挛，以及头痛、身热、身重等异常感觉，并认识到此病病久难治，反复发作。孙思邈除症状外，还根据五色配五脏学说将其分成五脏痫。如见面青、目反视，手足摇为肝脏痫；面赤、心下有热，短气微数为心痫；面黄、腹大，喜利为脾痫；面黑直视不摇如尸状为肾脏痫。这种五脏归属分痫方法，现代临床很少应用，可能与当时灸法治痫用穴有关。宋代陈无择《三因极一病证方论·癫痫叙论》中将脏腑、经络及五畜叫声联系起来加以阐述。如"马痫"者"手少阴君火主之，其病于心经，以马属在午……作马嘶鸣"；"羊痫"者"多因少小脐疮未愈，数洗浴，湿袭脾经之所致也，以羊属未，足太阴湿土主之，故其病生于脾经"；"鸡痫"者"多因少小燥气伤胃，烦毒内作，郁涎入胃之所致也。以鸡属西，足阳明燥金主之，故其病生于胃经"；"猪痫"者"手厥阴心包络，属木主之，以猪属亥"；"牛痫"者"多因少小湿热伤肺，涎留肺系……手太阴湿土主之，以牛属丑，病生于肺系"。

　　以上"五痫"合属五脏，无肾有胃者，以肾属鼠，非畜养物，神无主治，故不作痫。胃属鸡，系六畜物，故有象。兼胃为五脏海，非余脏比。又犬属戌，手太阳小肠经主之。虽属六畜，初无犬痫者，以辰戌为魁罡，四杀没处，不与痫象。由此看来，实际上古之五痫合属五脏，五畜及六畜痫之分类方法，并无临床意义，而与象术学有关。确实元代朱丹溪早在《丹溪心法·痫》亦阐述到，古人将癫痫分成五畜、六畜之痫，并无临床实用价值，只因"病状偶类"而已。提到癫痫病的病名及分类，不能不提到三痫。三痫即孙思邈《千金要方》中所论之小儿痫有三种："风痫""食痫""惊痫"。陈无择曰癫痫之疾，不外三因，一者"风寒暑湿得之外"；二者"惊恐震慑得之内"；三者"饮食饥饱不内外"。因此小儿三痫之分类可以说是据病因分类中的代表。现代医学研究证明，癫痫病的发病与产前及产时损伤、脑血管病、代谢障碍、生理因素、感觉刺激均有密切关系。至于腹膈痫证，孙氏言

"膈痫之为病，目反，四肢不举；腹痫之为病，不动摇"。这种分类方法是否与现代医学分类中的"强直性反复发作"中"躯干型"及"干肢型"相吻合，因孙氏对"腹痫""膈痫"症状描述尚不完全，不能加以定论。此时癫痫治疗仍禀承历代灸穴位疗法及药物治疗。作者认为有现代治疗意义的分类方法当推孙氏的阴阳痫分类法。曰痫分阴阳"病先身热瘛疭，惊啼叫唤，而后发痫成病，脉浮者为阳痫"；"病先身冷，不啼唤而成病，发时脉沉者为阴痫"。阳痫病发"内在六腑，外在肌肤，犹易治也"，阴痫病发"内在五脏及骨髓，极难治也"。这种分类接近现代临床痫证虚实分类，是癫痫病名与治疗相结合上的一大进步。

明清时代，已明确将癫、痫、狂加以区分，其病名也趋于统一认识。此时少述病名分类，多阐述病因病机及治疗。认识到其发病多因心肾虚怯，肝水胆火倏逆，痰涎上壅心包，经脉闭阻所致。此时症状描述详尽，并言"经久失调，遂成痼疾"（见《类证治裁》）。治疗分虚实之证，急治其表缓治其本。此时出现了一些通治方，诸如治痰与火的定痫丸，或人参琥珀丸、五痫丸、抱胆丸等。理法方药以及治疗体系趋于完善。正如清代名医王清任在《医林改错·脑髓论》中所言："痫证，俗名羊痫风，即是元气一时不能上转入脑髓，抽时正是活人死脑袋；活人者，腹中有气，四肢抽搐；死脑袋者，脑髓无气，耳聋，眼无吊如死。有先喊一声而后抽者，因脑先无气，胸中有漉漉之声者，因津液在气管，脑无灵机之气，使津液吐咽，津液逗留在气管，故有此声。抽后头疼昏睡者，气虽转入于脑，尚未足也。"王清任认识到痫证与元气虚，脑髓瘀血有关，与现代医学的先天遗传，后天脑部受伤致痫完全吻合。

本文原载于《中国中医基础医学杂志》，1999 年 3 期

电针联合皮肤牵引治疗膝骨关节炎临床疗效观察

□ 汤剑斌　齐昌菊　陈　峰

随着我国老龄化社会的到来，膝骨关节炎的发病率呈逐年上升的趋势。膝骨关节炎是一种退行性变疾病，其发生涉及到全身与局部关节的多种复杂因素。目前对其发病机制认知仍不足，临床缺乏有效的预防与治疗手段，膝骨关节炎晚期患者往往面临膝关节置换的结局，给社会带来沉重的经济负担。众多临床研究已经证实，电针治疗膝骨关节炎可以有效缓解骨关节炎疼痛、改善关节活动受限症状，但很难改善膝关节内外翻畸形的进展；而膝关节皮肤牵引，可渐进性地纠正下肢的力学轴线，有利于恢复膝关节的力学平衡。本研究采用电针联合下肢皮肤牵引治疗膝骨关节炎，观察对患者下肢胫股冠状角的改善作用及其对膝关节美国特种外科医院（hospital for special surgery，HSS）评分的影响，并评价其临床疗效。

一、资料与方法

（一）病例选择

纳入标准：①符合美国风湿病学会（ACR）推荐的膝骨关节炎诊断标准；②年龄45~80岁；③1周内未服用骨关节炎治疗药物或采用其他治疗方法者。

排除标准：①合并有严重的心脑血管疾病及骨肿瘤、骨结核、膝关节感染等患者；②未签署知情同意书患者；③膝关节病情持续加重者。

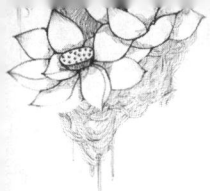

（二）一般资料

共入选符合观察条件的膝骨关节炎患者 60 例，均来自于我院骨伤科门诊。其中男性 22 例，女性 38 例；最大年龄为 82 岁，最小 46 岁。运用随机数字表将患者随机分为治疗组和对照组，每组 30 例。两组患者在性别、年龄及病程等基线资料方面差异无统计学意义（$P>0.05$），具有可比性。两组基线资料比较见表 1。

表 1　两组基线资料比较

组别	n	性别/例		年龄/岁	体质量/kg	病程/年
		男	女			
治疗组	30	12	18	68.23±6.13	73.81±11.72	7.54±2.57
对照组	30	10	20	68.81±5.72	72.42±12.22	7.75±3.42

（三）治疗方法

（1）治疗组：电针 + 皮肤牵引。不锈钢毫针（直径 0.45 mm、长 65.00 mm），取内外膝眼穴，刺入深度约为 2 寸（针灸学"同身寸"法）；待穴位有酸胀感后接通韩氏穴位神经刺激仪（北京华卫公司生产，型号：BTE-701B），采用强度为 8 mA 的疏密波，电针 30 min/次。电针结束后给予皮肤牵引：牵引质量 3~5 kg，以不引起患者剧烈疼痛为度，牵引过程中行股四头肌等长收缩锻炼，每次 30 min。每周治疗 3 次，连续治疗 4 周。

（2）对照组：患者单纯采用电针内外膝眼穴，强度、治疗频率及周期与治疗组相同。

（四）胫股冠状角测量及 HSS 评分计算

在治疗前与治疗 4 周后，分别拍摄下肢负重位 X 线片（全数字化 X 线摄片机 GEDefinium 6000）。在正位 X 线片上测量下肢胫股冠状角（CTA），即胫骨与股骨解剖轴之间的夹角，正常值为 4°~10°。HSS 评分参照文献方法计算，即从膝关节疼痛、功能、肌力、活动度、屈曲畸形角度和稳定性 6 方面计分，总计 100 分。

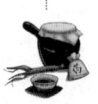

（五）临床疗效评价

疗效标准参照《中医病证诊断疗效标准》中"骨痹"的疗效标准判定。临床治愈：膝关节疼痛、肿胀症状消失，关节活动正常；显效：膝关节疼痛、肿胀明显减退，关节活动基本正常；好转：膝关节疼痛、肿胀缓解，关节活动改善；无效：膝关节疼痛症状及活动范围均无缓解。

（六）统计学方法

运用SPSS13.0统计软件进行统计分析。计量资料用 $\bar{x} \pm s$ 表示，采用 t 检验比较组内前后差异，计数资料采用 χ^2 检验。$P<0.05$ 为差异有统计学意义。

二、结果

（一）下肢胫股冠状角改变

两组治疗后CTA均较治疗前明显增大，差异有统计学意义（$^{\triangle}P<0.05$），且治疗组改善效果明显优于对照组（$^{*}P<0.05$）。见表2。

（二）HSS积分变化

两组治疗后HSS积分较治疗前显著提高，差异有统计学意义（$^{\triangle\triangle}P<0.01$），且治疗组HSS积分高于对照组（$^{*}P<0.05$）。见表2。

表2　两组治疗前后CTA及HSS积分比较（$\bar{x} \pm s$）

组别	n		CTA（°）	HSS积分/分
治疗组	30	治疗前	2.61±0.22	26.56±12.65
		治疗后	4.99±0.26$^{\triangle *}$	73.54±23.21$^{\triangle\triangle *}$
对照组	30	治疗前	2.63±0.13	25.98±13.43
		治疗后	3.95±0.13$^{\triangle}$	65.87±24.11$^{\triangle\triangle}$

注：与本组治疗前比较，$^{\triangle}P<0.05$，$^{\triangle\triangle}P<0.01$；与对照组治疗后比较，$^{*}P<0.05$。

（三）临床疗效观察

治疗组的总有效率为90.00%、对照组为76.67%，治疗组明显优于对照组，其差异有统计学意义（$^{*}P<0.05$）。见表3。

表3 两组临床疗效比较 [例（%）]

组别	n	临床治愈	显效	好转	无效	总有效率/%
治疗组	30	12（40.00）	8（26.67）	7（23.33）	3（10.00）	90.00*
对照组	30	8（26.67）	7（23.33）	8（26.67）	7（23.33）	76.67

注：与对照组比较，*$P<0.05$。

三、讨论

膝骨关节炎发生是一个涉及全身内分泌代谢，与局部生物力学因素共同作用下，导致关节软骨与关节周围软组织代谢失衡的结果。关节周围肌肉废用性萎缩，膝关节失去稳定性，在临床主要表现为关节疼痛、肿胀、畸形、活动受限。膝骨关节炎中医认为属于"痹证"，亦有称之为"骨痹""筋痹"。膝骨关节炎后期出现肌肉萎缩无力，功能受限，近似于"痿证"。《医宗金鉴·杂病心法要诀》载："痿痹之证，今人多为一病，以其相类也。然痿病两足痿软不痛，痹病通身肢节疼痛。"这也体现了古人对复杂关节疾病的深刻认识。

膝骨关节炎治疗中，电针镇痛安全有效，且与非甾体类镇痛药比较，无胃肠道副反应，是极其重要的一种非药物治疗手段。电针通过低频率脉冲电流刺激，使穴位周围肌肉收缩，加快局部血液循环，改善神经周围组织代谢。膝关节退变进程中，关节软骨退变，关节无菌性炎症刺激，关节周围韧带挛缩粘连，导致关节间隙逐渐狭窄，关节腔内压增高，出现关节疼痛活动受限。通过膝关节的长轴皮肤牵引，一方面使关节周围韧带、关节囊得到牵伸，关节腔形成的负压使软骨下骨的压力减轻，提高了关节软骨与软骨下骨基质间的营养物质的流动，有助于修复因过大机械应力导致的膝骨关节炎损坏的关节组织结构，减轻疼痛症状；另一方面，通过膝关节牵引使关节周围痉挛的软组织发生蠕变，变形伸长，从而增加关节活动的范围，增加了膝关节的灵活度。在牵引过程中通过间断收缩股四头肌，增强了关节周围肌肉的肌力，改善膝关节的本体感觉，也增加了膝关节的稳定性，最终通过牵引后改变了下肢的力线，减缓了膝骨关节炎内外翻畸形进展趋势。

本研究结果显示，采用电针联合皮肤牵引治疗膝骨关节炎有较好的临床疗效，治疗组的总有效率明显高于单纯电针组（*$P<0.05$）。通过测量下肢胫股冠状角参数及评价膝关节HSS积分，结果也显示联合治疗组患者较对照组得到明显改善，表明电针联合皮肤牵引可有效缓解膝骨关节炎疼痛、关节活动障碍等症状，在改善膝关节内外翻畸形、恢复膝关节的力学平衡方面较有

优势。下肢胫股冠状角参数是观察患者关节力学轴线改变的重要指标,而膝关节内外翻畸形是导致力学轴线改变,也是膝关节疼痛、关节活动度受限的重要原因,因而在膝骨关节炎保守治疗中注重改善下肢异常的力线则为膝骨关节炎治疗取得良好效果提供基础。可见,电针联合皮肤牵引多途径治疗膝骨关节炎,从镇痛和改善膝关节力学平衡两方面协同作用,可达到治疗膝骨关节炎理想的效果。

参考文献

[1] STAN G, ORBAN H, ORBAN C. Cost-effectiveness analysis of knee osteoarthritis treatment[J]. Chirurgia, 2015, 110(4): 368-374.

[2] 吴文虎,汤俊,吴云鹏,等. 电针膝眼穴治疗膝骨关节炎疗效的现代康复学评估[J]. 上海中医药杂志, 2015, 49(6): 63-65.

[3] 王展. 矫正手法结合皮肤牵引治疗膝关节骨性关节炎30例[J]. 光明中医, 2015, 30(7): 1474-1475.

[4] GOODMAN S M, RAMSDEN-STEIN D N, HUANG W T, et al. Patients with rheumatoid arthritis are more likely to have pain and poor function after total hip replacements than patients with osteoarthritis[J]. The Journal of Rheumatology, 2014, 41(9): 1774-1780.

[5] WENHAM C Y, GRAINGER A J, CONAGHAN P G. The role of imaging modalities in the diagnosis, differential diagnosis and clinical assessment of peripheral joint osteoarthritis-ScienceDirect[J]. Osteoarthritis and Cartilage, 2014, 22(10): 1692-1702.

[6] 王大伟, NUNG L N, JING Y S. 全膝关节置换的放射学力线测量[J]. 中华骨科杂志, 2005, 25(9): 57-59.

[7] MCALINDON T E, BANNURU R R, SULLIVAN M C, et al. OARSI guidelines for the non-surgical management of knee osteoarthritis[J]. Osteoarthritis and Cartilage, 2014, 22(3): 363-388.

[8] 陈姝艳,陈永强,吴文虎,等. 膝骨关节炎电针治疗及疗效评定的研究进展[J]. 吉林中医药, 2015, 35(6): 641-643.

[9] 高文香,郝军. 筋病理论指导下中医综合疗法治疗膝骨关节炎[J]. 中医正骨, 2014, 26(1): 60-62.

本文原载于《上海中医药杂志》,2016年第6期

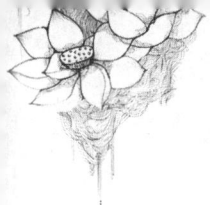

董氏奇穴配合阿是穴围刺治疗网球肘30例疗效观察

□ 刘秋根 葛 谈 齐昌菊 苏 齐 张晶莹

网球肘是临床的一种常见病,西医称为肱骨外上髁炎,中医称为"肘痨""筋伤""痹证"。笔者采用董氏奇穴配合阿是穴围刺治疗网球肘,与普通针刺治疗相比较,取得满意疗效,现报告如下。

一、临床资料

(一)一般资料

患者主要来自2013年2月—2016年3月上海市浦东新区大团社区卫生服务中心针灸科门诊,共60例,采用随机数字表法分为治疗组和对照组,每组30例。治疗组中男10例,女20例;年龄最小28岁,最大58岁,平均年龄43岁;病程最长1年余,最短1周。对照组中男12例,女18例;年龄最小24岁,最大64岁,平均年龄44岁;病程最长1年余,最短7 d。两组患者在性别、年龄、病程方面比较差异无统计学意义($P>0.05$),具有可比性。

(二)诊断标准

参照1994年国家中医药管理局颁布的《中医病证诊断疗效标准》中的网球肘诊断标准。

(三)纳入标准

①符合1994年国家中医药管理局颁布的《中医病证诊断疗效标准》中

的网球肘诊断标准；②病程1周以上；③签署知情同意书，坚持参加并完成整个疗程及评价。

（四）排除标准

①不符合纳入标准者；②患有肘关节处骨或软组织肿瘤、风湿性关节炎、皮肤局部破损、感染等疾病者；③合并有严重的心脑血管、肝、肾、血液等系统性疾病者；④不签署知情同意书者；⑤孕期妇女；⑥有针刺禁忌症的患者。

二、治疗方法

（一）治疗组

先取董氏奇灵骨穴（患侧），患者取坐位，治疗网球肘时，该穴位于手背虎口处、拇指与食指叉骨间（第一掌骨与第二掌骨接合处），取患侧穴，局部皮肤常规消毒，用 0.35 mm×40.00 mm 毫针 90º 直刺，待针体进入到 1~2 cm 深度即可出针，以针刺指掌侧固有神经后出现针感为宜，并让患者活动肘部；然后让患者屈肘呈 90º，在肱骨外上髁找到压痛点即阿是穴，常规消毒后用 0.35 mm×40.00 mm 毫针 4 枚在病变痛点边缘刺入，针尖呈 30º 斜向痛点中心，刺入 0.5~1.5 cm，针距相隔 1.5 cm 左右，以麻胀感为佳，留针 20 min。针刺结束后嘱咐患者休息。

（二）对照组

普通针刺组取穴：肘髎、曲池、尺泽、手三里、合谷、阿是穴；操作方法：针刺穴位常规消毒后，取 0.35 mm×40.00 mm 毫针直刺，并施以平补平泻手法，得气后留针 20 min。针刺结束后嘱咐患者休息。

（三）疗程

隔日1次，5次为1个疗程，治疗结束后进行疗效评定。

（四）疗效标准

治愈：肱骨外上髁疼痛消失，握力恢复，握拳及腕关节背伸、旋转时不诱发疼痛。显效：肱骨外上髁疼痛偶尔发生，用力活动后出现疼痛，握力基本恢复正常，腕关节背伸时不诱发疼痛，检查 Mills 征阴性，仍可发现阳性压痛点。有效：用力活动后肱骨外上髁感觉不舒服，但与治疗前比较有好转，感觉握力轻微或中度下降，腕关节背伸时诱发轻度或中度疼痛。无效：肱骨外上髁疼痛没有减轻，患者对治疗结果不满意，感觉握力明显下降。

（五）统计学方法

采用 SPSS17.0 统计软件，临床疗效采用卡方检验。以 $P<0.05$ 表示差异有统计学意义。

三、治疗结果

治疗结果见表1。

表 1　两组之间疗效比较

组别	n	治愈/例	显效/例	有效/例	无效/例	愈显率/%	总有效率/%
治疗组	30	13	11	4	2	80.0	93.3
对照组	30	6	10	8	6	53.3	80.0

注：治疗组总有效率与对照组比较，差异有统计学意义（$P<0.05$）。

四、讨论

网球肘即肱骨外上髁炎，是肘关节外侧前臂伸肌起点处肌腱发炎引起的疼痛；前臂伸肌肌腱在抓握东西时收缩、紧张，过多使用这些肌肉会造成这些肌肉起点的肌腱变性、退化和撕裂，产生炎症并引发疼痛。本病属于中医学的肘痨、伤筋、痹证范畴，主要由劳损所致；肘关节长期操劳，劳则气耗，气血失养，风寒乘虚侵袭肘部；或长期从事屈肘、旋转、伸腕等活动，使筋脉损伤，瘀血内停，筋脉失和，筋络痹阻不通而产生疼痛。

董氏奇灵骨穴（患侧）可以促进炎症介质和炎症细胞的吸收。笔者认为炎性反应是导致网球肘疼痛的主要原因，由于肘关节周围的无菌性炎症造成关节软组织粘连，引起组织细胞因子、生物介质、炎性物质、免疫细胞等浓度变化，诱导痛觉过敏和神经受损，产生严重的关节疼痛，活动时加重；针刺董氏奇灵骨穴（患侧）可以通过中枢神经从整体进行调节，使机体在失衡状态下逆转，不仅能改善局部的血液循环，还可促进炎性反应物进行代谢、排泄，恢复神经的生理功能。阿是穴围刺相当于古代的扬刺，《灵枢·官针》云："扬刺者，正内一，旁内四而浮之，以治寒气之博大者也。"阿是穴围刺治疗能调养气血，活血化瘀，松解粘连，滑利关节，达到通则不痛的效果，故董氏奇穴配合阿是穴围刺治疗网球肘可增强通络止痛的效果。临床观察表明，两种方法配合应用具有疗效确切、见效快、简单易行等优点，值得临床推广。本次研究结果表明，董氏奇穴配合阿是穴围刺治疗网球肘临床疗效要优于传统的针刺常规穴位，可明显缓解患者的临床症状，提高生活质量，值得在基层医疗卫生机构推广。

参考文献

[1] 国家中医药管理局. 中医病证诊断疗效标准[S]. 南京：南京大学出版社，1996.
[2] 蒋协远，王大伟. 骨科临床疗效评价标准[M]. 北京：人民卫生出版社，2005.
[3] 高凤云. 浮针配合围刺法治疗网球肘56例[J]. 中华中医药杂志，2011，26(8)：893-894.

本文原载于《中国临床研究》，2017年第31期

督灸联合附子理中汤治疗脾肾阳虚型慢性疲劳综合征的临床疗效及对疲劳程度和中医证候的影响

□ 孙 静 张小铁 葛 谈 商 越 张凯熠 齐昌菊

慢性疲劳综合征（chronic fatigue syndrome，CFS）是以反复持续性的主观不适感觉、自觉身体劳累无力为主要特征，伴随食欲不振、睡眠障碍、情绪低落、记忆力减退等多种生理及心理症状的临床综合征。CFS 的临床诊断和疗效评估主要以量表为主，临床常规检查多无显著特异性表现，但其发病率却逐年上升。《内经》指出"针所不为，灸之所宜"，督灸是基于传统中医外治法理论，结合传统灸法特点的一种传统外治法，其涵括了经络、腧穴、药物、艾灸、发疱等多种因素的综合优势，直对病所，以火攻之，有益肾通督、温阳散寒、壮骨透肌、破瘀散结、通痹止痛功效。2019 年 6 月—2020 年 8 月，我们应用督灸联合附子理中汤治疗脾肾阳虚型 CFS 30 例，并与单纯应用附子理中汤治疗 30 例对照，观察临床疗效及对疲劳程度和中医证候的影响，结果如下。

一、资料与方法

（一）病例选择

1. 诊断标准

西医诊断参照 1994 年美国疾病控制与预防中心（CDC）制定的 CFS 诊断标准：

（1）无明显诱因形成的持续或反复发作的倦怠，经充分休息后无法缓解，且在患者的日常生活和社会交往能力等各个方面都比患病前大幅降低。

（2）下列 8 项需同时满足 4 项或 4 项以上，至少出现 6 个月：①短期的记忆力或集中注意力明显减弱；②喉咙干痛；③颈部或腋下淋巴结肿大；④

肌肉酸痛；⑤多关节疼痛不伴红肿；⑥头痛的发作方式及严重程度与以往有所差异；⑦精神状态不能通过睡眠明显改善；⑧体育锻炼后精神疲倦需持续24 h以上。

中医诊断参照《中医内科学》：未见明显脏器器质性病变；主要表现为精神疲倦、乏力、失眠、健忘；多伴脏腑、气血、阳气不足等相关症状。中医辨证为脾肾阳虚证，主症：精神萎靡，畏寒肢冷，食少便溏，困倦嗜睡，肢软无力；次症：懒言易汗，腰膝冷痛，遗精阳痿，性欲减退；舌脉：舌质淡胖有齿痕，苔白，脉沉迟无力。

2. 纳入标准

符合以上中西医诊断标准及辨证标准；性别不限；年龄18~65岁；病程 >6个月；患者1周前未进行CFS治疗；本研究经医院医学伦理委员会审批通过，患者自愿签署知情同意书。

3. 排除标准

恶性肿瘤、造血系统功能障碍等疾病；慢性疾病的急性发作期；皮肤及感觉功能障碍者；精神类疾病；对颗粒剂中药成分及艾灸严重过敏者。

4. 剔除标准

不能按期完成随访者；中途接受其他治疗者。

（二）一般资料

全部60例均为我院治未病科门诊患者，按照随机数字表法分为2组。治疗组30例，男16例，女14例；年龄25~65岁，平均（29.48±4.36）岁；病程6~12个月，平均（6.07±1.78）个月。对照组30例，男17例，女13例；年龄30~65岁，平均（33.29±3.64）岁；病程6~12个月，平均（6.38±1.02）个月。

两组一般资料比较差异无统计学意义（$P>0.05$），具有可比性。

（三）治疗方法

1. 对照组

对照组予附子理中汤。药物组成：人参9 g，制附子9 g，白术9 g，干姜9 g，炙甘草9 g。以上均为中药免煎颗粒，由上海康桥制药有限公司提供。每日1剂，每次70 mL，每日3次冲服。连服10 d为1个疗程，治疗6个疗程。

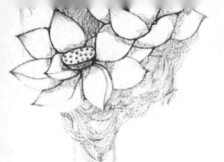

2. 治疗组

治疗组在对照组治疗基础上加用督灸治疗。操作方法：患者俯卧于硬板床上，尽量取舒适体位，充分暴露背部，取督脉大椎至腰俞的脊柱部位，操作者进行常规消毒后在治疗部位涂抹生姜汁，再在治疗部位撒督灸粉（药物组成：肉桂、制附子、川芎、丁香等，将上药过粉碎机进行粉碎，在粉碎过程中随时抽查药粉的粒度，要达到药粉全部通过8号筛，备用），之后在其上覆盖桑皮纸，再在桑皮纸上铺生姜泥如梯状，最后在生姜泥上放置三角锥形艾炷并点燃，艾炷燃尽后或患者有灼痛感时更换，共灸3壮。若灸后患处皮肤有过敏反应，应视具体情况暂停或减少治疗次数。每3 d灸1次，3次为1个疗程，共治疗6个疗程。

（四）观察指标及方法

①参照《中医体质分类与判定（ZYYXH/T157—2009）》，比较两组治疗前后阳虚质转化分。阳虚质转化分＝[（阳虚质原始分－条目数）/条目数×4]×100。阳虚质转化分越高说明阳虚程度越明显。②比较2组治疗前后疲劳严重程度量表（FSS）评分变化。FSS由9个条目组成，从不同角度反映疲劳程度，包括当我感到疲劳时我就什么事都不想做了、锻炼让我感到疲劳、我很容易疲劳、疲劳影响我的体能、疲劳带来频繁的不适、疲劳使我不能保持体能、疲劳影响我从事某些工作、疲劳是最影响我活动能力的症状之一、疲劳影响了我的一切活动。从非常同意、比较同意、有点同意、一般、有点不同意、比较不同意、非常不同意分别记1~7分。分值越高表明疲劳程度越明显。③比较2组治疗前后主要中医证候评分变化，将CFS脾肾阳虚型主要中医证候精神萎靡、畏寒肢冷、食少便溏、困倦嗜睡、肢软无力分为4级，按无、轻、中、重，分别记0、1、2、3分。

（五）疗效标准

治愈：临床症状和体征均消失，主要中医证候评分降低≥95%；显效：临床症状和体征显著改善，主要中医证候评分降低70%~95%；有效：临床症状和体征有所好转，主要中医证候评分降低30%~70%；无效：临床症状和体征均无明显改善，甚至加重，主要中医证候评分降低<30%。总有效率＝（治愈例数＋显效例数＋有效例数）/总例数×100%。

（六）统计学方法

应用 SPSS25.0 统计软件包进行统计学分析，计量资料用均数 ± 标准差（$\bar{x}\pm s$）表示，符合正态分布时采用两独立样本 t 检验及配对 t 检验，不符合正态分布时用非参数检验；计数资料率的比较采用 χ^2 检验。$P<0.05$ 为差异有统计学意义。

二、结果

两组疗效比较见表1。

表 1　两组疗效比较 [例（%）]

组别	n	治愈	显效	有效	无效	总有效率/%
治疗组	30	6（20.00）	15（50.00）	5（16.67）	4（13.33）	86.67*
对照组	30	3（10.00）	10（33.33）	9（30.00）	8（26.67）	73.33

注：与对照组比较，*$P<0.05$。

由表1可见，两组总有效率比较差异有统计学意义（*$P<0.05$），治疗组疗效优于对照组。

两组阳虚质转化分比较治疗组30例，治疗前阳虚质转化分（59.19±13.14）分，治疗后阳虚质转化分（39.91±16.08）分；对照组30例，治疗前阳虚质转化分（57.54±12.95）分，治疗后阳虚质转化分（43.41±17.17）分。两组治疗后阳虚质转化分均较本组治疗前降低（$P<0.05$），且治疗组降低更显著（$P<0.05$）。

两组治疗前后 FSS 评分比较治疗组30例，治疗前 FSS 评分（40.36±6.62）分，治疗后 FSS 评分（27.44±6.23）分；对照组30例，治疗前 FSS 评分（38.44±7.14）分，治疗后 FSS 评分（31.58±6.90）分。两组治疗后 FSS 评分均较本组治疗前降低（$P<0.05$），且治疗组降低更明显（$P<0.05$）。

两组治疗前后主要中医证候评分比较见表2。

表2 两组治疗前后主要中医证候评分比较（$\bar{x} \pm s$，分）

中医证候	治疗组（$n=30$）		对照组（$n=30$）	
	治疗前	治疗后	治疗前	治疗后
精神萎靡	2.85±1.04	0.97±0.60*	2.12±0.69	1.04±0.93*
肢软无力	2.36±0.27	1.57±0.92*	2.31±0.26	1.73±0.78*
困倦嗜睡	2.31±0.58	0.93±0.82*△	2.26±0.60	1.46±0.99*
畏寒肢冷	2.24±0.66	1.05±1.07*	2.35±0.49	1.37±1.01*
食少便溏	2.64±0.70	0.86±0.22*△	2.50±0.83	1.53±0.58*
总评分	12.17±5.48	8.93±5.47*△	11.87±4.69	9.78±4.77*

注：与本组治疗前比较，*$P<0.05$；与对照组治疗后比较，△$P<0.05$。

由表2可见，两组治疗后中医证候各项评分及总评分均较本组治疗前降低（*$P<0.05$），治疗组治疗后困倦嗜睡、食少便溏评分及总评分均低于对照组（△$P<0.05$）。

两组不良反应发生情况比较，治疗期间均未见明显不良反应。

三、讨论

近年来，CFS发病率呈上升趋势，并且趋向于年轻化，目前CFS现代医学发病机制尚不明确，发病原因可能与遗传、病毒感染、心理因素、内分泌紊乱等因素有关。现代医学治疗CFS主要采用心理治疗、替代疗法如补充维生素等方式，疗效欠佳。

CFS患者以主观不适感觉，自觉身体劳累、乏力、腰膝酸软为主要表现，属于中医怪病、杂病范畴，虚劳、百合病、郁证等根据CFS不同的病症表现可以代替CFS的中医病名。患者多因先天禀赋不足，肾阴亏虚或后天失养致脾气不足，劳逸过度，内伤五脏，失治误治，久成劳损。病机主要为脏腑亏损，筋脉失养，与人体脾、肾二脏密切相关。《傅青主女科》载"脾为后天，肾为先天，脾非先天之气不能化，肾非后天之气不能生"，同时先天、后天之本在病理上互为因果。研究表明，脾肾阳虚型是CFS的主要证型。中医具有整体观念和辨证论治的特点，采用针灸、推拿、耳针、刮痧、穴位注射、穴位埋线等外治法和内服补肾健脾汤药，内外结合，标本兼治，能改善CFS患者症状。附子理中汤出自《三因极一病证方论》，是张仲景《伤寒论》四逆汤加人参、白术而来。制附子温养下焦肾阳，白术健脾燥湿，干姜温胃散寒，助运中焦脾阳，人参补气升阳健脾，炙甘草既可缓解附子之毒，又可调和诸药。诸药合用，共奏补肾回阳、温中散寒之功。现代药理研究表明，附子有调节免疫、扩血管、抗心律失常等作用；人参有增强心肌收缩力、抗氧化、抗肿瘤、抗血栓形成等作用；干姜有促进血液循环、抗缺氧等作用；白术、甘草均有抗炎、抗菌、抗氧化、调节胃肠功能、保肝等作用。本研究所用中药采用免煎颗粒剂，相较于传统饮片具有方便携带、易于贮藏等优点，符合中医简、便、验、廉的特点。

《医宗金鉴·刺灸心法要诀》指出"凡灸诸病，要持之以恒，必火足气到始能愈"，督灸具有温肾助阳、扶正祛邪作用，通过调节人体阳脉之海——督脉，达到调节人体一身之阳气、增强体内正气。督灸所用艾炷是艾绒手工捏制而成，艾绒由艾叶经过反复晒杵、捶打、粉碎、筛除杂质、粉尘而得，软细如棉，有温经散寒之功。生姜为药食同源之品，辛，微温，无毒，有解表散寒、温中止呕、温肺止咳之功。督脉循行于背部，与手足三阳经相交于大椎穴，取督脉大椎至腰俞的脊柱部位，灸疗范围广，操作时间长，在药物、生姜、穴位、艾绒的综合刺激下，既可扶正祛邪，还不至于敛邪，壮元固本，温经散寒，温阳通脉。

本研究结果显示，两组治疗后阳虚质转化分、FSS评分、中医证候各项评分及总评分均较本组治疗前降低（$P<0.05$），治疗组治疗后阳虚质转化分、FSS评分、困倦嗜睡、食少便溏评分及总评分均低于对照组（$P<0.05$）。治疗组总有效率（86.67%）高于对照组（73.33%，$P<0.05$），说明2种治疗方法均能有效改善CFS患者症状，治疗组改善程度较对照组明显，且未发现明显不良反应。综上所述，督灸联合附子理中汤治疗脾肾阳虚型CFS，可缓解患者疲劳症状，改善主要中医证候，值得临床推广应用。

参考文献

[1] BRENU E W, HARDCASTLE S L, ATKINSON G M, et al. Natural killer cells in patients with severe chronic fatigue syndrome[J]. Autoimmunity Highlights, 2013, 4(3): 69-80.

[2] 屈媛媛，冯楚文，王庆勇，等. 针刺治疗慢性疲劳综合征的临床评价量表应用进展[J]. 中华中医药杂志, 2020, 35(8): 4055-4058.

[3] FUKUDA K, STRAUS S E, SHARPE M C, et al. The chronic fatigue syndrome: a comprehensive approach to its definition and study[J]. Annals of internal medicine, 1994, 121(12): 953-959.

[4] 张伯礼，薛博瑜. 中医内科学[M]. 2版. 北京：人民卫生出版社, 2012: 220.

[5] 中华中医药学会. 中医体质分类与判定（ZYYXH/T157-2009）[J]. 世界中西医结合杂志,

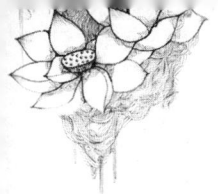

2009, 4(4): 303-304.

[6] ALSOBAYEL H, ALHUGAIL H, ALSAIF R, et al. Development and validation of an Arabic version of the fatigue severity scale[J]. Physiotherapy, 2015, 101: e64-e65.

[7] 中华人民共和国卫生部. 中药新药临床研究指导原则：第1辑[Z]. 1993: 115.

[8] 侯娜娜, 李爱玲, 滕丽萍, 等. 督灸治疗脾肾阳虚型慢性疲劳综合征的疗效观察[J]. 河北中医, 2017, 39(8): 1235-1238, 1242.

[9] 张二伟, 王强, 陈琦, 等. 从"怪病多痰"探讨慢性疲劳综合征病因病机及治疗思路[J]. 中华中医药杂志, 2018, 33(8): 3544-3547.

[10] 诸毅晖, 成词松, 刘美琳, 等. 调补脾肾治疗慢性疲劳综合征思路探讨[J]. 中医杂志, 2011, 52(9): 737-739.

[11] 钟伟泉, 谭健忠, 谭碧娆, 等. 耳穴疗法治疗慢性疲劳综合征的临床研究[J]. 上海针灸杂志, 2016, 35(7): 817-819.

[12] 钟延进, 张锦华, 杨慧琳, 等. 从"治未病"理论浅谈慢性疲劳综合征的中医防治[J]. 湖南中医杂志, 2016, 32(1): 126-127.

[13] 张扬, 张欣, 刘丹. 针刺头部穴配合夹脊治疗慢性疲劳综合征疗效观察[J]. 上海针灸杂志, 2016, 35(7): 815-816.

[14] 雷龙鸣, 吴琼远, 何育风. 头面部刮痧联合下肢踩跷治疗慢性疲劳综合征疗效观察[J]. 中国针灸, 2020, 40(10): 1057-1060.

[15] 王颖珊, 聂斌, 廖咏枝, 等. 针刺配合下丹田灸治疗阳虚型慢性疲劳综合征临床疗效观察[J]. 辽宁中医药大学学报, 2018, 20(12): 129-131.

[16] 夏德鹏, 陈培芳, 杜培学, 等. 穴位埋线配合隔姜灸治疗脾肾阳虚型慢性疲劳综合征的疗效分析及其对T淋巴细胞亚群和NK细胞活性的影响[J]. 中国针灸, 2017, 37(8): 814-818.

[17] 唐恒, 晏远智, 唐宝璋, 等. 附子配伍减毒增效及其相关的研究进展[J]. 世界科学技术－中医药现代化, 2018, 20(10): 1867-1875.

[18] 谭婉莹, 夏勇, 李艳苹, 等. 附子心脏毒－效物质基础及相关作用机理研究[J]. 中药药理与临床, 2019, 35(3): 95-101.

[19] 罗蔚, 郑景辉, 徐文华, 等. 基于系统药理学的麻黄细辛附子汤治疗缓慢型心律失常的作用机制研究[J]. 世界科学技术－中医药现代化, 2019, 21(11): 2338-2346.

[20] 张伟, 张艳, 李娜, 等. 基于网络药理学探讨人参治疗心力衰竭的作用机制[J]. 辽宁中医药大学学报, 2021, 23(6): 102-106.

[21] 营大礼. 干姜化学成分及药理作用研究进展[J]. 中国药房, 2008, 19(18): 1435-1436.

[22] 杨颖, 魏梦昕, 伍耀业, 等. 白术多糖提取分离、化学组成和药理作用的研究进展[J]. 中草药, 2021, 52(2): 578-584.

[23] 李想, 李冀. 甘草提取物活性成分药理作用研究进展[J]. 江苏中医药, 2019, 51(5): 81-86.

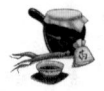

巨刺肩痛穴治疗肩关节周围炎临床观察

□ 齐昌菊 葛 谈 苏 齐 张晶莹 刘秋根 沈 乐

　　肩关节周围炎（简称肩周炎）是指肩关节的关节囊和关节周围软组织发生的一种慢性无菌性炎性反应，多发于 50 岁左右人群，女性多于男性。本病临床以肩部疼痛，多夜间为甚，逐渐加重，肩关节活动功能受限，周围韧带、肌腱和滑囊的慢性非特异性炎症为特征，如得不到有效的治疗，可能严重影响肩关节的功能活动。目前西医多采用局部封闭、口服消炎镇痛药、手术等方法，但由于这些方法损伤大、并发症多，许多患者难以接受，因而迫切需要寻求理想的治疗方法。近年来的研究表明，针灸治疗因其疗效确切、副作用小等优势，越来越受到广泛关注。根据《黄帝内经》"左治右，右治左"理论，笔者采用巨刺法治疗肩周炎，取得较好的临床疗效。

一、资料与方法

（一）一般资料

　　病例来源于 2014 年 10 月— 2015 年 12 月期间上海市光明中医医院、上海市浦东新区六灶社区卫生服务中心、上海市浦东新区大团社区卫生服务中心和上海市浦东新区康桥社区卫生服务中心肩周炎患者，共计 80 例。疾病诊断参照《中医病证诊断疗效标准》中肩周炎诊断标准。四家医疗单位分别通过 EXCEL 软件中 RANDBETWEEN（0，1）函数建立随机序列表，按照就诊先后顺序查询随机序列，将患者分为治疗组和对照组（各 40 例）。治疗组中，男性 16 例，女性 24 例；年龄最小 40 岁，最大 62 岁，平均为（53.2±5.8）岁；病程最短 30 d，最长 160 d，平均（56.2±22.8）d。对

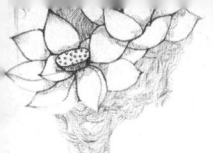

照组中，男性13例，女性27例；年龄最小41岁，最大65岁，平均为（51.7±6.7）岁；病程最短33 d，最长180 d，平均（58.2±22.3）d。经统计学分析，两组患者在性别、年龄和病程上比较，差异均无统计学意义（$P>0.05$），具有可比性。

（二）治疗方法

1. 治疗组

取肩痛穴治疗。肩痛穴定位：位于小腿前外侧，腓骨小头与外踝高点连线的上1/3处（足三里穴下2寸，偏于腓侧2寸）；取穴原则：交叉取穴；针刺体位：坐位，膝屈曲；针刺特点：刺激腓浅神经；针刺角度：直刺；针刺手法：提插手法；针感为远距离触电式感。操作方法：采用2~3寸（直径0.30 mm）一次性无菌针灸针，用酒精棉球固定在距针尖5~10 mm处；穴位局部常规消毒，直刺快速进针，大幅度提插、捻转，并配合肩部活动；针感强烈，有胀麻针感、触电感或针感向足背、足趾或踝关节传导，即可出针。疗程：每日1次，2周为1个疗程；对症状严重顽固者可再施1个疗程，疗程间间隔7日。

2. 对照组

取穴：选取肩内陵、肩髃、肩髎、肩贞。操作方法：常规消毒，采用2~3寸（直径0.30 mm）一次性无菌针灸针，针刺得气后，用G-6805型电针连续波治疗20 min，并予TDP（特定电磁波治疗仪）照射局部。治疗时间和疗程同治疗组。

（三）观察项目和方法

①临床疗效：根据《中药新药临床研究指导原则》评定临床疗效；②肩关节功能：参照美国Michael Reese医疗中心的评分标准评价肩部疼痛和肩关节活动功能评分。肩部疼痛总分75分，肩关节活动功能总分25分。

（四）统计学方法

采用SPSS22.0软件对数据进行统计学分析。计量资料均采用$\bar{x}\pm s$进行描述，采用非参数检验。以$P<0.05$为差异有统计学意义。

二、结果

（一）临床疗效

治疗组总有效率为 95.0%，对照组为 75.0%。两组临床疗效比较，差异有统计学意义（$P<0.05$），即治疗组疗效优于对照组。见表1。

表1 两组临床疗效比较

组别	n	治愈/例	显效/例	有效/例	无效/例	总有效率/%
治疗组	40	20	8	10	2	95.0
对照组	40	15	7	8	10	75.0

（二）肩关节疼痛评分

比较治疗前，两组患者肩关节疼痛评分差异无统计学意义（$P>0.05$）。治疗后，两组肩关节疼痛评分均较治疗前明显增加（*$P<0.01$），且治疗组疼痛评分高于对照组（#$P<0.01$）。见表2。

表2 两组肩关节疼痛评分比较（$\bar{x} \pm s$，分）

组别	n	治疗前	治疗后
治疗组	40	36.48±18.42	57.95±11.06*#
对照组	40	32.45±18.07	46.43±15.30*

注：与本组治疗前比较，*$P<0.01$；与对照组治疗后比较，#$P<0.01$。

（三）肩关节活动功能评分

比较治疗前，两组患者肩关节功能活动评分无统计学差异（$P>0.05$）。治疗后，两组肩关节活动功能评分均较治疗前明显增加（*$P<0.01$），且治疗组评分高于对照组（#$P<0.01$）。见表3。

表3 两组肩关节活动功能评分比较（$\bar{x} \pm s$，分）

组别	n	治疗前	治疗后
治疗组	40	16.43±5.55	20.66±4.66*#
对照组	40	15.35±6.53	18.53±4.55*

注：与本组治疗前比较，*$P<0.01$；与对照组治疗后比较，#$P<0.01$。

三、讨论

《素问·阴阳应象大论》曰："年四十而阴气自半也，起居衰矣。"从阴阳角度说明人年过半百，阴精阳气衰减过半，身体开始衰老，在日常生活中需倍加注意。若起居不当，风、寒、湿三气杂至合而为痹，病发于肩关节则肩周炎形成。

肩周炎的治疗方法很多，如关节松动治疗、物理因子治疗、封闭治疗、药物治疗等。在众多治疗方法中，针灸因具有临床疗效显著、操作简单、无毒副作用等优点而发挥其不可替代的作用。本研究根据《灵枢》"巨刺者，左取右，右取左"理论，也就是机体患侧有病，选取健侧经穴治疗，即巨刺。肩痛穴位于小腿前外侧，腓骨小头与外踝高点连线的上1/3处。此处为足少阳经所行，少阳为枢，处半表半里。取健侧治疗患侧，远处调节患侧肩部气血，疏通经络。有研究表明，针刺对侧肩痛穴可以促使大脑皮质对针刺部位和病损部位刺激的反应进行重新调整和分配，抑制患处大脑皮质相应部位的兴奋性，增强机体自我调控、修复机能，还能诱发吗啡受体、类吗啡样物质的释放，提高了病变部位疼痛的阈值，起到止痛作用；还可减少渗出，延缓和缩小病变的时间和范围，从而产生抑菌、消除炎症的作用，缓解组织紧张和痉挛，改善局部血液循环，有利于损伤组织的功能恢复。与对照组局部常规取穴相比，结果显示治疗组疗效优于对照组。肩痛穴是平衡针灸中主要治疗肩关节疼痛的穴位，充分利用人类大脑这个高级指挥中心，通过人为外界刺激，促使患者机体达到自我平衡，从而达到"正气存内，邪不可干"的目的。

临床操作中，针刺时肩痛穴较肩部诸穴针感较强，在解剖上深处有腓浅神经经过，针刺时有触电的针感向足背、足趾传导，在针刺的同时配合患侧肩关节活动，能明显促进肩周炎的康复。因此，针刺肩痛穴操作简单、安全、有效，适合在基层临床推广。

参考文献

[1] 张建君. 分期综合治疗肩周炎[J]. 针灸临床杂志, 2012, 28(2): 35-36.

[2] 张云杰, 高洁, 程立红. 针灸治疗肩周炎临床研究概况[J]. 实用中西医结合临床, 2013, 13(1): 92-94.

[3] 国家中医药管理局. 中医病证诊断疗效标准[S]. 南京: 南京大学出版社, 1994: 184.

[4] 戴尅戎. 肩部外科学[M]. 北京: 人民卫生出版社, 1992: 401-402.

[5] 王文远. 国家中医药管理局农村中医适宜技术推广专栏（一）"平衡针灸"针刺肩痛穴治疗肩周炎技术[J]. 中国乡村医药, 2007, 14(1): 36.

本文原载于《上海中医药杂志》, 2016年第11期

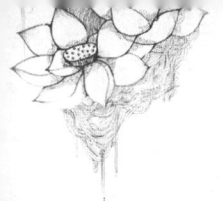

平衡针配合阿是穴围刺治疗网球肘 30 例临床观察

□ 葛 谈 齐昌菊

网球肘是临床的一种常见病，西医称为肱骨外上髁炎，中医称为肘痨。笔者采用平衡针配合阿是穴围刺治疗网球肘 30 例，与普通针刺治疗的 30 例进行对照观察，取得满意疗效，现报告如下。

一、临床资料

（一）一般资料

60 例患者均为 2012 年 2 月— 2015 年 3 月上海市浦东新区光明中医医院针灸科门诊病例，采用随机数字表法分为治疗组和对照组。治疗组 30 例中，男 14 例，女 16 例；年龄最小 25 岁，最大 62 岁，平均 45 岁；病程最长 1 年余，最短 1 周。对照组 30 例中，男 13 例，女 17 例；年龄最小 28 岁，最大 65 岁，平均年龄 50 岁；病程最长 1 年余，最短 10 d。两组患者在性别、年龄、病程等方面比较，差异无统计学意义（$P>0.05$），具有可比性。

（二）诊断标准

依照《中医病证诊断疗效标准》中的网球肘诊断标准制定。

（三）纳入标准

①符合上述诊断标准；②病程 1 周以上；③签署知情同意书，坚持参加并完成整个疗程及评价。

（四）排除标准

①患有肘关节处骨或软组织肿瘤、风湿性关节炎、皮肤局部破损、感染等疾病；②合并有严重的心脑血管、肝、肾、血液等系统性疾病；③孕期妇女；④有针刺禁忌证。

二、治疗方法

（一）治疗组

在阿是穴围刺基础上加用针刺平衡针法中的肘痛穴治疗。先取平衡针法中肘痛穴，患者取坐位，治疗网球肘时该穴位位于髌骨与髌韧带内侧的凹陷中，交叉取穴，局部皮肤常规消毒，用 0.35 mm×75.00 mm 毫针 45º 斜刺，待针体进入到 2~4 cm 深度即可出针，以针刺股神经前皮支及肌支后出现的针感为宜，并让患者活动肘部；然后让患者屈肘呈 90º，在肱骨外上髁找到压痛点即阿是穴，常规消毒后用 0.35 mm×45.00 mm 毫针 4 根在病变痛点边缘刺入，针尖呈 30º 角斜向痛点中心刺入 0.5~1.5 cm，针距相隔 1.5 cm 左右以麻胀感为佳，留针 20 min。针刺结束后嘱咐患者休息。

（二）对照组

采用普通针刺治疗。取穴：肘髎、曲池、尺泽、手三里、合谷、阿是穴；操作方法：针刺穴位常规消毒后，取 0.35 mm×45.00 mm 毫针直刺，并施以平补平泻手法，得气后留针 20 min。针刺结束后嘱咐患者休息。

两组均隔日针刺治疗 1 次，5 次为 1 个疗程，治疗结束后进行疗效评定。

三、疗效观察

（一）疗效标准

符合《骨科临床疗效评价标准》中有关的疗效标准。治愈：肱骨外上髁疼痛消失，握力恢复，握拳及腕关节背伸、旋转时不诱发疼痛；显效：肱骨外上髁疼痛偶尔发生，用力活动后出现疼痛，握力基本恢复正常，腕关节背伸时不诱发疼痛，检查 Mills 征阴性，但发现阴性压痛点；有效：用力活动后肱骨外上髁感觉不舒服，但与治疗前比较有好转，感觉握力轻微或中度下降，腕关节背伸时诱发轻度或中度疼痛；无效：肱骨外上髁疼痛未减轻，患者对治疗结果不满意，感觉握力明显下降。

（二）统计学方法

所有数据采用 SPSS17.0 统计分析软件进行统计学处理，计数资料采用 χ^2 检验。$P<0.05$ 表示差异有统计学意义。

（三）治疗结果

治疗组愈显率为 80.0%，对照组为 53.3%，治疗组总有效率为 93.3%，对照组为 80.0%，两组比较，差异均有统计学意义（*$P<0.05$）。见表 1。

表 1 两组治疗结果及疗效比较

组别	n	治愈/例	显效/例	有效/例	无效/例	愈显率/%	总有效率/%
治疗组	30	13	11	4	2	80.0*	93.3*
对照组	30	6	10	8	6	53.3	80.0

注：与对照组比较，*$P<0.05$。

四、讨论

网球肘又称肱骨外上髁炎，是肘关节外侧前臂伸肌起点处肌腱发炎引起的疼痛，属于运动系统软组织损伤，其发病与慢性劳损、急性运动创伤有关。其英文名称 Tennis Elbow 的命名是由 Morris 于 1882 年首次提出的，主要症状为肘外侧疼痛，多为持续性酸痛，疼痛可以向上臂、前臂或腕部放射，肘外侧部、肱骨外上髁处有明显的压痛点；在前臂执行旋前、肘关节屈曲、腕部背伸性动作时，压痛较为剧烈且明显。西医学目前尚没有一种治疗方法和药物被证明对网球肘绝对有效，临床使用最广泛的治疗手段为局部注射、封闭治疗等，注射药物主要是皮质激素、肉毒杆菌毒素、玻璃酸钠等。该方法对暂时缓解疼痛有一定的疗效，但是难以克服其易复发、毒副作用大等弊端，甚至有的患者反复使用皮质激素药物封闭治疗，但疼痛仍然缓解不明显。

本病属于中医学"肘痨""伤筋""痹证"范畴，主要由劳损所致，发病机制多为"不通则痛""不荣则痛"。肘关节长期操劳，劳则气耗，气血失养，血不荣筋、筋骨失养，则肌肉失于濡养，不荣则痛，风寒乘虚侵袭肘部，病邪留注于肘部；或长期从事屈肘、旋转、伸腕等活动，使筋脉损伤瘀血内停，瘀血不去，新血不生，气血阻滞、运行不畅，筋络脉络失和，筋络痹阻不通而产生疼痛。

平衡针法针刺肘痛穴可以促进炎症介质和炎症细胞的吸收。笔者认为炎性反应是导致网球肘疼痛的主要原因，肘关节周围的无菌性炎症造成关节软组织粘连引起组织细胞因子、生物介质、炎性物质、免疫细胞等浓度变化，诱导痛觉过敏和神经受损，产生严重的关节疼痛，活动时加重。平衡针法针刺肘痛穴可以通过中枢神经从整体进行调节，使机体在失衡状态下逆转，不仅能改善局部的血液循环，还可促进炎性反应物进行代谢、排泄，恢复神经的生理功能。

阿是穴没有固定的位置和名称，临床是以局部压痛点或阳性反应点作为针刺的部位，该穴位大多位于病变部位附近。《内经》提出"以痛为腧"的治疗方法；《灵枢·五邪》载："以手疾按之，快，然乃刺之。"即针刺前先用手用力按压，如出现疼痛的部位感觉舒服，就在此处进行针刺。阿是穴具有诊断及治疗的双重作用。针刺局部阿是穴体现了腧穴主治特点中的近治作用，正所谓"腧穴所在，主治所及"。通过针刺阿是穴后可以达到行气活血、化痰散结、舒筋止痛的作用。围刺相当于古代的扬刺。《灵枢·官针》载："扬刺者，正内一，旁内四而浮之，以治寒气之博大者也。"故阿是穴围刺治疗有能调养气血，活血化瘀，松解粘连，滑利关节的作用，可达到通则不痛的效果。

本研究结合老师临床经验总结，将近端效应和远端效应紧密结合，在近端对阿是穴围刺的基础上，通过针刺远端肘痛穴增强了针刺的感应，发挥远治作用，增加了远近效应，充分发挥了针刺疗法的镇痛作用。另外，平衡针配合阿是穴围刺治疗网球肘避免了西药的毒副作用，对改善网球肘的症状，提高患者的生活质量具有重要的意义。本临床观察表明，两种方法配合应用具有疗效确切、见效快、简单易行等优点，值得临床推广使用。

参考文献

[1] 国家中医药管理局. 中医病证诊断疗效标准[S]. 南京：南京大学出版社，1994: 189.

[2] 蒋协远，王大伟，韩士章. 骨科临床疗效评价标准[S]. 北京：人民卫生出版社，2005: 98.

[3] VERHAAR J A. Tennis elbow. Anatomical, epidemiological and therapeutic aspects[J]. International Orthopaedics, 1994, 18(5): 263-267.

[4] 王启才. 针灸治疗学[M]. 2版. 北京：中国中医药出版社，2007: 213-214.

[5] 罗才贵. 推拿治疗学 [M]. 北京：人民卫生出版社，2001: 111-112.

[6] RACHELLE B, SALLY G, PETER S. Tennis elbow[J]. American Family Physician, 2007, 75(5): 701-702.

[7] 高凤云. 浮针配合围刺法治疗网球肘 56 例 [J]. 中华中医药杂志，2011, 26(8): 893-894.

[8] 白学武，王和生，王中林. 围针刺配合低频脉冲电治疗网球肘 25 例 [J]. 山东中医杂志，2009, 28(4): 247.

[9] 王文远，毛效军，张利芳，等. 平衡针灸治疗颈肩腰腿痛临床研究 [J]. 中华中医药学刊，2009, 27(6): 1202-1204.

[10] （宋）史崧整理，杨鹏举校注. 灵枢经 [M]. 北京：学苑出版社，2008.

[11] 沈雪勇. 经络腧穴学 [M]. 北京：中国中医药出版社，2008: 275-277.

本文原载于《湖南中医杂志》，2016 年第 4 期

齐昌菊教授治疗局部皮肤浅感觉障碍一例

□ 葛 谈 苏 齐 / 指导老师：齐昌菊

一、基本病史

患者甲，女，53岁，2015年1月23日来齐昌菊教授专家门诊处就诊，该患者长期从事服装工作，近半年来感觉胸部有紧束感不适，在三甲医院行胸部CT，脑CT，肌电图，查血等检查均未见异常，被诊断为更年期抑郁症，并开具抗抑郁药物治疗，患者服用后仍感胸部有紧束感，故来老师专家门诊求治，但拒绝其他检查，要求针刺治疗。查体：神清，病理反射未引出，双侧乳下有约15 cm长、8 cm宽的条状皮肤浅感觉障碍，针刺无痛觉，舌暗，脉沉；诊断为肌痹证。

二、治疗方法

用皮肤针叩刺再拔罐的方法治疗，先用皮肤针在病变区域连续叩刺，中等频率，中等强度，以患者能耐受为度，每次1 min；然后拔上玻璃罐，配以特定电磁波治疗仪照射；隔日治疗1次，10次为一个疗程；治疗3次后患者感觉紧束感减轻，麻木范围缩小，精神也因症状逐步好转而放松，并坚定了针灸治疗的信心；治疗2个疗程后，症状明显好转，发紧感较前已明显减轻，仅偶尔能感觉到；嘱其服用活血补肝肾健脾的芍药汤合右归丸后，随访2个月诸症基本消除。

三、讨论

翻阅文献资料发现肌痹为五体痹之一，多因脉络闭阻，气滞血瘀。出现

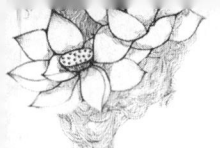

一处或多处皮肤肌肉麻木不仁，甚至疼痛疲软无力。患者从事服装工作，长期伏案，致使局部气血运行不畅。《太素·痹论》作："卫气虚则不仁而不用，营卫俱虚则不仁且不用，肉如苛也。"杨上善注："营虚、卫实，气至知觉，故犹仁也；若营实卫虚者，肉不仁也；若营卫俱虚，则不仁之甚，故肉同苛。"黄意指"不仁之甚"。杨注："仁，亲也，觉也……神不至于皮肤之中，故皮肤不觉痛痒，名曰不仁。"因其缺少血气濡养，用皮肤针叩刺病变皮肤也是取调和营卫的意思。《灵枢·官针》曰："毛刺者，刺浮痹皮肤也。"皮肤针疗法是古代毛刺、浮刺发展而来的，齐昌菊教授认为人体的皮肤是营卫之气聚集之处，用皮肤针叩刺皮肤可调和气血营卫，疏通经络。人体皮肤又是十二经脉在体表的分布，所以皮肤针叩刺又能通过络脉作用于脏腑经脉，使机体恢复正常。而火罐能借助热量和负压，紧紧吸附于叩刺出血处，吸出血液，所以具有温经散寒，活血祛瘀，通经活络的作用，两者合用增强了疗效。通过临床观察，笔者深刻体会到皮肤针叩刺再拔罐是目前治疗局部皮肤麻木、酸痛较为有效的方法。

参考文献

[1] 上海市中医文献馆. 针灸科难病 [M]. 北京：中国中医药出版社，2012: 12-15.
[2] 宋国清. 皮肤针加拔罐治疗股外侧皮神经炎 [J]. 大家健康（学术版），2014, 8(19): 154-155.

本文原载于《中国临床研究》，2016 年第 14 期

腕踝针结合体针治疗急性腰扭伤临床观察

□ 沈 乐 齐昌菊 葛 谈

腕踝针疗法是张心曙教授首创的一种针刺疗法,是中医针灸特色诊疗项目之一,因其只在四肢腕部和踝部行皮下针刺以治病而得名。腕踝针疗法是把病症表现的部位归纳在身体两侧的6个纵区,在两侧的腕部和踝部各定6个进针点,以横膈为界,按区选点进行治疗。腕踝针具有疏通经络、调和脏腑功能等作用,适用于多种痛证及脏腑疾患。腕踝针是2012年上海市卫生局公布的12项基层中医药适宜技术推广项目之一。本课题组采用腕踝针治疗急性腰扭伤,取得理想临床效果。

一、资料与方法

(一)临床资料

选取2012年11月—2014年10月上海市浦东新区光明中医医院针灸科门诊急性腰扭伤患者,共计180例。急性腰扭伤的诊断参照国家中医药管理局颁布的《中医病证诊断疗效标准》。按就诊顺序随机分为腕踝针组、体针组、结合组,每组60例。腕踝针组中,男性33例,女性27例;年龄最小20岁,最大73岁;病程最短0.5 d,最长5 d。体针组中,男性31例,女性29例;年龄最小22岁,最大71岁;病程最短0.5 d,最长4 d。结合组中,男性29例,女性31例;年龄最小28岁,最大72岁;病程最短0.5 d,最长5 d。三组患者性别、年龄、病程比较,差异无统计学意义($P>0.05$),具有可比性。

（二）治疗方法

1. 腕踝针组取穴

按照疼痛部位选取不同分区，一侧疼痛选同侧下6，正中或双侧疼痛选双侧下6。操作方法：取 0.25 mm×25.00 mm 一次性针灸针，将针与皮肤呈 30º，向近心端快速刺入皮下，针尖入皮肤后，放开持针手指，则针自然垂倒并贴近皮肤表面。然后轻捻针柄，使针体贴着皮肤浅层行进，以针下有松软感为宜。针刺完毕后，用医用胶布将针柄固定于皮肤。留针 30 min，每日 1 次，共治疗 3 次。

2. 体针组治疗方法

参照《针灸治疗学》。取穴：肾俞、腰阳关、腰眼、委中、阿是穴。操作方法：取 0.3 mm×40.00 mm 一次性针灸针，针刺上述穴位，加电针常规治疗 20 min；同时 TDP 照射腰部，之后局部拔火罐 5 min。每日 1 次，共治疗 3 次。

3. 结合组

结合组同时采用上述两种方法，疗程同上。

（三）观察方法

①临床疗效：参照国家中医药管理局颁布的《中医病证诊断疗效标准》中有关标准判定临床疗效。②VAS 评分：采用视觉模拟评分法（VAS）对治疗前后腰痛进行评分。

（四）统计学方法

所有数据采用 SPSS11.0 软件进行统计分析。计量资料用 $\bar{x}\pm s$ 表示，组间比较采用方差分析；计数资料比较采用秩和检验。

二、结果

（一）临床疗效

比较腕踝针组的治愈率为 78.3%，体针组为 81.6%，结合组为 98.3%。结合组的临床疗效优于腕踝针组（*$P<0.01$）和体针组（#$P<0.05$），体针组与腕踝针组之间无明显差异（$P>0.05$）。见表 1。

表 1 三组临床疗效比较

组别	n	治愈/例	好转/例	未愈/例	治愈率/%
腕踝针组	60	47	13	0	78.3*
体针组	60	49	11	0	81.6#
结合组	60	59	1	0	98.3

注：与结合组比较，*$P<0.01$；#$P<0.05$。

（二）VAS 评分比较

治疗后，三组腰痛 VAS 评分均较治疗前显著降低（*$P<0.01$）。治疗前后腰痛 VAS 评分差值比较，结合组大于体针组（#$P<0.05$）和腕踝针组（##$P<0.01$）；腕踝针组和体针组比较，VAS 评分差值无显著差异（$P>0.05$）。见表 2。

表 2 三组治疗前后腰痛 VAS 评分比较（$\bar{x} \pm s$，分）

组别	n	治疗前	治疗后	VAS 评分差值
腕踝针组	60	5.7±1.4	1.6±0.6*	4.0±1.1##
体针组	60	5.9±1.2	1.6±0.5*	4.1±1.2#
结合组	60	5.9±1.3	1.2±0.4	4.5±1.5

注：与本组治疗前比较，*$P<0.01$；与结合组比较，#$P<0.05$，##$P<0.01$。

三、讨论

急性腰扭伤是指运动或劳动时，腰部肌肉、韧带和筋膜因承受超负荷的活动引起的不同程度的纤维断裂而导致的一系列临床症状，是弯腰劳动和重体力工作者腰部多发性损伤。损伤多集中在腰骶关节、骶髂关节、椎间关节等，常可累及腰部所有的肌肉、韧带或筋膜。

腕踝针治疗急性腰扭伤，主要针刺踝 6 区。腕踝针理论所划定的 6 个纵区，与十二皮部在体表的反映大体相似。经络系统的标本根结学说认为：根与本均位于四肢末端，是经气生发、所出之处；四肢为本，头身为标。腕踝部当十二经之"本"和"根"部，腕踝针的 12 个刺激点均在腕踝关节附近，浅刺激可起调和气血、疏经通络、活血化瘀、解痉镇痛之功。其 6 个针刺

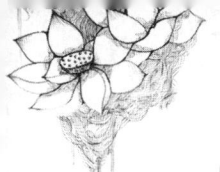

点，印证了"上病下取"的治疗规律。沿皮下平刺法，即于皮下取"卫气"和"针向病所"。腕踝针疗法是对传统针灸学理论和实践的发展，以其疗程短、见效快而受到普遍认可，对痛证、神经精神疾患疗效尤其显著。

现代研究认为，腕踝针镇痛效应归功于神经调节，腕踝针刺入皮下后通过对皮下组织液压的调节作用达到镇痛作用。针刺入皮下，会引起疼痛部位的离子通道的变化，从而起到镇痛作用。电针有关穴位可提高痛阈，同时增加皮层内乙酰胆碱含量；而针刺他穴则使血中及脑内吗啡样物质增加，但组胺并不升高。针刺下4、5、6区治疗本病可能与此机制相同或相近。

本观察结果显示，腕踝针可解除肌肉痉挛，缓解剧烈疼痛。配合体针常规治疗可加速腰痛的缓解和腰部功能的恢复。腕踝针在治疗急性腰扭伤的临床疗效方面与体针常规治疗无显著差异，但腕踝针操作简单、镇痛迅速、无明显疼痛，特别适合对针感畏惧的患者。

参考文献

[1] 张心曙，凌昌全，周庆辉．实用腕踝针疗法[M]．北京：人民卫生出版社，2002：1-2．

[2] 高树中．针灸治疗学[M]．上海：上海科学技术出版社，2009：161．

[3] 李芳琴，张卫华，赵阳，等．腕踝针治疗急性腰扭伤的机理探讨[J]．河南中医，2008，28(10)：68-69．

[4] 苏江涛，王琼，周庆辉．腕踝针治疗腰痛的临床研究进展[J]．中医药导报，2009，15(4)：105-107．

[5] 胡侠，凌昌全．腕踝针止痛机理的生物力学观[J]．中国针灸，2004，24(5)：361-363．

[6] 周友龙，刘宜军，付杰娜，等．踝三针对腰椎间盘突出根性痛大鼠中枢镇痛递质的影响[J]．中国针灸，2007，27(12)：923-926．

本文原载于《上海中医药杂志》，2015年第6期

温针灸治疗强直性脊柱炎临床观察

□ 齐昌菊

强直性脊柱炎（ankylosing spondylitis，AS）是一种病因未明，以骶髂关节和脊柱关节等中轴关节的慢性进行性炎症为主，并侵犯四肢关节和其他脏器的全身性疾病，最终发展为严重畸形如竹节状脊柱，该病属于中医学"骨痹""肾痹"范畴。若早期未给予有效治疗，可严重影响患者的关节功能和生活质量。目前，西医主要应用非甾体抗炎药和免疫抑制剂等治疗，效果不甚理想，针灸在治疗 AS 方面有一定优势。笔者于 2006 年 4 月— 2009 年 3 月，采用温针灸督脉为主治疗强直性脊柱炎 50 例，并与药物治疗相比较，现报道如下。

一、临床资料

选取我院符合美国风湿病学会 1984 年修订的强直性脊柱炎的纽约标准的强直性脊柱炎患者 100 例，随机分为两组。治疗组 50 例，男 45 例，女 5 例；年龄 17~40 岁；病程最短 3 个月，最长 9 年。对照组 50 例，男 44 例，女 6 例；年龄 18~41 岁；病程最短 3 个月，最长 10 年。两组一般资料对比，差异无统计学意义（$P>0.05$），具有可比性。

二、治疗方法

（一）治疗组

主穴取百会、风府、大椎、身柱、至阳、筋缩、命门、腰阳关、长强。配穴取脊柱受侵部位的督脉穴、夹脊穴，有外周关节受累的关节周围局部取

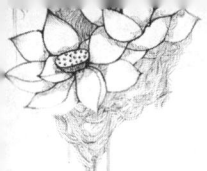

穴。根据病情选取主穴 5 个，穴位常规消毒后，针尖斜向脊柱方向，进针 3~4 mm，针尖如能触及椎体为佳，最痛点处针上加灸。艾条长 1.0~1.5 cm，待艾绒自然燃尽，小心把灰取下。每次 30 min，每日治疗 1 次。治疗 1 个月为 1 个疗程。

（二）对照组

给予柳氮磺吡啶口服（山西三九同达药业，国药准字 H14022874），每次 1 g，每日 2 次。治疗 1 个月为 1 个疗程。

三、治疗效果

（一）疗效标准

参照文献制定。显效：全部症状消除或主要症状消除，关节功能基本恢复，能参加正常工作和劳动。有效：主要症状基本消除，主要关节功能基本恢复或有明显进步，生活不能自理转为能够自理，或者失去工作和劳动能力转为劳动和工作能力有所恢复。无效：与治疗前相比较，各方面均无进步。

对两组治疗前后主要关节功能进行对比，如胸部扩展程度、指地距、枕墙距、Schober 试验和 VAS 评分。

（二）治疗结果

1. 两组疗效比较

两组疗效比较见表 1。

表 1　两组疗效比较 [例（%）]

组别	n	显效	有效	无效	总有效率 /%
治疗组	50	30（60）*	15（30）	5（10）	90
对照组	50	20（40）	20（40）	10（20）	80

注：与对照组比较 *P<0.05。

由表 1 可知，两组治疗后，其总有效率比较差异无统计学意义（P>0.05）；但显效率比较差异有统计学意义（*P<0.05）。

2. 两组治疗前后各项指标对比

两组治疗前后各项指标对比见表2。

表2 两组治疗前后各项指标对比（$\bar{x} \pm s$）

组别	n	时间	身高/cm	胸廓扩展程度/cm	指地距/cm	枕墙距/cm	Schober/cm	VAS/cm
治疗组	50	治疗前	162.30±7.98	1.78±1.06	31.02±0.05	5.4±1.9	2.9±1.5	6.9±1.5
		治疗后	165.71±7.08	2.36±0.76*	15.20±4.63*	2.5±1.8*#	4.8±2.0*	4.5±1.9*
对照组	50	治疗前	164.01±6.68	1.83±1.05	22.87±6.78	5.3±1.8	3.1±1.8	6.8±1.6
		治疗后	164.65±7.32	1.92±0.85	25.10±10.25	4.6±2.3	4.5±2.1*	4.3±1.7*

注：组内与治疗前比 *P<0.05；与对照组治疗后比 #P<0.05。

由表2可知，温针灸治疗后患者在胸部扩展程度、指地距、枕墙距、Schober试验和VAS评分方面有明显改善；而口服柳氮磺吡啶患者仅仅在Schober试验和VAS评分方面有改善，可见温针灸在治疗前后对主要关节功能改善明显优于柳氮磺吡啶。这显示了温针灸不仅可以明显减少强直性脊柱炎患者的疼痛，还可以有效改善主要关节功能。

（三）病例介绍

患者，男，32岁，1999年3月初诊。腰背疼痛8年。患者8年前无明显诱因出现腰及下肢痛，未引起重视。2年前疼痛加重，以腰脊部为主，口服布洛芬无效。现腰背部冷痛，遇热缓解，屈伸不利，夜难入寐。患者痛苦面容，脊柱前屈、后伸均受限，T11~L4压痛阳性，呼吸差1.5 cm，血沉95 mm/h，脉沉细无力，舌质淡，苔白。入院诊断为强直性脊柱炎。辨证为肾阳虚损。治则补肾壮阳，温通经脉。温针灸百会、风府、大椎、身柱、至阳、筋缩、命门、腰阳关、长强等穴，针用补法，使之针感沿脊柱上下走窜。温热感在督脉上下走窜，并传向足太阳膀胱经、足少阳胆经。治疗1次后，患者即感觉脊柱疼痛有所减轻，脊柱活动度增加。经3个疗程治疗，患者脊背疼痛明显好转，脊柱活动自如，脊柱压痛消失，呼吸差增至2 cm，血沉35 mm/h，好转出院。转门诊继续治疗。

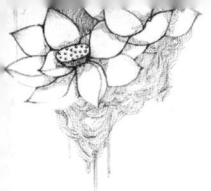

四、讨论

强直性脊柱炎是一种关节和骨骼慢性炎症性疾病,临床表现为脊柱的疼痛和进行性僵硬,周围关节特别是大关节常常受累。如不及早治疗阻断疾病的发展,该病会给患者工作和生活带来严重的影响。强直性脊柱炎属中医学"痹证"范畴,古人称之为"龟背风""竹节风"。《素问·骨空论》曰:"督脉为病,脊强反折。"《素问·四时逆从论》曰:"太阳有余,病骨痹身重;不足,病肾痹……"《素问·风论》曰:"肾风之状……脊痛不能正立。"目前,可对晚期强直性脊柱炎患者施行股骨头置换术,但由于人工股骨头的寿命仅为十余年,也仅仅是一种替代疗法,且留下第二次股骨头置换的隐患。西医主要治以非甾体类消炎药,疗效不稳定,且有一定副反应。中医、针灸等方法能有效改善疾病的症状,阻止疾病的发展,为强直性脊柱炎患者提供了新的希望。近来针灸治疗强直性脊柱炎的报道也逐渐增多。本研究亦显示温针灸治疗强直性脊柱炎疗效显著,在显效率上明显优于西药治疗。温针灸治疗后患者在胸部扩展程度、指地距、枕墙距、Schober 试验和 VAS 评分方面有明显改善;然而口服柳氮磺吡啶患者仅仅在 Schober 试验和 VAS 评分方面有改善,可见温针灸在治疗前后对主要关节功能改善明显优于柳氮磺吡啶。这显示了温针灸不仅可以明显减少强直性脊柱炎患者的疼痛,还可以有效改善主要关节功能。

强直性脊柱炎病机为肾虚不足,督脉和足太阳膀胱经复感外邪,导致脊背阳气郁闭,气血不通所致。治疗应以补肾壮阳,温通经脉,祛风化湿,活血止痛为法。《灵枢·经脉》曰:"督脉之别,名曰长强,挟膂上项,散头上,下当肩胛左右,别走太阳,入贯膂。实则脊强,虚则头重……取之所别也。"督脉循脊背,入络脑,督脉为"阳脉之海"。诸阳经通过阳维会合于督脉,在督脉上有各阳经所会的穴位,又有足太阳膀胱经的穴位。因此,笔者仅从督脉入手,通过温针灸调节督脉经气而恢复诸阳经的功能。所选用穴位百会为督脉与足太阳膀胱经、肝经的交会穴,配合风府有提升阳气,祛除风邪的作用;大椎为手足六阳经的交会穴,可以宣通背部经气;身柱取身之柱骨之意,刺身柱能治腰脊强痛;至阳配筋缩起到疏通脊背中部的经气作用;命门配腰阳关能振奋腰部阳气;长强为督脉络穴,起到激发督脉经气上行,提升阳气的功效。诸穴合用,可起到疏通督脉,温通阳经,祛除脊痹的功效。

参考文献

[1] 沈鹰. 风湿病中西医诊疗概要[M]. 北京：人民军医出版社，2006: 188-189.

[2] 中华人民共和国卫生部. 新药（西药）临床研究指导原则[S]. 1993: 110.

[3] 毕钰桢. 针灸治疗强直性脊柱炎的临床研究进展[J]. 针灸临床杂志，2008, 24(2): 49-52, 59.

[4] 许明辉. 针灸治疗强直性脊柱炎临床研究进展[J]. 广西中医学院学报，2008, 11(3): 104-106.

本文原载于《上海针灸杂志》，2009 年第 9 期

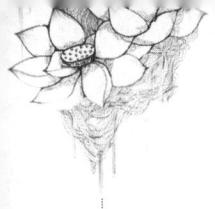

县级中医医院如何发挥在农村三级中医药服务网络中的龙头作用

□ 齐昌菊　郁东海

国家中医药管理局制定的《中医药事业发展"十一五"规划》明确提出:"到2010年,建立和完善覆盖城乡、服务功能完善、中医药特色突出、与人民群众需求相适应的中医药服务网络"。规划中提出的中医药事业发展的10个重点专项:"中医医疗服务网络建设专项;农村和社区中医药服务能力建设专项;中医药继承及创新体系建设专项;中医药人才培养专项"等重点工作均突出了发挥县级中医医院在农村三级中医药服务网络中的作用。

县级中医医院以农村中医药人才培养为重点,以中医药服务网络建设为基础,以发挥中医药特色优势为核心,不断提升农村中医药服务能力。乡镇卫生院和村卫生室要根据本地区疾病谱等情况,积极开展中医特色专科(专病)建设。鼓励各级医疗机构之间开展中医药技术服务纵向合作,尤其是省级以上重点中医专科(专病)要充分发挥技术指导作用,提高社会效益,扩大受益面。

一、发挥中医药指导作用

(一)县级中医医院发挥中医药指导作用的意义

科技部等十六部委制定的《中医药创新发展纲要(2006—2020年)》明确指出:解决我国广大民众"看病难、看病贵"的问题,需要充分发挥中医药的医疗保健作用。

《中医药创新发展纲要》指出:中医药具有易于普及和集"预防、治疗、康复、保健"一体化的医疗模式,能够为民众提供"简、便、廉、验、效"

的医疗保健服务，充分发挥其特色医疗优势，将为现代社会提供新的医疗保健模式。对实现提高医疗保健水平，扩大覆盖范围，降低医疗费用和成本具有重要意义，符合我国当前社会发展的需求，具有较高的经济价值。世界卫生组织也提出，为实现"人人享有卫生保健"的目标应推广使用传统医学。

县级中医医院的中医药服务可发挥以下作用：

（1）中医医院与社区医疗机构分工合作，是中医药服务与社区卫生服务"六位一体"功能的有机结合。

（2）发挥县级医疗机构中医适宜技术培训基地的作用；加强中医医院对社区医疗机构中医药服务的技术支持和指导作用。

（3）建立以县级中医医院特色医疗为中心的中医药三级服务网络体系的质控管理；结合《中医医院质量管理评价指南》，完善各项考核评估方案；建立中医药特色医疗的监测评价机制。

（4）对农村三级中医药服务中开展的特色诊疗项目进行评价监测。

（5）在三级中医药医疗服务网络中实施中医适宜技术项目的费用监测。

（二）县级中医医院发挥中医药指导作用的方式

（1）将县级中医医院中简、便、廉、验、效的中医适宜技术项目，通过三级中医药服务网络推广至基层社区、乡镇农村。借助三级中医药服务网络的建立和医疗资源纵向整合的契机，推广中医药治疗项目的应用范围，弘扬传统医学文化。

（2）以"集团化"或"分院"等形式融入三级中医药技术指导网络中，在三级中医药服务网络中发挥中医医院的技术优势和服务优势，并寻求县级医院在三级中医药服务网络的工作方式：紧密型、松散型。对三级中医药服务网络中县级中医医院与各级医疗机构的合作形式与作用建立预期目标并进行效果评价。

（3）建立三级中医药服务网络中的业务指导、技术支持、人才培养、双向转诊和会诊的作用机制。

（4）中医药"上工不治已病治未病"，在三级中医药服务网络中发挥社区卫生服务六位一体功能中预防的重要作用。

（5）中医药质控管理，对中医药在社区卫生服务中运用的质量干预。

（三）县级中医医院中医药指导作用工作目标

依托三个基本，通过三条途径，努力实现三个满意。

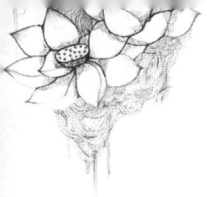

三个基本：基本医疗、基本服务、基本群众。三个途径：技术指导、便民措施、双向转诊。三个满意：政府满意、群众满意、单位满意。

二、县级中医医院中医药指导作用具体措施

（一）建立县级中医医院发挥中医指导作用的工作机制

（1）建立县级中医医院在农村三级医疗网络中对社区卫生服务指导作用的工作机制。

（2）确定县级医院与三级中医药医疗网络中合作方式：紧密型或松散型。

（3）完善合作方式、工作措施、预期目标和效果评价。

（4）实现中医适宜技术进社区，建立双向转诊绿色通道。

（5）深刻认识医院管理、人才培养、学科建设等教学相长，共同提高的现实意义。

（6）梳理出中医药三级服务网络中有待完善和解决的问题。

（7）落实传统中医药学术思想"治未病"学说在现代社区医疗服务中的预防、保健应用。

（8）倡导中医药的文化精髓中的"医者·仁术；仁者·爱人"精神，加强与患者的沟通，缓解目前紧张的医患关系。

（二）实施方案

（1）争取政府部门的支持。在所在地政府部门、卫生部门的支持下，精诚合作，逐步形成集团化管理的新型模式，发挥县级中医医院的龙头作用。

（2）明确县级中医医院的定位。充分发挥县级医院人力资源和技术资源优势和龙头作用；发挥城市或郊区社区卫生服务中心医疗资源优势。

（3）在县级医院建立如下机构：①社区服务中心便民服务门诊（双向转诊服务门诊），并开辟转诊绿色通道，为社区居民转诊提供方便。②农村合作医疗费用报销点。实现转诊后的患者，就近报销医疗费用，方便群众，减少患者特别是老年患者因报销医疗费带来的旅途劳顿。

（4）在社区卫生服务中心或多村卫生院建立：①县级医院专科专家门诊（业务指导团队），使社区居民在家门口，利用社区卫生的医疗费用，享受县级医院的医疗服务（专家门诊不收取挂号费和诊疗费，但需要优先取得转

诊的医疗资源）。形成社区的全科医疗与县级医院的专科医疗相结合，更好满足患者的医疗需求。②开设联合病房或专科病房，充分利用县级医院引进的专科、专家医疗技术服务团队，利用社区卫生服务中心医疗用房和医疗资源，开设联合病房、康复病房或专科病房，实现医疗资源共享，缓解县级医院因医疗用房严重不足，造成的患者住院难的问题，同时为社区卫生服务中心医疗服务提供了强有力的技术支撑，亦方便社区居民就近医疗。

（5）建立健全社区卫生服务人才培养机制。为社区卫生服务中心免费提供技术培训、进修学习、教学指导，为社区卫生服务早出人才、快出人才，培养复合型的全科人才。成为社区全科医学和临床培训基地，为社区服务全科医学的建设奠定重要基础。

（三）县级中医医院中医药指导作用考核指标

（1）县级中医医疗机构指导社区卫生工作范围。

（2）三级中医医疗服务网络中中医适宜技术项目的参治率。

（3）县级中医医疗机构对社区卫生中医药从业人员的培训工作。

（4）中医质控考核各项指标达标情况。

（5）中医药服务模式、服务理念的认知度。

（6）中医药为社区居民提供安全便捷医疗服务的预期效果。

（7）中医药低廉的费用在降低百姓次均医疗费中的作用。

（8）县级中医医疗机构在传承、创新中医工作中的作用。

（四）县级中医医院中医药指导作用的效益分析

（1）社会效益：①传承几千年古老的中医药文化，发挥承上启下的作用，县级医疗机构对推动中医药事业发展有巨大贡献。②为广大民众提供中医药医疗服务，为人民的健康，民族繁衍、振兴作出贡献。③以中医药独特医疗模式，为缓解当前紧张医患关系，构建和谐社会而努力。

（2）经济效益：简便廉验效的中医药技术项目大大降低国家、政府、个人的医疗费用。

三、县级中医医院中医药指导作用中存在问题及建议

（一）存在问题

（1）对三级医院、二级医院、社区卫生院（包括乡村卫生室）的功能定

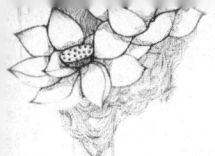

位尚未深刻地认识和转变。社区卫生服务主要体现在六位一体和基本医疗；县级医院给予医疗技术支撑和人才培养。以"低成本，广覆盖"的发展战略，真正缓解百姓"看病难""看病贵"。

（2）对县级医院的技术需求不明确。社区医疗服务的首要发展方向和目标：一是解决常见病、多发病的基本医疗需求。二是深入社区居民、农户家庭，采取联村医生的方式，以预防、保健为主，建立健康档案为基本职能。医疗工作特别是解决疑难病例是二、三级医疗机构的工作目标和任务，即双向转诊，否则就失去了社区综合改革的目的和意义。

（3）社区医生的角色转换还未到位。综合改革前的社区医生，大都是"术业有专攻"的专科医生，短期内还难以适应全科医疗的职能，他们亟待解决的问题是充实全科医学知识和拓展知识面，而不是专科技术的提高。

（4）各级医疗机构还存在着管理理念和服务意识的差异性。各级医疗机构虽然均以"质量、服务、安全、费用"为医院管理的基本要点，但是在具体实践中却各有侧重。社区重在服务，以防病为主，降低医疗费用，缓解"看病难、看病贵"的现实问题，增加百姓的满意度。二、三级医疗机构以治疗为主，重在解决疑难杂症，在提高医疗质量，保障医疗安全的基础上，为百姓提供医疗服务，让患者达到满意的治疗效果。

（5）亟待解决的问题是教育和普及。教育是指社区医生对全科医疗知识的掌握，这需要二、三级医疗机构提供师资和技术的支持，而并非是仅派专家解决疑难病例，否则，就失去了双向转诊的意义。但是对于比较偏远地区，专家深入社区是为方便远郊的患者，让百姓对政府、对医疗机构满意，而并非是为社区卫生医疗产生经济效益，以坚持公立医疗机构的公益性，惠及百姓。

普及是指通过宣传、授课的形式，让二、三级医疗机构的专科专家讲授防病、治病的科普知识、健康教育，提高群众防病意识，减少发病，实现健康、和谐、共赢的社会发展目标。

（二）建议

要发挥县级中医医院中医药指导作用需要解决以下问题：

（1）发展中医事业的配套政策，有待于进一步完善实施。

（2）县级中医医院与农村三级中医药服务网络中的合作机制。

（3）对中医药技术参与社区卫生医疗事业各级组织的扶持力度。

（4）在三级医疗网络中县级医疗机构人力资源和运行成本问题。

（5）集团化管理或技术服务等工作考核机制的建立。

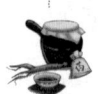

（6）院内外派人员及派驻人员的工作机制问题等。

总之，如何发挥县级中医医院在农村三级中医药卫生服务网络中的作用，是关系到中医药发展的关键环节，是关系到百姓得到中医药服务的重要途径，也是保障人民身体健康，缓解看病难、看病贵，提高广大民众生活质量的重要手段。因此，我们要在工作中不断探索，发挥好县级中医医院在农村三级中医药服务网络中的龙头作用。

本文原载于《中医药管理杂志》，2008年第11期

穴位敷贴对缓解期慢性阻塞性肺疾病患者生活质量的影响

□ 齐昌菊

慢性阻塞性肺疾病（chronic obstructive pulmonary disease，COPD）是一种以不完全可逆性气流受限为特征的疾病，具有病情易反复、进行性加重的临床特点。近年来，COPD发病率不断升高，死亡率在肺系疾病中已仅次于肺癌。本病主要临床表现为咳嗽、咳痰及呼吸困难等，病情加重可致劳动能力丧失，甚至生活不能自理，还可产生抑郁、焦虑症状，严重影响患者生活质量。研究表明，COPD对患者生活质量的影响大于对肺功能的影响。目前，COPD缓解期的治疗方法主要包括有氧运动、呼吸训练及心理治疗等。这些方法虽可在一定程度上改善COPD患者的生存质量，但疗程长，费用高，疗效欠佳。

穴位敷贴是中医传统外治疗法之一，价格低廉，操作简便。本研究观察白芥子散于三伏天穴位敷贴对缓解期COPD患者生活质量的影响，现报道如下。

一、资料与方法

（一）病例选择

纳入标准：符合中华医学会呼吸病学分会慢性阻塞性肺疾病组《慢性阻塞性肺疾病诊治指南》中相关标准，并处于稳定期。

排除标准：年龄 <35 岁或 >85 岁者；合并心、脑、肝、肾、代谢性疾病等慢性活动性病变者；伴有精神疾患者；不能配合或不能坚持治疗者。

（二）一般资料

200例观察对象均为2006年3月—2006年6月我院门诊患者，按随机数字表法分为对照组100例和治疗组100例，对照组脱落4例。治疗组中男性47例，女性53例；年龄35~81岁，平均年龄（63.93±8.80）岁；平均病程（6.28±3.77）年。对照组96例，其中男性41例，女性55例，年龄35~85岁；平均年龄（66.78±9.11）岁；平均病程（6.93±4.46）年。两组基线资料比较，差异无统计学意义（$P>0.05$），具有可比性。

（三）治疗方法

对照组采用西药常规治疗，缓解期根据肺功能采用支气管扩张剂、化痰药物等治疗，发作期采用对症治疗包括抗炎、止咳、平喘等。

治疗组除接受西医常规治疗外，还于三伏天行白芥子散穴位敷贴治疗。中药制备：白芥子散（白芥子、甘遂、延胡索、细辛等各10 g），研成细末过筛目，取生姜汁和药末一起混合调成糊状，制成底面直径2 cm，高1 cm小药饼。穴位选取：双侧肺俞、膈俞、心俞、肾俞。操作：毫针针刺上述背俞穴，得气后即起针，不留针；在针刺处拔小号火罐，以局部皮肤潮红为宜，一般留置5 min；起罐后将药饼外敷于背俞穴，并以医用胶布固定，每次持续6 h。治疗时间为每年夏日头伏、中伏、末伏第1日，连续治疗3年。

（四）观察指标及方法

治疗组和对照组均于每年11月至次年1月通过电话或门诊随访以问卷形式调查生活质量。问卷采用蔡氏COPD生活质量（QOL）评价表。该表包括4类35个项目，其中日常生活能力13项，社会活动情况7项，抑郁症状8项，焦虑症状7项。评分为1~4分，计算出总分、总均分和各因子分。得分越高，表明功能障碍越严重，QOL水平越低。

（五）统计学方法

应用SPSS15.0软件包进行分析，数据以$\bar{x}\pm s$表示，采用t检验进行分析。

二、结果

治疗组 2008 年生活质量总分与 2006 年比较,差异有统计学意义($P<0.05$);治疗组 2007 年总分与上一年比较,差异有统计学意义($^*P<0.05$);治疗组 2008 年与上一年比较,差异无统计学意义($P>0.05$)。治疗组 2008 年计分与对照组同期比较,差异有统计学意义($^\#P<0.05$)。见表 1。

表 1　两组各年生活质量量表总分比较($\bar{x}\pm s$,分)

组别	n	2006 年	2007 年	2008 年
治疗组	100	1.86±0.33	1.59±0.29*	1.49±0.24*#
对照组	96	2.11±0.49	2.03±0.47	1.97±0.47

注:与本组 2006 年比较,$^*P<0.05$;与对照组同期比较,$^\#P<0.05$。

三、讨论

COPD 属于中医学"哮病""喘证""肺胀"等范畴。其病机以肺、脾、肾三脏虚弱为本,痰瘀互结为标。气候转变,寒温失调常常是 COPD 急性发作的诱因。有学者认为,其病理基础为宿痰伏肺,细菌定植是急性加重的根本原因。COPD 患者在急性发作期后,进入缓解期。此时虽症状明显减轻,肺功能仍继续恶化,因此在缓解期进行治疗,能够减少急性发作次数,有效控制病情的发展。

COPD 常于冬季发作,故本研究以治未病思想为指导,采用冬病夏治的治疗方法,应用白芥子散穴位敷贴于三伏天治疗 COPD 缓解期患者。白芥子散中,白芥子温肺、利气豁痰;甘遂温化伏饮、利水逐痰;细辛、延胡索温肺化饮、宣通肺窍;生姜汁温肺通络。全方具辛散温肺、化痰平喘之功。药理研究表明,白芥子提取物有祛痰、抗炎及镇痛的作用;细辛提取物可抑制组胺释放,细辛素、细辛醚可抑制 3-脂氧合酶活性,从而阻断炎性介质白三烯的释放。研究表明,复方白芥子散有拮抗组胺、增强平滑肌收缩的作用,即稳定肥大细胞膜,阻止其脱颗粒释放炎性介质,降低非特异性的气道高反应性。肺俞为肺气输注之处,药物敷贴该穴位可顺畅肺气、清利化痰、定喘止咳;药物敷贴心俞可补益心气而养血;药物敷贴肾俞可补肾纳气;药物敷贴膈俞可活血化瘀。诸穴相配,可益气扶正,标本兼治。

提高生活质量是 COPD 缓解期患者的迫切需求。COPD 生活质量评价表包括躯体、心理、社会功能状态等指标，可全面、客观评价患者的健康状态。本研究结果表明，治疗组2008年生活质量量表总分较2006年降低，差异有统计学意义（*P<0.05），且低于对照组同期总分，差异有统计学意义（#P<0.05）。提示白芥子散穴位敷贴治疗可改善缓解期COPD患者的病情和生活质量。

参考文献

[1] WHITE P. COPD: Challenges and opportunities for primary care[J]. Respiratory Medicine: COPD Update, 2005, 1(2): 43-52.

[2] 邓述恺，杨小琼，李多，等．呼吸训练对慢性阻塞性肺病缓解期患者肺功能的影响[J]. 现代医药卫生, 2007, 23(19): 2853-2854.

[3] VOLL-AANERUD M, EAGAN T M L, WENTZEL-LARSEN T, et al. Respiratory symptoms, COPD severity, and health related quality of life in a general population sample[J]. Respiratory medicine, 2008, 102(3): 399-406.

[4] 中华医学会呼吸病学分会慢性阻塞性肺疾病学组．慢性阻塞性肺疾病诊治指南[J]. 中华结核和呼吸杂志, 2002, 41(9): 67-73.

[5] 方宗君，蔡映云，王丽华，等．慢性阻塞性肺疾病患者生存质量测评表及应用[J]. 现代康复, 2001, 5(7): 7-8, 13.

[6] 荆阳．COPD中医病机"宿痰伏肺"与"细菌阈值"的相关性探讨[J]. 上海中医药杂志, 2008, 42(7): 11-12.

[7] RENNARD, S I. Looking at the patient--approaching the problem of COPD[J].N Engl J Med, 2004, 350(10): 965-966.

[8] 余建伟．白芥子散敷贴穴位治疗支气管哮喘60例疗效观察[J]. 云南中医中药杂志, 2005, 26(5): 28.

[9] 施小敏，唐运涛，董琰，等．自拟复方白芥子散外敷治疗哮喘的实验室研究[J]. 成都中医药大学学报, 2005, 28(3): 28-29, 38.

本文原载于《上海中医药杂志》，2010年第4期

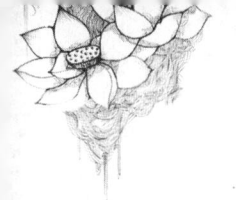

穴位敷贴治疗慢性阻塞性肺疾病的研究进展

□ 齐昌菊 陈 华 沈 乐 葛 谈 赵春燕 齐佳龙

慢性阻塞性肺疾病是临床常见的呼吸系统疾病之一，与中医学"肺胀""喘证""咳嗽"等病相似。穴位敷贴是通过中药对穴位的刺激作用来治疗内在疾病的一种中医外治方法，它多用于慢性阻塞性肺疾病稳定期的治疗，有很好的临床疗效。近年来，全国各地多家医院广泛开展了穴位敷贴防治该类疾病的工作，都取得了良好的临床效果。现将近5年来中国知网发表的穴位敷贴治疗该类疾病的研究综述如下。

一、经穴位敷贴治疗咳喘病的机理研究

（一）中医病因病机研究

传统医学认为，慢性阻塞性肺疾病的发病机理主要为内有伏邪、外因诱发。在"未病先防""既病防变"治未病的思想及"天人相应"整体观念的指导下，采用穴位敷贴的方法可以有效地治疗该病。穴位敷贴一般选在三伏天操作，主要有以下几方面的原因：第一，"三伏"是一年中最炎热的天气，同时也是人体阳气最旺盛的时期，慢性阻塞性肺疾病多处于稳定期，人体正气旺盛，正强邪弱，能够更好地驱邪外出，从而防止这类疾病在冬天发作；第二，天气炎热，人体肌肤腠理开泄，在这个时候运用补益药物或者散寒的药物进行穴位敷贴治疗，可以最大限度地驱散人体内的阴寒之邪，达到"春夏养阳""冬病夏治"的目的。

（二）穴位敷贴的现代机理研究

穴位敷贴是透皮给药的一种方法，临床上应用非常普遍。透皮治疗途径有超出一般给药方法的独特优点，可以避免胃肠道及肝的首过效应，跟口服相比，药物更直接稳定地进入血液，让血药水平维持在治疗有效浓度范围内，药物的生物利用度高，是国际上非常重视的给药途径。临床选用的中药能刺激穴位，使局部温度升高，导致该部位毛细血管扩张，以便中药成分透过皮肤，穿过毛孔，不断地进入淋巴液、血液，从而发挥其药理作用。国内外学者均认为药物作用于人体穴位，穴位的组织结构（包括皮肤、神经、血管、淋巴等）均发生一定的变化，使机体的有关物理、化学感受器受到影响，能够反射性地调整大脑皮层和植物神经系统的功能，通过细胞免疫和体液免疫，增强抗病能力，从而达到防治目的。

二、临床观察

（一）药物选择

王檀等根据体质选方选穴治疗慢性咳喘病 2 000 例，治疗 A 组用阳虚方（白芥子、甘遂、延胡索及皂荚等），治疗 B 组选用湿热方（藿香、防风、川芎、栀子等），采用冬病夏治的方法在三伏天的时候对患者进行治疗，有效率达到 84.30%。谢晟洁等采用药物（白芥子、延胡索、细辛、甘遂等）于夏天行穴位敷贴，结合金匮肾气汤综合治疗支气管哮喘缓解期患者，对改善肺功能 FEV1、FVC 有很好的效果。祁梅采用白芥子、黄芪、红花、半夏、细辛等中药治疗慢性阻塞性肺疾病稳定期 40 例，取得较好的临床效果。冯里等选用白芥子、细辛、甘遂、半夏等药物治疗肺系疾病 180 例，临床有效率达 96.67%。黄剑等用冬病夏治咳喘贴（白芥子、细辛、甘遂、延胡索、生姜）干预反复呼吸道感染 135 例，总有效率为 72.50%。刘蓉通过冬病夏治敷贴治疗支气管哮喘，主药为白芥子、甘遂、延胡索、细辛、麻黄、半夏，临床总有效率达 95.00%。杨湘华等选用白芥子、延胡索、甘遂、细辛、冰片、白芷治疗支气管哮喘 73 例，取得较好的临床疗效。李丽萍等用白芥子、延胡索、甘遂、细辛和冰片（其剂量比例为 1∶1∶0.5∶0.5∶0.1）冬病夏治支气管哮喘 130 例，临床有效率为 80.00%。刘艳采用三伏天穴位敷贴法治疗支气管哮喘缓解期 48 例，总有效率达 98.00%。卢意梅对支气管哮喘缓解期 35 例患者予三伏天穴位敷贴治疗，每伏 1 次，三伏共 3 次，连续治疗 3

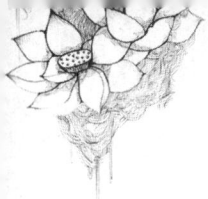

年，总有效率为 97.14%。

从以上文献可以看出，临床选用的敷贴药物多出自清代《张氏医通》的白芥子散，主要以白芥子、细辛、延胡索及甘遂为基础方，再在此基础上根据疾病的分型或者个人的用药特色加入相应药物治疗。虽然均取得很好的临床疗效，但是缺乏规范化的研究。

（二）穴位选择

黄淑丹等对358例阻塞性肺气肿肺气虚型患者运用穴位敷贴，主要是选用肺俞、肾俞、大椎及双侧足三里，总有效率为97.21%。李学明等选用双侧肺俞、膈俞、肾俞穴位敷贴治疗阻塞性肺气肿稳定期患者，总有效率为86.36%。文碧玲等通过对冬病夏治穴位敷贴防治慢性咳喘的现代文献研究发现：常用的腧穴是肺俞、心俞、膈俞、膏肓、大椎、天突、肾俞、脾俞等。胡萍等选用肺俞、脾俞、肾俞、膏肓为基础穴，治疗时辨证加穴，咳嗽明显加大椎、风门，痰多者加中脘、足三里，喘息者加定喘穴，有效率为86.5%。贾红玲等在三伏天进行穴位（天突、膻中、中脘、大椎、肺俞、脾俞、肾俞）敷贴，采用益肺定喘散敷贴穴位治疗支气管哮喘106例，该方法能有效地减少支气管哮喘的发病次数、改善患者的临床症状。侯从岭等选用穴位（肺俞、大椎、定喘、天突、肾俞）敷贴配合督灸治疗慢性阻塞性肺疾病，疗效显著。潘树红等在定喘、肺俞、大椎、肾俞、足三里等穴位中药敷贴治疗慢性阻塞性肺疾病，能使药物直达病所，药力更专，疗效确切。刘艳辉在大椎、天突、定喘、风门、大杼、肺俞、脾俞等穴位敷贴中药治疗小儿哮喘缓解期60例，总有效率达93.33%。李国勤等人运用穴位（肺俞、心俞、膈俞）敷贴治疗慢性阻塞性肺气肿，能改善患者肺通气状况，减轻临床症状。秦晓凤对360例慢性呼吸系统疾病患者穴位敷贴治疗进行了临床观察，发现选用背俞穴疗效优良。

临床敷贴穴位的选择以定喘、大椎、肺俞、心俞、膈俞为主，在此基础上根据辨证、疾病分期，还有辨病或者对症进行穴位加减。最少的选用了6个穴位，一般多选用10个穴位，基础穴位多位于足太阳膀胱经背俞穴上面。

三、问题和展望

综上所述，穴位敷贴的机理研究不完善，应该通过临床经验积累，再反馈到基础研究，了解药物怎么通过受体、经过何种通路作用于靶点。穴位敷贴治疗慢性阻塞性肺疾病临床选用的药物不具有针对性，穴位选择没有较为统一的观点，导致研究缺乏规范性。应该根据辨证论治选出最有效、最合理的敷贴药物及穴位。

穴位敷贴治疗慢性阻塞性肺疾病均有很好的疗效，具有"廉、简、效、能"的特点，适合在基层医院推广应用，具体表现为：①药物价格较为低廉，可以减轻患者的经济负担；②可以防止疾病的复发，做到"未病先防、既病防变"；③操作简易，治疗过程无痛苦，患者接受度高；④可根据患者自身情况进行药物穴位辨证治疗，达到以人为本、治病求本的目的；⑤敷贴药物均来自天然药材，无明显毒副作用。因此，经穴位敷贴治疗咳喘病必然可以受到患者的欢迎。

参考文献

[1] 史锁芳，王德钧，徐静，等．补肺强卫益肾固本方内服配合穴位贴敷防治支气管哮喘的临床观察 [J]．四川中医，2013, 31(1): 98-100.

[2] 王海峰，李素云，王明航，等．中药穴位贴敷治疗慢性阻塞性肺疾病患者临床观察及免疫功能的影响 [J]．中华中医药学刊，2009, 27(6): 1209-1211.

[3] 李江，胡冠雄，程忠，等．中药穴位贴敷防治慢性阻塞性肺疾病复发的临床观察 [J]．中华中医药杂志，2013, 28(6): 1743-1745.

[4] 杜丽娟，李风森，杨惠琴，等．平喘敷贴膏对慢性阻塞性肺疾病患者肺功能及生活质量的影响 [J]．中国实验方剂学杂志，2013, 19(19): 319-322.

[5] 王檀，周高峰，蔡鸿彦，等．冬病夏治按体质选穴穴位敷贴治疗慢性咳喘病临床观察 [J]．吉林中医药，2012, 32(12): 1239-1240.

[6] 谢晟洁，徐凤励，张峻．金匮肾气汤联合冬病夏治穴位贴敷治疗支气管哮喘缓解期 [J]．吉林中医药，2015, 35(1): 37-39.

[7] 祁梅．冬病夏治内外同治法对慢性阻塞性肺疾病稳定期的临床疗效观察 [J]．中医临床研究，2015, 7(6): 29-30.

[8] 冯里，王敏．"冬病夏治"穴位贴敷治疗肺系疾病180例 [J]．实用中医内科杂志，2011, 25(6): 50-51.

[9] 黄剑，许可可．冬病夏治咳喘贴干预反复呼吸道感染临床疗效观察 [J]．中国民间疗法，2015, 23(12): 21-22.

[10] 刘蓉．冬病夏治穴位敷贴治疗与护理支气管哮喘疗效观察 [J]．湖北中医杂志，2014, 36(12): 55.

[11] 杨湘华，郑新平，祝凯．穴位敷贴治疗护理支气管哮喘（肺肾两虚证）的疗效观察 [J]．湖北中医杂志，2014, 36(12): 54.

[12] 李丽萍，包烨华，楚佳梅，等．冬病夏治穴位贴敷防治支气管哮喘130例疗效观察 [J]．中医杂志，2012, 53(4): 307-310.

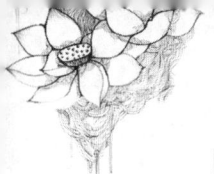

[13] 刘艳, 杜芳. 三伏天穴位贴敷法治疗支气管哮喘缓解期 48 例临床疗效 [J]. 山西医药杂志, 2012, 41(6): 623-624.

[14] 卢意梅. 三伏天穴位贴敷治疗支气管哮喘缓解期 35 例总结 [J]. 湖南中医杂志, 2011, 27(3): 17-19.

[15] 黄淑丹, 杨玉琴. 穴位贴敷治疗肺气虚型慢性阻塞性肺疾病的护理 [J]. 中国中医药现代远程教育, 2012, 10(18): 136.

[16] 李学明, 王克俭. "冬病夏治" 穴位贴敷治疗稳定期慢性阻塞性肺疾病疗效观察 [J]. 山西中医, 2012, 28(2): 10-11, 15.

[17] 文碧玲, 周华, 刘保延, 等. 冬病夏治穴位贴敷疗法防治慢性咳喘穴位处方探析 [J]. 中国针灸, 2010, 30(8): 647-652.

[18] 胡萍. 穴位敷贴治疗慢性支气管炎的临床观察 [J]. 实用中西医结合临床, 2013, 13(9): 50-51.

[19] 贾红玲, 张学伟, 张永臣. 益肺定喘散敷贴穴位治疗支气管哮喘 106 例 [J]. 江西中医药, 2014, 45(1): 28-29.

[20] 侯从岭, 雷小婷, 陈文辉. 穴位贴敷联合督灸治疗慢性阻塞性肺疾病临床研究 [J]. 中医学报, 2014, 29(8): 1109-1111.

[21] 潘树红, 沈晓红, 张阿宏, 等. 穴位贴敷对慢性阻塞性肺疾病的疗效观察 [J]. 医学理论与实践, 2012, 25(21): 2637-2638.

[22] 刘艳辉. 中药穴位敷贴治疗小儿哮喘缓解期 60 例 [J]. 中医儿科杂志, 2015, 11(5): 67-68.

[23] 李国勤, 王蕾, 林英翔, 等. 冬病夏治消喘膏穴位贴敷疗法治疗稳定期慢性阻塞性肺病的随机对照研究 [J]. 中国中西医结合杂志, 2011, 31(9): 1187-1190.

[24] 秦晓凤. 穴位敷贴治疗慢性呼吸系统疾病 360 例临床护理 [J]. 齐鲁护理杂志, 2012, 18(25): 74-75.

本文原载于《中医文献杂志》, 2016 年第 2 期

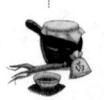

针灸治疗黄褐斑的现状与展望

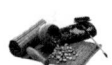

□ 付松松　齐昌菊　沈　乐

黄褐斑是一种常见的获得性面部色素沉着性疾病，损害为黄褐或深褐色斑片，常对称分布于颧颊部，也可累及眶周、前额、上唇和鼻部，斑片边缘一般较清晰。无主观症状和全身不适。西医认为其发病与日晒、遗传因素、月经不调、口服避孕药、妊娠、内分泌系统疾病（如甲状腺功能异常）、睡眠障碍、皮肤抗氧化系统功能失衡等相关。治疗多以脱色剂、遮光剂、化学剥脱药物、维生素等药物及激光等疗法为主，但存在治疗后色素沉着、易复发等问题。黄褐斑在中医学中归属于"面尘""肝斑"范畴，《外科正宗》中记载了"黧黑斑"一词。清代祁坤《外科大成》中记载："黧黑斑多生女子之面，由血弱不华，火燥结成，疑虑不决所致，宜服肾气丸以滋化源，洗玉容散，兼戒忧思方可。"介绍了女性黄褐斑的病因病机及治疗方法。中医学认为，本病病因病机与肝、脾、肾三脏密切相关，肝郁化火、脾虚生湿、肾精亏虚、气滞血瘀致气血失和、颜面失养为其发病的主要因素。近年来，针灸作为绿色疗法越来越多地应用于黄褐斑的临床治疗，并且取得了较好的疗效。现将其治疗现状综述如下。

一、临床研究

（一）针刺治疗

《诸病源候论》曰："五脏六腑十二经血，皆上于面，夫血之行俱荣表里，或痰饮渍脏，或腠理受风，致气血不和，或涩或浊，不能荣于皮肤，故发生黑斑。"针刺治疗黄褐斑，主要是通过穴位经络刺激，调节脏腑气血功能，

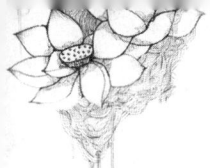

改善机体内分泌紊乱，达到活血化瘀、通经祛斑的作用。临床上应用针刺治疗黄褐斑的报道较多。如沙书娅将122例黄褐斑患者随机分为观察组和对照组各61例，两组均用针灸背俞穴（肺俞、膈俞、肝俞、肾俞）治疗，观察组联合局部围刺治疗；疗程结束后观察组在改善黄褐斑皮损、颜色，调节患者不良心理情绪方面均优于对照组。正如《外科正宗》所谓："黧黑斑者，水亏不能制火，血弱不能华肉，以致火燥结成斑黑，色枯不泽。"沙氏采用背俞穴之肝俞、肾俞，滋肝养肾之阴血，血充华自容，以此达到养荣消斑的作用。陆卫等将94例黄褐斑患者随机分为两组，针刺组予黄褐斑部位局部围刺加体针外关、曲池、合谷、太冲、血海、三阴交；对照组给予口服六味地黄丸联合血府逐瘀胶囊；1个疗程后，针刺组患者（95.74%）的有效率比对照组（78.72%）的高。《备急千金要方》取穴肝经，"太冲主面尘黑"。范红梅等同样将94例黄褐斑患者随机分为辨证针刺组及中药组，3个疗程结束后，辨证针刺组疗效明显优于中药组，且临床不良反应小，便于临床推广和应用。陈坚将68例黄褐斑患者随机分为对照组与研究组，对照组给与皮损部位单纯美容针治疗，研究组在美容针组的基础上加上体针，取穴曲池、足三里、外关、三阴交等治疗，10 d为1个疗程，3个疗程后研究组临床总有效率88.24%，高于对照组的73.30%，并且显著改善患者的身心健康和生活质量。陈友义等采用浮刺法治疗黄褐斑30例，取得较好疗效；认为黄褐斑局部病机与经络瘀阻有关，毫针浮刺可消散面部经络的瘀滞，进而达到消斑目的。韩洪静采用针药结合治疗黄褐斑65例与口服西药氨甲环酸片治疗65例对照，2个月治疗后治疗组总有效率（93.85%）明显高于对照组（73.85%）。表明针药并用除了能调节黄褐斑患者脏腑气血，还能快速活血祛斑，达到美容效果。张薇将120例黄褐斑患者随机分为治疗组60例和对照组60例，治疗组在口服维生素C和维生素E的基础上加用针灸治疗。结果显示：治疗组治愈率为91.70%，对照组治愈率为75.00%。曹庆评认为面部色斑与阳明经脉有着密切关系，采用针灸阳明经穴位（天枢、足三里、阳明腑热，加内庭、曲池）泻法治疗黄褐斑患者45例与口服维生素C作对照，临床的总有效率为82.22%，明显高于西药组的62.50%。"足三里"是胃经穴位，胃经为多气多血的经脉，针刺可健运脾胃，强壮身体，也因此被称为"长寿穴"。吕东等辨证针灸治疗黄褐斑患者30例，认为针灸可内调脏腑阴阳气血，外合皮部刺激，使耗伤之阴血得以培补，失和之颜面气血得以调和，面部黄褐斑亦随之得以祛除。杨春英运用针灸治疗黄褐斑，采用局部围刺，散刺结合体针辨证疗法治疗30例患者，发现年龄越小，无其他伴随疾病的疗效越好。

简小平针刺治疗黄褐斑60例，发现患者年龄越小，临床辨证以肝郁气滞、痰湿内蕴的效果越好。Lakkana Rerksuppaphol 等通过随机对照试验发现，面部针刺配合或不配合体针均可以有效地改善黄褐斑患者的皮损症状。综上，针刺以局部围刺、散刺，加体针辨证治疗黄褐斑有较好的临床疗效。上述文献分析可以看出针刺治疗黄褐斑，可以局部围刺，也可以配合体针辨证选穴，都具有较好临床疗效。我们在临床上采用针刺治疗黄褐斑，多以整体调理为治本，面部围刺、局部针刺为治标，可以取得更为理想的疗效。

（二）艾灸疗法

《医学入门》曰："药之不及，针之不到，必须灸之。"《名医别录》载："艾叶苦辛，无毒，主灸百病。"黄褐斑多因气血不能上荣于面，或气虚血瘀于面所致，发病多与肝、脾、肾三脏关系密切。艾灸能激发人体阳气，温煦络脉，进而达到消斑的目的。张溯等采用神阙穴隔盐灸治疗黄褐斑，认为艾叶性温味辛，入肝、脾、肾三经，故用艾叶作为灸治材料；神阙穴为元气归藏之根，盐入肾，能起温阳补肾之功；隔盐灸神阙穴可温阳益气，使气血上荣于面，从而达到治疗黄褐斑的目的。陈萍等采用艾灸配合耳穴贴压治疗黄褐斑30例，临床疗效确切。武燕等观察口服妥塞敏联合面部温灸治疗黄褐斑的临床疗效，对比中药内服联合中药面膜外敷及西药组加中成药组，临床显效明确，且不良反应较少，值得临床推广。谭杏认为艾灸足三里穴可显著提高D-半乳糖致衰老大鼠的抗氧化能力，在一定程度上延缓机体衰老。由此可知，艾灸黄褐斑局部及邻近穴位有疏通气血，活血化瘀及除斑作用；艾灸使机体阴阳调和，气血旺盛，脏腑功能正常，进而达到消斑的目的。

（三）耳穴疗法

《灵枢·口问》曰："耳者，宗脉之所聚也。"《灵枢·邪气脏腑病形》云："十二经脉，三百六十五络，其气血皆上于目而走空窍……而别气走于耳而为听。"人体十二经脉、三百六十五络之气均上达于耳，因此刺激耳穴能起到疏通经络、调整脏腑、平衡阴阳、调理内分泌的作用。耳穴疗法应用于黄褐斑的治疗在国内外均有报道。《普济方》谓："面上黯，此由凝血在脏。"若肝失条达，气机郁结，气血无以上泛颜面，可出现黄褐斑。故石洪飞将180例肝郁型黄褐斑患者随机分为耳穴按压加耳穴放血组，口服维生素E和维生素C组，以及外用维甲酸软膏组各60例，结果耳穴组能明显改善和减轻黄褐斑患者的皮损面积，同时还能改善患者的肝郁症状。马娜等采用针刺加耳

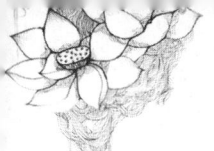

穴贴压磁珠治疗黄褐斑患者 34 例，与口服维生素 E 和维生素 C 对照组相比较，认为前者可使气血充足，面得荣养，从而使得患者临床症状得以改善；同时可调节患者的内分泌功能，纠正下丘脑－垂体－性腺轴紊乱状态，从而降低了血清雌二醇（Estradiol，E_2），黄体生成素（Luteinizing Hormone，LH）水平。任幼红等耳穴注射甲钴胺治疗 76 例黄褐斑患者，耳穴取穴：内分泌、肺、心、三焦、肝、肾，每次每侧耳甲腔选 1 个穴位作为进针点，注射覆盖整个耳甲腔，3 d 一次，10 次为 1 个疗程，结果有效率为 90.80%；认为穴位注射既可激发经络腧穴的功能，又可与药物叠加而加强疗效促进血液循环、改善内分泌，从而使皮肤润滑有光泽，使黄褐斑消退。上述文献显示，通过刺激耳穴，可激发相应经络腧穴，调节机体的内分泌功能，使各脏腑气血调和，达到淡斑的目的。

（四）刺血疗法

刺血疗法是在中医基本理论指导下，通过放血祛除邪气，以达到调和气血、平衡阴阳和恢复正气目的的一种有效治疗方法，适用于"病在血络"的各类疾病。刺血能出恶血、辟浊气、通经络、调气血，因而具有活血化瘀、调和气血、疏通经络的作用。如刘英才等将 120 例女性肝郁气滞型黄褐斑患者随机分为治疗组和对照组，每组 60 例。治疗组采用董氏奇穴刺血疗法治疗（取穴大椎、肺俞、膈俞、肝俞），之后拔罐 3~5 min，每周 1 次，4 次为 1 个疗程，2 个疗程后，与对照组采用常规针刺（取穴阿是、合谷、太冲、三阴交）比较，治疗组总有效率为 95.00%，高于对照组的 81.70%。

（五）穴位注射

穴位注射源于西医的肌内注射法，它是以传统的经络理论为依据，是一种改良的中西医结合针灸技术。进而具有操作简便，疗效确切，不良反应小，应用范围广泛等临床优势，已被广泛应用于临床。穴位注射治疗黄褐斑，中药药物多选取黄芪，丹参，当归；西药有维生素 B_{12} 等。其中，黄芪注射液能够通过抗氧化的作用来抑制生成自由基，清除机体内过量的自由基，减缓脂质过氧化，以此延长细胞的寿命；丹参注射液主要成分为丹参提取物，可有效活血化瘀，凉血消斑；当归注射液则活血补血，散瘀调经。李千采用穴位注射复方当归注射液加中药自制面膜外敷治疗黄褐斑 40 例，选取双侧的肝俞、脾俞、肾俞穴，隔日一次，10 次为 1 个疗程，治疗 2 个疗程，结果有效率为 92.5%。背俞穴为人体脏腑气血输注于背腰部的反应点,肝俞、肾俞有滋肝养肾功能,脾俞健脾养胃、益气养血,配合中药当归补血养血,以达到气血贯通、荣养头面、消除色斑的功效。朱进等采用穴位注射丹参联合中药面膜及左旋维生素 C 外用治疗黄褐斑,选取双侧肝俞、膈俞、脾俞、肾俞穴,分别给与丹参注射液 1 mL;每周 2 次,疗程 12 周,结果有效率为 96.00%。《本草纲目》记载:丹参破宿血、补新血,有"一味丹参,功同四物(汤)"的美誉。《本草汇言》云:"丹参,善治血分,去滞生新,调经顺脉之药也。"谢馥穗采用喘可治穴位注射治疗围绝经期女性黄褐斑,选取足三里、三阴交、肾俞、肝俞、关元。每次每穴注射 1 mL,双侧穴位交替注射。每日 1 次,每周 5 次,共 4 个疗程。治疗结束 1 个月后有效率达 76.96%。同时观察到,此疗法安全可靠,还可降低患者血清性激素水平。由此可见,穴位注射作为改良后的针灸治疗方法之一,集中针刺及药物的双重作用,可促进机体皮肤血液循环及新陈代谢、改善肤色,从而使面部色素逐渐消失。

(六)综合疗法

临床针灸治疗黄褐斑多采用两种以上方法治疗,且取得了较好的效果。如陈茂森等采用雷火灸联合穴位埋线法治疗黄褐斑 72 例,与普通针刺组比较,治疗组患者皮损面积积分、皮损颜色积分均明显改善。雷火灸以针灸经络学说为理论基础,根据中医辨证施治的原则,灸条采用多种药物及艾绒配制而成,点燃之后施以温灸。雷火灸的散寒温经作用加上埋线持续穴位刺激作用能协同发挥治疗效果。殷麟等采用针刺配合雷火灸治疗黄褐斑 39 例,对照组采用口服维生素 C 及维生素 E 治疗,结果患者在皮损面积、皮损颜色,以及雌激素(E_2)、孕激素(P)等指标改善方面均优于对照组。他认为在治疗的同时,也应关注患者的情绪问题,加用神门等穴位,舒畅患者心情,达到更好的治愈效果。朴联友等对 30 例黄褐斑的患者采用飞腾八法针法配合刺血拔罐治疗,总有效率为 96.60%。中医认为,不同时辰人体经脉气血周流的不同,按时选取一组八脉交会穴治疗,可以协调全身阴阳、益气养血、调节冲任、活血化瘀、疏通经络,使气血得以上荣于面,达到消斑目的。顾力采用针刺加刺络拔罐配合王不留行耳穴贴压法临床治疗 66 例黄褐斑患者,疗效显著;并且治疗期间嘱患者保持心情舒畅,减轻压力,合理调理饮食,多吃水果蔬菜补充必要的维生素 E、维生素 C,生活作息规律,避免日光暴晒及滥用化妆品、涂擦外用刺激性药物等。该法简便有效,配合规律生活习惯,临床获效较佳。李振观察中药复方配合刺血拔罐治疗黄褐

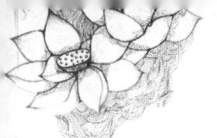

斑46例，与口服维生素C、维生素E及外涂迪维霜对照组比较，总有效率为93.47%，明显高于对照组。他认为该法可增加皮肤营养供应，促进皮肤再生，增强机体的免疫功能，提高红细胞中超氧化物歧化酶（superoxide dismutase，SOD）水平，增加抵抗衰老物质脂褐质的产生，抑制TYR的活性，破坏酪氨酸的氧化过程，防止酪氨酸氧化成黑色素，以达到治疗黄褐斑的目的。周海燕采用中药联合激光治疗黄褐斑患者66例，治疗组在予其开关1 064 nm激光治疗的基础上，给与自拟中药活血化瘀。结果：观察组治疗率明显高于对照组；两组性激素指标水平均较治疗前明显下降，认为激光能降低色素沉着发生，配合中药活血化瘀，以达到消除黑斑的目的。王远庆等采用针刀加埋线法治疗黄褐斑68例，总有效率为97.10%。王氏认为，近年来表皮屏障与黑色素屏障失衡可能导致黄褐斑的产生。因此采用针刀松解颈项部异常的筋节病灶点，缓解卡压的动静脉系统，促使颜面部的供血系统恢复通畅，进而改善黄褐斑的形成。朱玉针刺配合梅花针叩刺治疗面部黄褐斑50例。针刺取阿是穴（皮损区）、曲池、外关、合谷、血海、关元、足三里、三阴交，随症加减；选择大椎及背脊两侧的肺俞、膈俞、肝俞、胃俞等穴位进行梅花针叩刺拔罐，对照组50例采用单纯针刺治疗，取穴同治疗组。结果治疗组总有效率为98.00%。上述文献可见针灸配合雷火灸法、刺络拔罐法、耳穴压丸，以及中药、激光等诸疗法应用于黄褐斑的临床治疗，通过温通经脉，活血化瘀，调和气血，协调脏腑功能，起到消斑美容的效果。

二、机理研究

针灸治疗黄褐斑的机理研究尚未全面开展，文献报道不多。综合已有的研究成果，主要包括以下方面。

史红斐等采用调肝脾针法治疗90例女性黄褐斑患者，与中药组和空白组比较，有效率为90.00%，研究结果也显示，通过以调肝脾针法为基础的针刺治疗，过氧化脂质（Lipid Peroxidation，LPO）水平下降，SOD活性上升，患者氧化与抗氧化失衡得到改善。但是该研究显示黄褐斑与女性激素水平无明显相关性。但是章薇等通过采用围针挂刺法治疗黄褐斑患者，并检测雌三醇（Estriol，E_3）血清水平，发现黄褐斑患者E_3水平显著高于正常范围，与外用脱色剂氢醌霜加服逍遥丸作为对照组相比较，治疗组能明显降低E_3水平，并提高SOD活性。这表明黄褐斑与女性激素水平明显相关，而针刺治疗能显著降低E_3水平。张巧凤等针灸治疗20例成年女性黄褐斑患者，其效果优于西药维生素E和维生素C复合剂，同时认为针灸改善血液流变学可能是其治疗黄褐斑的重要机理之一。李丽红观察到耳针联合艾灸治疗6周后，小鼠血清 SOD 活性明显升高。秦幼平等观察神阙穴敷贴治疗黄褐斑60例，对照组48例，采用维生素 E 治疗。结果显示，神阙穴敷贴通过调节 SOD 和 LPO 的水平来改善黄褐斑患者瘀血状态。上述研究表明，通过针刺或艾灸，穴位敷贴等刺激经络，能有效改善黄褐斑的瘀血状态，还可以提高机体的 SOD 活性，增强抗氧化及解毒消斑能力。

总之，针灸治疗黄褐斑的机理研究尚处于起步阶段，有待于进一步深入开展。初步研究发现平衡氧化与抗氧化功能、改善血液流变学、调节性激素可能是针灸治疗黄褐斑的重要效应机制。

三、结语

黄褐斑的病因及机理目前尚未明确，属于损美性疾病，亦属于"心身疾病"的范畴。病变多集中于面部，目前临床治疗方法多样，很难用单一方法达到治愈。针灸疗法可提高机体免疫力，调整神经、内分泌、免疫系统，除了美化外表，还能防病治病。针灸治疗黄褐斑已经广泛应用于临床研究及机理研究。大量文献报道证实针灸治疗在改善黄褐斑皮肤损害、缓解临床症状、缩短病程，改善患者抑郁及生活质量等方面彰显了其独特的优势，值得临床推广。但也存在一些问题和不足，缺乏严谨合理的临床设计、远期疗效观察等，临床疗效的评价多为主观判断，干预方法和配穴方法仁者见仁。无疑，这就要求我们在以后的临床和研究工作中，在继承传统疗法的优势上，多结合现代科学研究方法开展多中心、大样本的随机对照双盲试验，探索出更加有效、安全、方便的，具有显著社会及经济效益的针灸疗法。同时，医者更应该多呼吁做好黄褐斑的预防工作，做好日常防晒相关的科普知识，中医讲"上工治未病"，预防与治疗同样重要。

参考文献

[1] LEE A Y. Recent progress in melasma pathogenesis[J]. Pigment Cell & Melanoma Research, 2015, 28(6): 648-660.

[2] 卢山. 黄褐斑的中医辨证论治[J]. 现代医药卫生, 2012, 28(14): 2213-2214.

[3] ACHAR A, RATHI S K. Melasma: a clinico-epidemiological study of 312 cases[J]. Indian J Dermatol, 2011, 56(4): 380-382.

[4] WONG J K. Laser treatment of pigmented lesions for asians[J]. Facial Plast Surg Clin N Am, 2011, 19(2): 417-422.

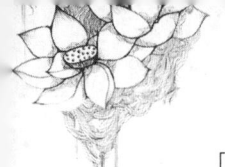

[5] 谢志杰, 郑志昂, 李毓阳. 黄褐斑与甲状腺功能的关系探讨 [J]. 中国热带医学, 2006, 6(5): 851.

[6] 何黎. 黄褐斑治疗中存在的问题及对策: 面部顽固性皮肤病治疗系列讲座四 [J]. 中国美容医学, 2007, 16(7): 995-996.

[7] NOH T K, CHOI S J, CHUNG B Y, et al. Inflammatory features of melasma lesions in Asian skin[J]. The Journal of Dermatology, 2014, 41(9): 788-794.

[8] 沙书娅. 针灸背俞穴联合局部围刺治疗黄褐斑临床研究 [J]. 实用中医药杂志, 2018, 34(3): 365-366.

[9] 陆卫, 陈磊, 黄星卢, 等. 针灸治疗黄褐斑的临床研究进展 [J]. 临床医药文献电子杂志, 2017, 4(24): 4594-4595.

[10] 范红梅, 陈永干, 陈宽业. 针灸治疗黄褐斑临床效果分析 [J]. 转化医学电子杂志, 2016, 3(8): 36.

[11] 陈坚. 针灸治疗黄褐斑68例临床观察 [J]. 深圳中西医结合杂志, 2015, 25(14): 61-62. DOI: 10.16458/j.cnki.1007-0893.2015.14.031.

[12] 陈友义, 张苗. 浮刺法治疗黄褐斑的临床疗效 [J]. 中华医学美学美容杂志, 2013, 19(6): 458-459.

[13] 韩洪静. 针灸配合中药治疗黄褐斑65例 [J]. 中国医疗美容, 2015, 5(1): 124-125.

[14] 张薇. 加用针灸治疗黄褐斑临床观察 [J]. 中医临床研究, 2014, 6(28): 49-50.

[15] 曹庆评. 针灸阳明经穴治疗黄褐斑随机平行对照研究 [J]. 实用中医内科杂志, 2013, 27(7): 150-151.

[16] 吕东, 刘正. 针灸治疗黄褐斑30例临床疗效观察 [J]. 内蒙古中医药, 2013, 32(11): 39-40.

[17] 杨春英, 孙亦农. 面部散刺结合体针治疗黄褐斑30例 [J]. 辽宁中医杂志, 2006, 33(10): 1334-1335.

[18] 简小平. 针刺治疗黄褐斑60例临床观察 [J]. 中医药导报, 2007, 13(9): 54.

[19] RERKSUPPAPHOL L, CHAROENPONG T, RERKSUPPAPHOL S. Randomized clinical trial of facial acupuncture with or without body acupuncture for treatment of melasma[J]. Complement Ther Clin Pract, 2016, 22: 1-7.

[20] 张溯, 段渠, 李俊仪. 神阙穴隔盐灸治疗黄褐斑的机理初探 [J]. 河南中医, 2012, 32(4): 480-481.

[21] 陈萍, 李壮. 艾灸配合耳穴贴压治疗黄褐斑的疗效观察 [J]. 中国美容医学, 2013, 22(12): 1332-1333.

[22] 武燕, 刘茜, 张嫄. 妥塞敏联合面部温灸治疗黄褐斑的临床效果观察 [J]. 重庆医学, 2015, 44(2): 243-245.

[23] SHI H F, XU F, SHI Y, et al. Effect of ear-acupoint pressing and Ear Apex (HX6, 7) bloodletting on hemorheology in chloasma patients with Gan depression pattern[J]. Chinese Journal of Integrative Medicine, 2016, 22(1): 42-48.

[24] 马娜, 梁雪松, 张群. 针刺结合耳穴贴压磁珠治疗女性黄褐斑的临床观察 [J]. 世界中医药, 2017, 12(1): 161-163.

[25] 任幼红, 马炳全, 李杰, 等. 耳穴药物注射治疗黄褐斑76例 [J]. 中国医学文摘（皮肤科学）, 2015, 32(5): 555.

[26] 左常波. 董氏奇穴针灸特色疗法（1）[J]. 中国针灸, 2003, 23(5): 283-286.

[27] 刘英才, 田利军, 许阳阳, 等. 董氏奇穴刺血疗法治疗女性肝郁气滞型黄褐斑的疗效观察 [J]. 上海针灸杂志, 2018, 37(3): 297-299.

[28] 李镁. 穴位注射疗法临床大全 [M]. 北京: 中国中医药出版社, 1996.

[29] 陈玉华, 王海萍, 洪秀瑜, 等. 穴位注射疗法的机制研究进展 [J]. 上海针灸杂志, 2005, 24(11): 44-46.

[30] 李千. 穴位注射加中药面膜外敷治疗黄褐斑疗效观察 [J]. 湖北中医杂志, 2015, 37(5): 59.

[31] 朱进, 叶伟, 李宗超. 穴位注射丹参联合中药面膜及左旋维生素C外用治疗黄褐斑的临床观察 [J]. 中国药房, 2014, 25(23): 2162-2164.

[32] 谢馥穗. 喘可治穴位注射治疗围绝经期女性黄褐斑的临床研究 [D]. 广州: 广州中医药大学, 2018.

[33] 陈茂森, 徐经涛. 雷火灸联合穴位埋线治疗黄褐斑临床疗效观察 [J]. 中医临床研究, 2017, 9(1): 31-33.

[34] 殷麟, 郭慧, 李文林, 等. 针刺结合雷火灸治疗女性黄褐斑的临床研究 [J]. 南京中医药大学学报, 2017, 33(3): 248-251.

[35] 朴联友, 郝广义, 段跃武, 等. 飞腾八法配合刺血拔罐治疗黄褐斑30例 [J]. 中国针灸, 2001, 21(7): 415-416.

[36] 顾立. 针灸加刺络放血、耳穴贴压治疗黄褐斑66例 [J]. 中国民族民间医药, 2011, 20(3): 1-2.

[37] 李振. 中药配合刺血拔罐治疗黄褐斑46例临床观察 [J]. 甘肃中医, 2007, 20(8): 53-54.

[38] 周海燕. 中药联合激光治疗黄褐斑的临床效果及对性激素水平的影响 [J]. 现代中西医结合杂志, 2017, 26(2): 199-201.

[39] 王远庆, 洪蓓敏. 超微针刀松解术联合PGLA微创埋线治疗黄褐斑疗效观察 [J]. 中医临床研究, 2016, 8(14): 20-22.

[40] 宋秀祖, 许爱娥. 黄褐斑: 表皮屏障与黑素屏障失衡 [J]. 国际皮肤性病学杂志, 2012, 38(5): 310-312.

[41] 朱玉. 针刺配合梅花针叩刺治疗黄褐斑50例 [J]. 陕西中医, 2010, 31(4): 476-477, 488.

[42] 史红斐, 徐兵, 郭希超, 等. 调肝脾针法治疗黄褐斑的疗效及女性激素、促黑激素、超氧化物歧化酶、过氧化脂质的观察 [J]. 浙江中医杂志, 2009, 44(1): 52-54.

[43] 章薇, 娄必丹, 龙志江, 等. 围针挂刺法治疗黄褐斑及对血清SOD和E3的影响 [J]. 中国临床医生, 2004, 32(5): 36-37.

[44] 张巧凤. 针灸对成年女性黄褐斑患者血液流变学的影响 [D]. 福州: 福建中医学院, 2003.

[45] 李丽红, 吕明庄, 贺志光. 耳针, 艾灸对衰老模型小鼠自由基代谢的影响 [J]. 中华

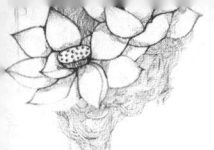

实用中西医杂志, 2003, 16(10): 1422-1423.

[46] 秦幼平, 周光英, 王少敏, 等. 神阙穴贴敷治疗黄褐斑的临床研究[J]. 针刺研究, 1998, 23(2): 109-112.

[47] 廖人燕, 何跃. 针灸治疗面部常见损美性疾病的研究进展[J]. 中国医疗美容, 2016, 6(8): 81-83.

本文原载于《中医临床研究》，2019 年第 29 期

针药并用治疗血瘀寒凝型筋骨病 30 例临床观察

□ 齐昌菊 葛 谈 苏 齐 李 烨 张晶莹 刘秋根

筋骨病是肌肉、骨骼相关的疾患,多由于人体自然退变或因创伤、劳损、感受外邪等而加速其退变形成的一种全身或局部(脊柱、四肢关节等)生理与病理变化相夹杂的衰老性疾病。随着生活节奏的加快和人口老龄化,筋骨病已成为影响人们生活质量的一大因素。颈椎病、腰肌劳损、腰椎间盘突出症、膝骨关节炎、肩周炎等均属此类疾患,属于中医学"骨痿""骨枯""骨痹""颈肩痛""腰背痛"等范畴。临床多表现为人体全身或局部疼痛、肿胀、麻木、活动受限、乏力等,甚者有炎性病变、骨质增生、关节畸形等症状和体征。根据现代医学认识,筋骨病被分为脊柱退行性疾病、骨代谢相关疾病和骨关节病 3 大类。笔者采用针药并用治疗血瘀寒凝型脊柱退行性腰椎病 30 例,收到较好疗效,现报告如下。

一、临床资料

(一)一般资料

60 例均为 2014 年 10 月—2016 年 10 月上海市浦东新区光明中医医院针灸科门诊就诊患者,按随机数字表法分为 2 组,各 30 例。治疗组男 17 例,女 13 例;年龄最小 40 岁,最大 62 岁,平均(53.5±5.7)岁。对照组男 15 例,女 15 例;年龄最小 41 岁,最大 65 岁,平均(51.9±5.5)岁。两组患者性别、年龄、病程比较,差异均无统计学意义($P>0.05$),具有可比性。

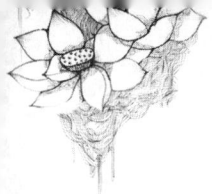

（二）诊断标准

参照《中医内科学》拟定。病史：有腰部外伤、慢性劳损或受寒湿史，病程长，长期腰痛反复发作；症状：腰骶部正中或两侧经常酸痛不适，劳累后加重，休息后缓解；腰痛可伴有或不伴有下肢疼痛或麻木；体征：脊柱侧弯，腰椎生理曲度变直，病变部位棘突旁有压痛。

（三）纳入标准

符合诊断标准，CT确诊为腰椎退行性改变伴骨质增生，中医辨证为血瘀寒凝，临床主要表现为腰部冷痛重着，受寒或阴雨天气症状加重，痛有定处，日轻夜重，转侧不利，舌暗或有瘀斑，脉弦或紧。并能按计划坚持治疗，无语言沟通障碍，并签署知情同意书。

（四）排除标准

①影像学检查为椎体发育异常；②下肢畸形；③有椎体手术病史；④患有风湿性骨关节炎、脊柱结核、感染、肿瘤（原发和继发性）；⑤未按规定治疗，无法判断疗效或资料收集不全等影响疗效或安全性判断者；⑥正在服用其他药物治疗者。

（五）剔除与脱落标准

①凡不符合纳入标准而被误入；②患者依从性差，疗程中自行退出，或同时使用本方案禁止使用的治疗方法，或自行中途更换治疗方法；③发生严重不良反应或并发症，不宜继续接受治疗而被中止观察。

二、治疗方法

（一）对照组

采用针刺治疗。取穴：参照相关文献，选用阿是穴、肾俞、大肠俞、委中、腰阳关、十七椎、命门、血海、膈俞等，若委中穴有静脉迂曲明显的采用刺络拔罐法。具体操作：嘱患者取坐位或俯卧位，75%乙醇常规消毒穴位，使用一次性无菌毫针，按《经络腧穴学》确定穴位的针刺方向、深度，采用爪切进针法进针，得气后局部施以泻法，远端穴位施以补法。局部使用TDP灯照射，拔针后局部拔罐治疗。隔日治疗1次，10次为1个疗程。

（二）治疗组

在对照组治疗的基础上结合身痛逐瘀汤治疗。处方：秦艽 9 g，川芎 6 g，桃仁 6 g，红花 6 g，甘草 6 g，羌活 10 g，没药 10 g，当归 12 g，炒五灵脂 10 g，香附 10 g，牛膝 12 g，地龙 10 g。每日 1 剂，水煎服。

三、疗效观察

（一）观察指标

①疼痛程度评估。运用视觉模拟评分法（visual analogue scale，VAS）对患者进行疼痛程度评估。②观察比较两组临床疗效。

（二）疗效标准

参照《中医病证诊断疗效标准》拟定。治愈：患者疼痛症状基本消失，活动功能恢复正常，能正常进行工作、劳动；好转：患者疼痛程度明显减轻，活动能力有改善，但仍存在活动障碍；无效：疼痛无缓解或加剧，活动能力无改善。

（三）统计学方法

所有数据采用 SPSS21.0 统计软件进行分析，计数等级资料采用秩和检验。计量资料以均数 ± 标准差（$\bar{x} \pm s$）表示，两组数据采用 t 检验。以 $P<0.05$ 为差异有统计学意义。

（四）治疗结果

两组综合疗效比较总有效率治疗组为 96.7%，对照组为 93.3%，两组比较，差异有统计学意义。见表 1。

表 1　两组综合疗效比较

组别	n	治愈/例	好转/例	无效/例	总有效率/%
治疗组	30	21	8	1	96.7*
对照组	30	14	14	2	93.3

注：与对照组比较，*$P<0.05$。

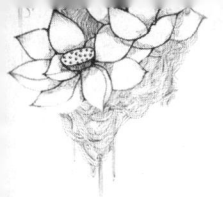

两组治疗前后 VAS 评分比较、两组 VAS 评分治疗前后组内比较，以及治疗后组间比较，差异均有统计学意义。见表2。

表2　两组治疗前后 VAS 评分比较（$\bar{x} \pm s$，分）

组别	n	治疗前	第10日	第20日
治疗组	30	5.61±3.03	3.72±1.40[*#]	2.63±0.90[*#]
对照组	30	5.66±3.09	4.43±1.38[*]	3.63±1.30[*]

注：与本组治疗前比较，[*]$P<0.05$；与对照组治疗后比较，[#]$P<0.05$。

四、讨论

筋骨病是中老年人群的常见病、多发病，是人体自然衰退后出现的全身或局部的疼痛、活动不利、肌肉挛缩的一种病证。现代医学认为环境因素和易感基因的相互作用是发病的关键。随着研究的深入，我们发现脊椎的退行性改变最早是颈椎，大约在20岁左右便出现不同程度的退变，而腰椎的退变在40岁左右便已普遍存在。由于工作和生活的节奏加快，不少人在青中年期就已出现颈椎、腰椎的退变，如椎体小关节的退变、椎间盘膨隆或突出等，致使椎体关节失稳，甚至椎体的滑脱。

筋骨病属于中医学"痹证""痿证"范畴。痹是因为临床表现为疼痛、关节活动障碍。痿是因为肌肉挛缩、肌力下降。多数学者认为"筋伤"与"骨损"互为诱因，最终形成筋骨并损。在治疗上，全国名老中医石仰山认为筋骨病应兼顾气血，分清虚实，不仅要重视整体调摄，调理肝、脾、肾三脏，还要筋骨并重。

风寒湿邪久入脉络，使气血凝滞，王清任认为是"痹证有瘀"，创身痛逐瘀汤方，将祛风除湿与活血化瘀药结合。临床研究发现身痛逐瘀汤具有改善循环、调节机体代谢、抗炎镇痛等效果，结合西药、针灸、推拿等联合治疗能加强疗效，缓解临床症状，更有助于身体的康复。

参考文献

[1] 江建春，邱德华，王敖明，等. 石仰山教授论治慢性筋骨病经验[J]. 中国中医骨伤科杂志，2014，22(2)：67-69.

[2] 孙悦礼，姚敏，崔学军，等. 慢性筋骨病的中医认识与现代理解[J]. 中医杂志，

2014, 55(17): 1447-1451.

[3] 周仲瑛. 中医内科学[M]. 2版. 北京：中国中医药出版社, 2007: 496-502.

[4] 赵宏, 刘志顺, 谢利民, 等.《腰痛针灸临床实践指南》解读[J]. 中国针灸, 2015, 35(10): 1065-1068.

[5] 国家中医药管理局. 中医病证诊断疗效标准[S]. 南京：南京大学出版社, 1994.

[6] TISCHER T, AKTAS T, MILZ S, et al. Detailed pathological changes of human lumbar facet joints L1-L5 in elderly individuals[J]. Eur Spine J, 2006, 15: 308-315.

[7] 田虎, 王素改. 试论王清任活血化瘀法及其成就[J]. 天津中医药大学学报, 2006, 25(4): 204-206.

[8] 喻秋萍, 唐萌芽, 王峥峰, 等. 身痛逐瘀汤治疗腰椎间盘突出症的系统评价[J]. 中医正骨, 2016, 28(6): 24-27.

本文原载于《湖南中医杂志》, 2018年第4期

针药结合治疗肝郁气滞型黄褐斑疗效观察

□ 张小铁 齐昌菊 曹 玲 沈 乐 葛 谈 付松松 孙 璐

黄褐斑为面部的黄褐色色素沉着，好发于育龄期至绝经前的女性，主要表现为额、眉、颊、上唇等处出现局限性淡褐色或褐色斑片，边界清晰，呈对称性分布。本病属于中医学"黧黑斑""黑䵟""面尘"的范畴，患者虽无自觉症状，但因为此病发于面部，妨碍美观且治疗困难，对患者的生活质量有相当大的影响。有数据显示黄褐斑患者中同时患有抑郁症的人数可高达36%，该病易诊难治，严重影响患者的心理健康及社会生活。本研究旨在探究采用局部围刺联合逍遥丸治疗肝郁气滞型黄褐斑患者的临床疗效，现报道如下。

一、资料与方法

（一）一般资料

选取光明中医医院针灸科门诊2018年1月—2019年12月接诊的肝郁气滞型黄褐斑患者76例，均为女性，利用SPSS软件产生随机数，随机分成对照组和观察组，每组38例。对照组年龄25~46岁，平均（36.1±6.6）岁；病程9~63个月，平均（30.3±14.0）个月。观察组年龄24~49岁，平均（38.0±6.5）岁；病程6~72个月，平均（35.3±17.3）个月。本研究通过上海市浦东新区光明中医医院医学伦理委员会审查，伦理审查编号：GMEC-KY-2020043。

（二）诊断和选择标准

参考中国中西医结合学会皮肤性病专业委员会色素病学组制订的《黄褐斑的临床诊断和疗效标准》：①面部淡褐色至深褐色，边界清晰，通常对称分布，无炎症表现及鳞屑；②无明显症状；③女性多发，多为育龄期女性；④病情夏季重，冬季轻；⑤排除其他疾病引起的色素沉着。

肝郁气滞型黄褐斑的诊断标准是：面部弥漫分布的黑褐斑点；伴有情绪烦躁，胸胁胀满，经前乳房胀痛，口苦咽干；舌质红，苔薄，脉弦细。

1. 纳入标准

①年龄20~50岁的女性人群；②符合肝郁气滞黄褐斑诊断标准；③能够执行规定，配合完成干预；④签署知情同意书。

2. 排除标准

①处于妊娠期或哺乳期的患者；②患有严重心脑血管系统疾病者；③患有原发性严重自身免疫性系统疾病、恶性肿瘤者；④对本治疗方案存在禁忌证或不愿配合治疗者。

3. 剔除或脱落标准

①中途主动退出者；②资料不全者；③治疗过程出现严重不良反应或其他并发症者；④自行接受其他治疗方法，影响本研究结果者。

（三）治疗方法

1. 观察组

取穴：①面部皮损区；②体针：肝俞、血海、阳陵泉、三阴交、蠡沟、支沟、外关、天枢、子宫穴。具体操作：根据面部黄褐斑范围及大小，采用华佗牌一次性针灸针（规格：0.18 mm×25.00 mm），沿着皮损区局部围刺5~10针，平刺进针，与皮肤呈15º，深度约10 mm；在皮损区中心垂直刺1针，进针深度为5~8 mm，留针30 min。体针采用华佗牌一次性针灸针（规格：0.30 mm×40.00 mm），垂直进针，深度15~20 mm，提插捻转泻法为主，得气后留针30 min。每周治疗1次，共治疗10次。观察组同时口服逍遥丸（生产厂家：河南省宛西制药；批准文号：国药准字Z41021831；规格：浓缩丸，每瓶360丸，每8丸相当于原药材3 g），一次8丸，一日3次，连续服用2个月。

2. 对照组

口服逍遥丸（生产厂家：河南省宛西制药；批准文号：国药准字Z41021831；规格：浓缩丸，每瓶360丸，每8丸相当于原药材3 g），每次

8丸，每日3次，连续服用2个月。

（四）疗效观察

疗效标准。①临床痊愈：临床症状、体征消失或基本消失，色斑总面积消失>90%，评分法计算治疗后下降指数≥0.8；②显效：临床症状、体征明显改善，肉眼色斑面积消失>60%，颜色明显变淡；③有效：临床症状、体征均有好转，肉眼色斑面积消失>30%，颜色变浅，下降指数≥0.3；④无效：临床症状、体征均无明显改善，甚或加重，肉眼观察斑面积消失<30%，颜色变化不明显，下降指数≤0。

评分方法及标准。①皮损面积评分：0分表示无皮损；1分表示皮损面积<2 cm^2，2分表示皮损面积2~4 cm^2，3分表示皮损面积>4 cm^2。②皮损颜色评分：0分为正常皮肤颜色；1分是浅褐色；2分是褐色；3分是深褐色。总评分=皮损面积评分+皮损颜色评分。减分指数计算方法：减分指数=（治疗前总评分-治疗后总评分）/治疗前总评分。③焦虑情况评价：参照ZUNG制定的焦虑自评量表（Self-rating Anxiety Scale，SAS），两组患者均于治疗前和治疗后对焦虑状况的主观症状及感受进行自我评定。此量表共20个条目，采用4级评分法，"没有"或"偶有"计1分；"有时"计2分；"经常"计3分；"总是如此"计4分。最终总分50分作为焦虑症状分界值，50分以下为无焦虑，50~59分为轻度焦虑，60~69分为中度焦虑，70分以上为严重焦虑。

（五）统计学方法

使用SPSS22.0软件进行统计分析，数据符合正态分布时用（$\bar{x} \pm s$）来描述。两组数据比较，满足正态性，用独立样本 t 检验；干预前后比较，满足正态性，采用配对 t 检验；如不呈正态分布则应用Kruskal-Wallis H秩和检验；计数资料采用[例（%）]表示，组间比较采用Fisher确切概率法。检验水准 $α$=0.05。

二、结果

（一）两组患者一般资料比较

两组患者的年龄、病程资料比较，差异均无统计学意义（P>0.05），具有可比性。见表1。

表1　两组肝郁气滞型黄褐斑患者年龄、病程比较（$\bar{x} \pm s$，分）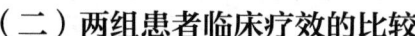

组别	n	年龄/岁	病程/月
对照组	38	36.1±6.6	30.3±14.0
观察组	38	38.0±6.5	35.3±17.3
t		-1.270	-1.380
P		0.210	0.170

（二）两组患者临床疗效的比较

治疗后观察组的总有效率高于对照组，差异具有统计学意义（$P<0.05$）。见表2。

表2　两组肝郁气滞型黄褐斑患者临床疗效比较[例（%）]

组别	n	临床治愈	显效	有效	无效	总有效
对照组	38	6（15.8）	10（26.3）	7（18.4）	15（39.5）	23（60.5）
观察组	38	11（29.0）	12（31.6）	8（21.1）	7（18.4）	31（81.6）
				$P=0.038$		

（三）两组患者治疗前后皮损情况比较

治疗前两组皮损面积评分差异无统计学意义（$P>0.05$），治疗后观察组皮损面积评分低于对照组（$P<0.05$）。治疗前两组皮损颜色评分差异无统计学意义（$P>0.05$），治疗后观察组皮损颜色评分低于对照组（$P>0.05$）。见表3。

表3　治疗前后两组肝郁气滞型黄褐斑患者皮损情况比较（$\bar{x} \pm s$，分）

组别	n	皮损面积评分		皮损颜色评分	
		治疗前	治疗后	治疗前	治疗后
对照组	38	1.84±0.75	0.84±0.37	2.18±0.65	1.13±0.70
观察组	38	1.89±0.69	0.71±0.46	2.37±0.63	0.92±0.67
t		-0.318	1.375	-1.250	1.330
P		0.304	0.006	0.519	0.536

（四）两组患者治疗前后 SAS 评分比较

两组患者治疗前 SAS 评分的差异无统计学意义（$P>0.05$），治疗后观察组的 SAS 评分低于对照组（$P<0.05$），差异具有统计学意义。见表 4。

表 4　治疗前后两组肝郁气滞型黄褐斑患者 SAS 评分比较（$\bar{x}\pm s$，分）

组别	n	治疗前	治疗后
对照组	38	49.08±8.15	29.50±4.56
观察组	38	48.26±7.05	25.58±6.49
t		0.467	3.050
P		0.642	0.003

注：SAS 为焦虑自评量表。

三、讨论

黄褐斑是一种常见的获得性面部色素沉着性疾病，特别强调面部困扰和治疗困难，对患者的生活质量有相当大的影响。目前现代医学关于黄褐斑的病因与发病机制尚不十分清楚，其组织学特征是黑素细胞的活性增强，黑素的产生主要依赖于酪氨酸的存在。多数学者认为其发病与遗传易感性、紫外线照射、性激素水平变化、氧自由基、酪氨酸功能障碍、某些药物及情绪等因素有关。

中医对黄褐斑的认识，最早记载于《灵枢·经脉》，"血不流则毛色不泽，故其面黑如漆柴者""胆足少阳之脉……甚则面微有尘"。其属于"黧黑斑"范畴，古代有"面尘""面黑如黧"等称谓。"有诸内者，必形诸外"，中医学认为，黄褐斑的发生是机体脏腑功能失调，气血运行异常的外在表现，该病与肝、脾、肾三脏功能失调有密切关系，其中情志不遂，肝气郁滞，导致气血不能上荣于面是临床上最常见的病因，如《普济方》曰："面尘脱色，是主肝。"又如《张氏医通》曰："面尘脱色，为肝木失荣。"

针灸治疗黄褐斑已经广泛应用于临床研究及机制研究，相关文献报道证实针灸治疗在改善黄褐斑皮肤损害、缓解临床症状、缩短病程，以及改善患者抑郁及生活质量等方面彰显了其独特的优势。围刺法源于《灵枢·官针》十二节刺中的"扬刺"法，这是一种治疗病灶相对局限、边界较为清晰的多针环刺法。局部围刺法可加快面部血液循环，使气机调畅，促进新细胞生成并将黑色素细胞代谢排出,从根本上改善其面部血液循环,加快色斑色素吸收。体针取穴以肝经、胆经及三焦经为主。肝俞补益肝血;阳陵泉活血疏肝,清利湿热;血海活血化瘀,消斑块;蠡沟为肝经络穴,有疏肝理气、调经止带作用;支沟、外关为手少阳经经穴与足少阳经相表里,疏泻三焦;天枢调理胃肠功能;子宫穴调经以辅助恢复内分泌功能。以上诸穴共奏疏肝解郁,畅达情志的功效。有学者认为,黄褐斑为难治性皮肤病,用膏方治疗,以滋阴补肾、养血活血为基础,随症加减治疗,确有效验。

本方源于宋代《太平惠民和剂局方》中的逍遥散,处方由炙甘草、当归、白茯苓、白芍药、白术、柴胡、生姜、薄荷共八味药组成。方中以柴胡疏肝解郁,当归、白芍养血柔肝,白术、茯苓健脾祛湿,炙甘草益气补中、缓肝之急;其中白芍、白术和茯苓是传统的润泽皮肤、美白的药物,生姜以其辛温而助苓、术和胃,薄荷以其辛凉而助柴胡散郁。全方肝脾并治,气血兼顾,肝郁血虚脾弱之证皆可化裁应用。

本研究中,局部围刺联合逍遥丸治疗肝郁气滞型黄褐斑的总有效率高于对照组,皮损面积评分低于对照组,SAS 评分低于对照组,患者的焦虑情况较对照组改善明显。这一结果表明,相较于单纯使用逍遥丸治疗肝郁气滞型黄褐斑,局部围刺联合逍遥丸的疗效更佳。

综上所述,采用局部围刺联合逍遥丸治疗肝郁气滞型黄褐斑患者的临床疗效确切,此治疗方案值得临床推广。但由于本临床观察指标较为主观,样本量有限,观察时间较短,且缺乏后期随访跟踪报告,未能阐释局部围刺联合逍遥丸治疗肝郁气滞型黄褐斑的作用机制,其治疗机制有待今后进一步研究。

参考文献

[1] 中华中医药学会皮肤科分会,中国医师协会皮肤科医师分会中西医结合专业委员会. 黄褐斑中医治疗专家共识[J]. 中国中西医结合皮肤性病学杂志, 2019, 18(4): 372-374.

[2] SEITé S, DESHAYES P, DRéNO B, et al. Interest of corrective makeup in the management of patients in dermatology[J]. Clinical, Cosmetic and Investigational Dermatology, 2012, 7(5): 123-128.

[3] 中国中西医结合学会皮肤性病专业委员会色素病学组. 黄褐斑的临床诊断和疗效标准(2003 年修订稿)[J]. 中华皮肤科杂志, 2004, 37(7): 52.

[4] 中华中医药学会. 中医皮肤科常见病诊疗指南[M]. 北京:中国中医药出版社, 2012:

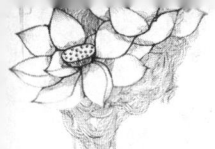

26-28.

[5] ZUNG W W K. A rating instrument for anxiety disorders[J]. Psychosomatics, 1971, 12(6): 371-379.

[6] LEE A Y. Recent progress in melasma pathogenesis[J]. Pigment Cell & Melanoma Research, 2015, 28(6): 648-660.

[7] 赵辨. 中国临床皮肤病学[M]. 南京：江苏科学技术出版社, 2009: 1234-1236.

[8] 中国中西医结合学会皮肤性病专业委员会色素病学组, 中华医学会皮肤性病学分会白癜风研究中心, 中国医师协会皮肤科医师分会色素病工作组. 中国黄褐斑治疗专家共识（2015）[J]. 中华皮肤科杂志, 2016, 49(8): 529-532.

[9] 向云霞, 陈芷枫, 李季. 针灸治疗黄褐斑的临床研究进展[J]. 光明中医, 2015, 30(3): 660-663.

[10] 马卫平. 围刺针法临床应用的研究概况[J]. 中国中医药信息杂志, 2006, 13(9): 97-99.

[11] 李巍群, 王建锋, 张虹亚. 张虹亚运用膏方治疗肝脾失调型黄褐斑经验[J]. 中医药临床杂志, 2019, 31(4): 645-647.

本文原载于《中医临床研究》，2022 年第 10 期

中草药治疗糖尿病并发疖肿 60 例疗效观察

□ 齐昌菊

糖尿病并发疖肿是糖尿病的并发症之一，与糖尿病并发白内障、脑动脉硬化、冠状动脉粥样硬化性心脏病（简称冠心病）、下肢溃疡等并发症相比，发病率较低。由于糖尿病并发疖肿病因尚不能完全阐明，治疗上也缺乏疗效显著的方法。中医学认为，本病多以气阴两虚为本，热毒壅滞为标，在临床治疗中采用益气养阴治本、清热解毒治标的方法疗效显著。本文采用清热解毒为主兼以益气养阴方药治疗糖尿病并发疖肿，疗效满意。

一、临床资料

60 例患者根据世界卫生组织（WHO）1985 年制定的糖尿病诊断标准，诊断为糖尿病并发疖肿。其中男性 26 例，女性 34 例，年龄最大 76 岁，最小 37 岁，平均年龄为 55 岁；糖尿病病程最长 30 年，最短 3 年，平均病程 21 年；糖尿病并发疖肿病程最长为 13 个月，最短 20 天，平均 4 个月；并发冠心病 23 例，白内障 9 例，高脂血症 16 例，末梢神经炎 7 例。

二、治疗方法

根据糖尿病并发疖肿的基本病机，急治其标，在以西药对症处理的基础上，采用五味消毒饮为主方。基本方为：野菊花 15 g，蒲公英 15 g，紫花地丁 15 g，紫背天葵子 15 g，金银花 30 g，黄连 10 g，天花粉 20 g，生地黄 15 g，葛根 15 g；随证加减为：①并发冠心病、心肌缺血，症见心悸、怔忡、胸闷、气短，舌暗苔薄白腻者，加丹参、桂枝、瓜蒌、薤白、川芎、苍术等；②并发高脂血症，症见纳食不香、形体壮盛，苔腻脉弦滑者，加山楂、苍术、红花等；③并发肾功能不全，症见倦怠乏力、呕恶纳呆、皮肤瘙痒、尿少水肿等，加黄芪、五加皮、茯苓等。

三、疗效判定标准

临床治愈：全身疖肿完全消退，空腹血糖在 5.9~6.6 mmol/L，尿糖（－），病情稳定半年以上。

显效：全身疖肿完全消退，空腹血糖 ≤ 7.1 mmol/L，尿糖（－），病情稳定半年以上。

无效：全身疖肿未完全消退，空腹血糖 >8.4 mmol/L，尿糖（＋）及以上，病情不稳定。

四、治疗结果

60 例患者经中草药治疗 1 个月后，治愈 46 例、占 76.67%，显效 11 例、占 18.33%，无效 3 例、占 5.00%，总有效率为 95.00%。

五、讨论

近年来糖尿病的发病率呈逐年递增趋势。糖尿病及其严重的并发症是继心脑血管疾病、恶性肿瘤之后严重威胁人们生命健康的难治性疾病。糖尿病并发疖肿在糖尿病并发症中发病率虽不高，但患病人数众多，尤其常见于形体肥胖的糖尿病患者，素体阴虚与痰湿互结，化热蕴毒，阻滞气血，肉腐成脓。因患者气阴两虚为本，气虚则无力托毒外出，阴虚内热则更助火势，故疾病反复发作，此起彼伏，迁延不愈。本病的西药治疗多从降糖、抗感染着手，治疗疗程长，治愈后容易复发。中医药治疗以益气养阴扶助正气，清热解毒散结消肿以祛散邪气。治标治本，痊愈后不易复发。《医宗金鉴》之五味消毒饮，药用金银花、野菊花、紫花地丁、紫背天葵子、蒲公英，功能清热解毒、消痈散肿，用治火毒结聚的痈疮疖肿，常能药到病除。本文所述方药在五味消毒饮祛邪治标的基础上，辅以黄连清热泻火燥湿解毒，天花粉、生地黄、葛根益气养阴、生津止渴、养阴生津，兼治本虚。全方扶正祛邪兼顾，攻补兼施。在临床治疗中，疗效明显，作用持久，标本兼治，治愈率高，不易复发，取得了较好的疗效，从而也进一步证实了中医、中药在糖尿病及其并发症治疗中的独特优势，具有较高的临床实用价值。

本文原载于《中国中医基础医学杂志》，2000 年第 9 期

中医治未病理论的古代文献梳理及内涵浅析

□ 齐佳龙 齐昌菊 杨 睿 陈 华

近些年，我国把中医药事业的发展提升到国家战略的高度，强调要坚定不移地贯彻预防为主的方针。这既为新形势下我国医药卫生体制的改革指明了目标与方向，也必将极大地促进我国预防医学事业的发展。中医"治未病"对此的重要性不言而喻。

什么是治未病？中国传统医学中的"治未病"理论一般指"未病先防，既病防变，瘥后防复"。即平时注重养生保健，防止病邪入侵；生病以后，及时治疗，防止疾病加重；病愈后注意调理，防止疾病复发。笔者通过阅读古代医家著作，梳理治未病理论形成的历史渊源与内涵，以期能为当代治未病学科的发展提供参考。

一、古代文献中的治未病理论

（一）萌芽于中国传统文化

治未病理论发源于传统文化中的忧患意识，在夏、商、周等时期已有萌芽。《周易》第63卦载："水在火上，既济；君子以思患与预防也。"指事情成功后，要具有忧患意识，预防可能发生的祸患，才能保住胜利成果。

《道德经·七十一章》载："夫惟病病，是以不病。圣人不病，以其病病，是以不病。"即人要知道自己犯过的错误，防止再犯同样的错误，才是正确的做法。《道德经·六十四章》载："其安易持，其未兆易谋，其脆易泮，其微易散。为之于未有，治之于未乱。"意思是，做事情要在它尚未发生以前就处理妥当，治理国政要在祸乱没有产生以前就早做准备。任何事物的出现

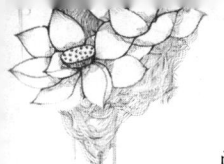

总有自身生成、变化和发展的过程，人们应该了解这一过程，特别注意有可能发生的祸患，并想方设法避免。

东汉时期政论家、史学家荀悦在《申鉴·杂言》中说道："进忠有三术，一曰防，二曰救，三曰戒。先其未然谓之防，发而止之谓之救，行而责之谓之戒。防为上，救次之，戒为下。"意思是，在不好的事情发生之前阻止是上策，不好的事情刚发生时阻止次之，不好的事情发生后再惩戒为下策。这段文字从理论上阐述了事后控制不如事中控制，事中控制不如事前控制的道理。

（二）影响传统中医理论

《难经·七十七难》载："经言上工治未病，中工治已病者，何谓也？然所谓治未病者，见肝之病，则知肝当传之于脾，故先实其脾气，无令得受肝之邪，故曰治未病。中工者，见肝之病，不晓相传，但一心治肝，故曰治已病也。"《难经》的这段话和上文的意思相似，认为治未病指的是"既病防变"。医生能从患者的现有症状中推测出疾病的下一个发展阶段，及时治疗，防止疾病进一步加重。

《韩非子·喻老》和《史记·扁鹊传》都记载了著名医生扁鹊的诊疗故事。扁鹊能够"望色诊病"，在患者还没有出现明显症状的时候就能判断疾病的发展趋势，可惜患者讳疾忌医，耽误了最佳的治疗时机。

中国医学典籍中明确记载的"治未病"理论最早出现于《黄帝内经》。《黄帝内经》中提出了中医治未病的基本理论和实践框架，明确记载"治未病"的有三处。《素问·四气调神大论》载："是故圣人不治已病治未病。不治已乱治未乱，此之谓也。夫病已成而后药之，乱已成而后治之，譬犹渴而穿井，斗而铸锥，不亦晚乎？"这句话提出了"治未病"的思想，阐明了"治未病"的重要性。未病先防，病后防变，对养生保健、防病治病有重要的指导作用，数千年来一直有效地指导着中医学的防治实践。《灵枢·逆顺》载："上工刺其未生者也，其次刺其未盛者也，其次刺其已衰者也……故曰，上工治未病不治已病，此之谓也。"高明的医生，在疾病处于萌芽阶段，症状还不明显的时候，用适当的治疗手段阻止疾病的发生，也就是"未病先防"。《素问·刺热》载："肝热病者，左颊先赤；心热病者，颜先赤；脾热病者，鼻先赤；肺热病者，右颊先赤；肾热病者，颐先赤。病虽未发，见赤色者刺之，名曰治未病。"这里的"治未病"是"既病防变"的意思，即及时截断病邪，阻止疾病传变。

（三）指导中医临床实践

后世医家把治未病理论应用于临床实践，取得了良好的效果。

东汉至唐代，中国传统医学进一步发展，这时期的名著《金匮要略》《千金要方》等都体现了治未病的理论。《金匮要略·脏腑经络先后病脉证第一》载："若人能养慎，不令邪风干忤经络，适中经络，未流传脏腑，即医治之。四肢才觉重滞，即导引、吐纳、针灸、膏摩，勿令九窍闭塞。"平时应慎养形气，不使邪气侵犯经络。如果邪气侵犯了经络，但还没有侵入脏腑，要及时医治。四肢九窍刚刚感觉到沉重滞涩，马上用导引、吐纳、针灸、按摩等方法，也能很快治愈。这段话体现了"未病先防、既病防变"的指导思想，强调了在疾病的初起阶段及时治疗的重要性。唐代孙思邈在《备急千金要方》中提出治疗"未病、欲病、已病"的概念。"上医医未病之病，中医医欲病之病，下医医已病之病"。将疾病分为"未病""欲病""已病"三个层次，能治"未病之病"者，可称为"上医"。"消未起之患，治未病之疾，医之于无事之前"。在祸患还没有兴起时就消除它，在疾病还没有发展到严重阶段时就治愈它，在没有患病之前要进行预防保健。《备急千金要方·养性序》载："性自既善，内外百病皆悉不生，祸乱灾害亦无由作。此养性之大径也。善养性者，则治未病之病，是其义也。德行不克，纵服玉液金丹，亦未能延寿。"平时修身养性，保持身心健康，就不容易生病，也不容易招致灾祸。这是最好的养生方法，也是"治未病"的方法。如果性格不好，吃再好的保健药也起不到延年益寿的作用。

宋代陈无择归纳了先前的病因分类方法，提出了较为全面的"三因学说"，为治未病"未病先防"奠定了理论基础。

元代朱丹溪在《丹溪心法·不治已病治未病论》中说："与其求疗于有病之后，不若摄养于无疾之先，盖疾成而后药者，徒劳而已。是故已病而不治，所以为医家之法；未病而先治，所以明摄生之理……此圣人不治已病治未病之意也。"提倡"未病先治"，要懂得养生之理。

到明清时期，治未病理论发展日益成熟。《温热论》《温病条辨》等都精妙阐述了治未病的理论，并在临床中灵活应用。

清代叶天士在《温热论》中提到，治疗疾病需"务在先安未受邪之地""逐邪务早，先证用药，先安防变"。这是指在患病之后，除了应及时控制病情之外，还应掌握疾病的传变规律，保护人体的正气及未受病邪侵犯的脏腑，防止其发生变化，这也是"既病防变"思想的体现。

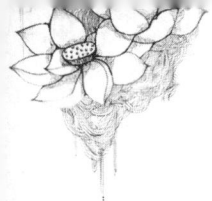

（四）古代文献对当代医学的影响

从以上文献记载可以看出，传统医学对"治未病"理论的阐述，主要集中在"未病先防"和"既病防变"方面，对"病后防复"论述较少。历代医家对"治未病"理论不断地加以研究并运用于实践，创编了五禽戏、八段锦、太极拳等运动，以强身健体、御邪于外。运用针灸、敷贴等方法"冬病夏治"，治疗易复发的季节性疾病。在临床实践中，摒弃"头痛医头，脚痛医脚"的片面诊疗模式，强调要了解疾病的发生发展规律，运用医疗手段及时截断疾病的传变。在身体痊愈后，注意保养身体，预防疾病复发。

在现代，随着我国医疗卫生体制改革和中医药现代化的不断深入，医家、学者和管理者博采众长，最终总结出治未病的内涵是"未病先防、既病防变、病后防复"。

二、治未病理论的内涵浅析

治未病理论包括"未病先防、既病防变、瘥后防复"三个部分。

"未病先防，治在未病之先"。倡导人们首先应认识到顺应四时，顾护并增强人体正气是抗病的根本。相关的中医方法有很多，如《灵枢·病传》记载的导引行气、乔摩、熨、刺、灸烩及饮药等方法。除此之外，还有对七情与饮食致病的预防方法，古今医家均提出了起居有常、适度运动、阴阳平衡、饮食有节、心态平和等方法。当今，"未病先防"的方法主要是建立和完善基层医疗机构"未病先防"的疾病防控体系，为患者树立正确的治未病思想，让患者以积极的心态面对亚健康问题，并要配合饮食和体育锻炼，增强自身的抵抗力和疾病防御能力，从而减少疾病的产生。

对于"既病防变，治在发病之初"，现代相关研究颇多：疾病急性期强力祛邪，应防邪伤正；外感热病须注意防兼夹之邪生变；内伤杂病须掌握脏腑、气血、阴阳等传变规律；运用情志疗法预防情志生变。而"既病防变"思想甚至能用在恶性肿瘤的治疗中，理论包括"把握整体节奏，着力个体治疗，探求精准医疗""改变传统观念，提倡带瘤生存，以人为本""推广中医外治，力求技术改良"等，可以显著改善肿瘤患者的生存质量。

关于"瘥后防复，治在反复之前"，随着现代社会生活节奏的加快、饮食结构的改变、环境污染的加重，慢性病已成为威胁我国居民健康的重要杀手。有些心脑血管疾病、恶性肿瘤和呼吸系统疾病是无法治愈的，只能达到一种稳定的状态。而应对方法包括开展中医的康复养护工作，注意饮食的调护、调畅情志、药食相辅，以达到扶正祛邪的目的，还可以通过针灸、拔罐、锻炼等辅助手段来促进机体气血通畅，使患者早日康复。

总之，无论是在古代文献中总结治未病理论的历史渊源，还是结合当代发展探讨它的内涵，笔者都感受到中医学这一瑰宝的魅力和治未病理论发展的生生不息。国务院《"健康中国2030"规划纲要》《中医药发展战略规划纲要（2016—2030年）》要求以改革创新为动力，预防为主，推行健康生活方式，减少疾病发生，强调早发现、早预防、早诊断、早治疗。而中医治未病正是当前从治到养这一健康新理念的重要组成部分，是中医创新的发力点。中医治未病健康工程能够提升中医的防病治病能力，更好地改善、提高城乡居民体质和健康素养，是国家中医药发展战略规划，推进整体社会"医养结合"的需要，也是中国文化、"中国智造"走向世界和健康产业国际化的需求。

参考文献

[1] 金光亮.《内经》未病概念与"治未病"理论探讨[J]. 北京中医药大学学报，2006，29(12): 804-806.

[2] 王思成. 中医治未病溯源、内涵与应用浅析[J]. 世界中医药，2008，3(1): 43-45.

[3] 孙艳. 论未病先防及中医养生[J]. 云南中医中药杂志，2010，31(2): 91-93.

[4] 钱俊英，雷念东，周爱萍. 未病先防是预防控制疾病的基本指导思想[J]. 陕西中医，2011，32(1): 123-125.

[5] 郝世艳. 未病先防在基层医院健康指导中的运用[J]. 世界最新医学信息文摘，2018，18(78): 177, 183.

[6] 何光明. 张学文既病防变的学术经验[J]. 中国中医基础医学杂志，2018，24(2): 153-154.

[7] 李桐. "既病防变"思想在恶性肿瘤治疗中的应用[J]. 世界最新医学信息文摘，2018，18(72): 238.

[8] 赵扬，谭艳云，王文平，等. 从"未病先防，既病防变，愈后防复"浅谈中医治未病理论[J]. 中国民族民间医药，2017，26(15): 7-9.

本文原载于《中医文献杂志》，2021年第1期

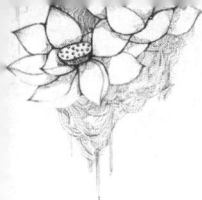

中医综合治疗颈椎病临床疗效观察

□ 刘秋根　葛　谈　齐昌菊　苏　齐　张晶莹

颈椎病又称颈椎综合征，是颈椎骨关节炎、增生性颈椎炎、颈神经根综合征、颈椎间盘突出症的总称，是以退行性病理改变为基础的疾患，多因长期低头工作，感受风寒，年老体虚等所致。随着现代社会电脑和智能手机的普及，颈椎病的发病率越来越高，并呈现年轻化的趋势，笔者在老师的指导下采用针刺配合中药透药综合治疗方法，现报道如下。

一、临床资料

（一）一般资料

100例颈椎病患者均为2015年3月—2016年9月在我院针灸科门诊就诊的患者。所有患者按照随机数字表法分为治疗组50例和对照组50例。治疗组中男性18例，女性32例；年龄21~56岁，平均年龄（42±10）岁；病程7 d~10年，平均病程（3.58±2.32）年。对照组中男性16例，女性34例；年龄18~55岁，平均年龄（44±11）岁；病程10 d~9年，平均病程（3.73±1.72）年。两组患者的性别、年龄及病程经过比较，差异无统计学意义（$P>0.05$），具有可比性。

（二）诊断标准

参照《临床诊疗指南·骨科分册》中的颈椎病诊断标准。

（三）纳入标准

①符合《临床诊疗指南·骨科分册》中颈椎病的诊断标准；②病程至少1周；③自愿签署知情同意书，坚持参加并能完成整个疗程及评价。

（四）排除标准

①不符合纳入标准的；②患有颈部软组织肿瘤、皮肤局部破损、感染等疾病；③合并有严重的心脑血管、肝、肾、血液等系统性疾病者；④治疗期间不能坚持治疗者；⑤有针刺禁忌证的患者。

二、治疗方法

（一）对照组

普通针刺，取穴：风池、颈夹脊、大椎、阿是穴；操作方法：针刺穴位常规消毒后，取 0.35 mm×45.00 mm 不锈钢毫针直刺，并施以平补平泻手法，得气后留针 20 min。针刺得气后，用 G-6805 型电针仪连续波治疗 20 min 并予 TDP（特定电磁波治疗仪）照射局部。治疗时间和疗程同治疗组。针刺结束后嘱咐患者休息，注意保暖。

（二）治疗组

在普通针刺的基础上加用中医定向透药治疗，采用 NPD-4AS 型中医定向透药治疗仪治疗（南京炮苑电子技术研究所有限公司生产）。药方组成为：红花 9 g，透骨草 15 g，伸筋草 10 g，制川乌 10 g，制草乌 15 g，红藤 15 g，冰片 5 g。以上药物加水 400 mL 煎煮 30 min，去除渣取药液待用。患者取俯卧位，暴露颈肩部，将涂有中药液的电极保湿片置于颈肩部酸痛明显的项脊肌处，电流强度以患者能耐受为度，最大强度不应超过 18 mA，每次通电 20 min，每日 1 次，5 次为 1 个疗程。

（三）疗程

每日 1 次，5 次为 1 个疗程，治疗结束后进行疗效评定。

三、治疗效果

（一）观察指标

依据患者自我感觉疼痛的程度，采用视觉模拟评分法（visual analogue scale，VAS），即让患者在评分表中勾选出自己疼痛的分数进行对应评分，0分表示无痛，10分表示患者感受最痛的程度。

（二）疗效评价

参考《中医病证诊断疗效标准》，总有效率＝痊愈率＋显效率＋有效率。

（三）统计学方法

应用 SPSS20.0 统计软件进行统计学分析，计量资料用（$\bar{x} \pm s$）表示，采用 t 检验；计数资料用率或构成比表示，用卡方检验；以 $P<0.05$ 为差异有统计学意义。

（四）治疗结果

1. 治疗前后 VAS 评分比较

见表1。

表1　两组治疗前后 VAS 评分比较（$\bar{x} \pm s$）

组别	时间	n	VAS/ 分
治疗组	治疗前	50	5.16 ± 1.12
	治疗后	50	1.56 ± 0.66*#
对照组	治疗前	50	5.44 ± 1.07
	治疗后	50	2.01 ± 0.63*

注：与同组治疗前比较，*$P<0.01$；与对照组比较，#$P<0.01$。

由表1可知，两组患者治疗前的颈椎病 VAS 评分比较无统计学差异，$P>0.05$，具有可比性；两组治疗后 VAS 评分均较治疗前显著减少（*$P<0.01$），且治疗组治疗后 VAS 评分低于对照组（#$P<0.01$），说明针刺和针刺配合中医定向透药的中医综合治疗方法均明显降低了颈椎病患者的疼痛程度，但是中医综合治疗方法更有效。

2. 两组临床疗效比较

见表2。

表2 两组临床疗效比较

组别	n	治愈	显效	有效	无效	治愈显效率/%	总有效率/%
治疗组	50	18	19	9	4	74	92*
对照组	50	13	16	11	10	58	80

注：与对照组比较，*$P<0.05$。

由表2可知，两组总有效率都比较高，但是治疗组优于对照组（$P<0.05$）；治疗组治愈率和显效率均高于对照组（$P<0.05$），说明针刺配合中医定向透药的中医综合治疗方法有明显的疗效。

四、讨论

颈椎病是由于颈椎骨、关节、韧带等软组织及椎间盘发生退行性变化及其继发病理改变累及神经根、脊髓、椎动脉、交感神经等所引发的相应临床表现，是一种复杂的综合症候群，故又称为颈椎综合征。颈椎病被世界卫生组织（WHO）列为全球"第二大顽症"，据统计，在全球60多亿人口中，颈椎病的患病人群高达9亿。在古代医学文献中并没有神经根型颈椎病之病名，而"痹、麻、强"的临床特征则在很多古代医籍中有相关记载和论述，常见于"骨痹""阴痹""筋痹""项强""头痛""颈背痛"相关条文中。

古代医籍对该病发病机理也有精辟的论述，《诸病源候论·风痹证》云："痹者，风、寒、湿三气杂至，合而为痹，其状肌肉顽厚或疼痛。""颈项强痛，肝肾膀胱病也，三经受风寒湿邪。"《证治准绳·杂病·诸痛门》云："颈项强急之证，多由邪客三阳经也，寒搏则筋急，风搏则筋弛。"在伤科文献中是指筋骨或皮肉挛痛、重着、酸麻等表现为"痹"。故当人体逐渐老化，元阴元阳不足，肝脾肾俱不足，则气血无源，筋骨退化、肌筋弛缓，引发颈椎病。

目前，现代医学尚没有特别有效的方法阻止颈椎退行性改变，使骨质增生逆转及骨刺消失，只能对颈椎病临床出现的症状采用各种对症治疗。

笔者在结合老师临床经验的基础上运用针灸配合中医定向透药的中医综合治疗方法对颈椎病患者进行治疗，取得了较好的疗效。

针灸治疗：众多研究表明，针刺可刺激局部穴位感受器，反射性地降低

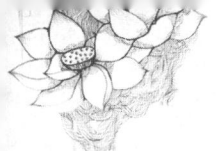

交感神经的兴奋性，促进血循环，缓解痉挛，松解粘连，纠正椎间小关节紊乱等，从而恢复颈椎正常解剖关系和生物力学平衡。取阿是穴、夹脊穴和督脉、手足太阳经、手阳明经穴位为主穴，行平补平泻手法，达到活血通经，活血止痛的功效。

定向透药疗法是一种新兴的中医外治法，将涂有药液的电极板置于患处，促进药液经皮吸收，使作用直达患处。透药方中，红花味辛、性温，归心、肝经，气香行散，入血分，具有活血通经、祛瘀止痛的功效；透骨草味辛、苦，性温，归肝经，有祛风湿、活血舒筋止痛的功效；伸筋草具有祛风散寒、除湿消肿、舒筋活血功效；草乌祛风散寒，渗湿止痛；川乌祛风除湿，温经止痛；红藤消肿散结，理气活血，强筋壮骨健腰膝；冰片辛香走窜，入上药中可加强活血止痛之功效。诸药同用，共奏活血通络、祛寒胜湿止痛之功效。定向透药疗法将传统中医药与医用物理学有机结合，促使药液从患部肌肤直接吸收，具有快速、直透等特点。与传统的给药方式相比，中医定向透药治疗有以下优点：其一，可快速、直接将药物输送到患部，药效更直接；其二，药物通过皮肤吸收，可避免肝脏的首过效应，降低不良反应的发生；其三，药物外透，可减轻口服及注射用药的痛苦；其四，药物局部吸收，可提高药物的生物利用度，从而减少给药次数和剂量。

本研究是将中医的针与药相结合，在老师的指导下运用针刺配合定向透药的中医综合治疗方法治疗颈椎病的初步的探索，取得了理想的疗效。

参考文献

[1] 中华医学会. 临床诊疗指南－骨科分册 [M]. 北京：人民卫生出版社，2009：1.

[2] 国家中医药管理局. 中医病证诊断疗效标准 [S]. 南京：南京大学出版社，1994：201-202.

[3] 周建伟，胡玲香，李宁，等. 针刺推拿综合方案治疗椎动脉型颈椎病的多中心随机对照研究 [J]. 中国针灸，2005，25(4)：227-231.

[4] 蒋振亚，李常度. 杵针大椎八阵穴为主治疗颈椎病的临床观察 [J]. 中国针灸，2001，21(2)：94-96.

[5] 何家义. 中药定向透入治疗腰椎间盘突出症的临床研究 [J]. 药物与人，2014(11)：112.

[6] 郭彦涛，杨少锋，邓博. 辨证分型在中医定向透药治疗腰椎间盘突出症中的应用研究 [J]. 中国中医骨伤科杂志，2014，22(10)：13-15，18.

[7] 潘冰冰，程智刚，杨文茜，等. 药物透皮给药系统研究进展 [J]. 中国实用医药，2009，4(20)：241-244.

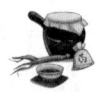

本文原载于《中医临床研究》，2017 年第 29 期

自制悬灸器防治慢性支气管炎30例临床观察

□ 葛 谈 苏 齐 刘秋根 张晶莹 / 指导老师：齐昌菊

慢性支气管炎与人体免疫系统的功能失调有较密切联系，西医对该病急性发作期的治疗有明显的疗效，但对缓解期防治方法不多。《扁鹊心书》载："人无病时常灸，虽未得长生，亦可保百余年寿矣。"有报道显示，悬灸对机体的免疫系统具有双向调节功能，能促使人体的免疫系统处在比较好的状态。笔者（第一作者）在多年临床实践经验的基础上，通过齐昌菊老师的指导，自制悬灸器施行悬灸防治慢性支气管炎30例，取得了较好疗效，现报告如下。

一、临床资料

（一）一般资料

60例为2015年7—10月上海市浦东新区光明中医医院门诊就诊的慢性支气管炎缓解期患者。根据患者先后就诊顺序，按照随机化的原则将其分为治疗组和对照组各30例。治疗组中，男18例，女12例；年龄最小40岁，最大70岁，平均（63.0±5.0）岁；病程最短3年，最长16年，平均（7.6±2.0）年。对照组中，男17例，女13例；年龄最小41岁，最大68岁，平均（61.0±5.0）岁；病程最短2年，最长14年，平均（7.8±2.0）年。参照《中医病证诊断疗效标准》中慢性支气管炎的病情程度划分病情，治疗组病情轻、中、重度分别为8、19、3例，对照组病情轻、中、重度分别为10、18、2例。两组性别、年龄、病情等一般资料比较，差异均无统计学意义（$P>0.05$），具有可比性。

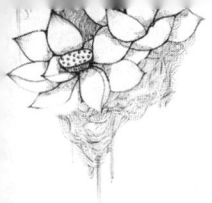

（二）诊断标准

依照"慢性支气管炎临床诊断及疗效判断标准"制定。①咳嗽、咳痰连续2年以上；②每年累计发病或持续至少3个月；③咳嗽、咳痰一般以晨间为明显，咳白色泡沫痰或黏液样痰，加重期亦会有夜间咳嗽；④排除其他原因引起的慢性咳嗽（如肺结核、尘肺、肺脓肿、支气管扩张等）。

（三）纳入标准

①符合上述诊断标准；②年龄在18~75岁之间，性别不限，活动不受限，依从性好，意识清楚，有听、说、读、写及自主支配能力；③好发季节为冬季；④对艾条、艾绒燃烧烟雾无过敏刺激影响；⑤同意纳入研究。

（四）排除标准

①合并严重心肺功能不全或心血管、肾、肺、造血系统等严重原发性疾病及精神病；②过敏体质或对艾条、艾绒燃烧烟雾刺激敏感。

（五）剔除或脱落标准

①无法坚持治疗自行退出；②在治疗期间出现其他疾病不能继续参加研究；③资料不全影响有效性、安全性判断。

二、治疗方法

（一）对照组

采取基础宣教。①健康宣教：了解疾病相关知识、环境、饮食、锻炼、服药等方面的注意事项，纠正不良生活习惯和行为方式；②社会协助：鼓励患者开展适度功能锻炼，如慢走、呼吸肌锻炼。提供相关信息，协助开展力所能及的家务劳动，体现自身价值。

（二）治疗组

在基础宣教的同时，用自制悬灸器施以艾条悬起灸法治疗。取穴：肺俞、膈俞、肾俞，每次施灸时间为10~20 min，以局部皮肤红晕，自觉发热为度。每周2次，8次为1个疗程。1个疗程后评定疗效。

三、疗效观察

（一）观察指标

根据《中药新药临床研究指导原则》中症状、体征分级方法制定出评分标准（重度为 3 分，中度为 2 分，轻度为 1 分，无症状为 0 分），

对患者主要中医证候（咳嗽、咳痰、喘息）进行评分，由专业医师进行测评。

（二）疗效标准

参照"慢性支气管炎临床诊断及疗效判断标准"和《中医病证诊断疗效标准》中慢性支气管炎的疗效标准拟定。治愈：症状完全缓解或消失，不需服用药物治疗，随访 1 年无复发；显效：偶尔发作且症状较前明显减轻者；有效：发作次数减少，症状有所减轻；无效：治疗后症状无改善。

（三）统计学方法

采用 SPSS19.01 统计软件进行数据处理，计量资料采用 t 检验，计数资料采用 χ^2 检验，$P<0.05$ 为差异有统计学意义。

（四）治疗结果

1. 两组综合疗效比较

总有效率治疗组为 90.0%，对照组为 33.0%，两组比较，差异有统计学意义。见表 1。

表 1　两组综合疗效比较

组别	n	治愈/例	显效/例	有效/例	无效/例	总有效率/%
治疗组	30	4	13	10	3	90.0*
对照组	30	0	5	5	20	33.3

注：与对照组比较，*$P<0.05$。

2. 两组治疗前后中医证候积分比较

治疗组治疗后中医证候积分明显低于治疗前，改善优于对照组，差异均有统计学意义。见表 2。

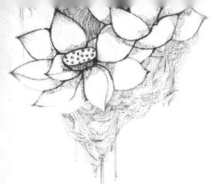

表2 两组治疗前后中医证候积分比较（$\bar{x} \pm s$）

组别	n	治疗前/分	治疗后/分
治疗组	30	0.71±0.35	0.41±0.35*#
对照组	30	0.70±0.27	0.71±0.29

注：与本组治疗前比较，*$P<0.01$；与对照组治疗后比较，#$P<0.01$。

四、讨论

慢性支气管炎是危害人类健康的常见慢性呼吸系统疾病之一。流行病学资料显示，50岁以上者发病率可达15%，其治疗常规住院12 d以上，每日平均费用在200元。慢性支气管炎患者多抗病能力差，易感冒，患者缺乏对疾病的认识，自我防护能力较差。流行病学调查表明，很大一部分患者会在入冬后引发疾病，而在天气变热特别是处于炎热的夏天时患者的症状会得到有效缓解。

慢性支气管炎属中医学"咳嗽""喘证""痰饮"等病证范畴，多因风寒犯肺、风热袭肺、外寒内热导致肺气郁闭、肺失宣降。缓解期多主要反映肺、脾、肾三脏之虚。中医学认为人体阳气具有"卫外而为固"的作用，保持阳气充盛，即可达到"正气存内，邪不可干"预防疾病的目的。作为具有扶阳预防疾病的灸法又名逆灸，所谓逆，高武在《针灸聚英》中解释曰："无病而先针灸曰逆。逆，未至而迎之也。"即指在无病或疾病发生之前预先应用灸法以激发经气、扶助正气、提高抗病能力，预防疾病。在灸法中悬灸具有温阳补气、温经通络、消瘀散结、补中益气等功效且操作简单，易于掌握。现代研究已经证实，艾叶在燃烧的时候所产生的热量，同时也是一种比较有效且适合于人体治疗所需要的红外线物理因子，这其中近红外线占绝大部分。近红外线较远红外线对人体穿透力更强，穿透人体最深可达10 mm，并可以被人体所吸收，使人体内穴位上生物分子的氢键产生受激相干谐振吸收效应，这样就可以为人体的代谢、免疫系统提供所需要的能量。在背部腧穴进行悬灸时所产生近红外线作用在局部相关腧穴上，通过人体经络腧穴系统，能更好地将防治疾病所需要的能量送至病灶处，从而起到防治疾病的作用。中医学认为背部为五脏腧穴汇合之处，胸腹又为五脏之所在，六腑之所裹覆，阴阳经络，脏腑胸腹背，经络相贯，气相通应，故对脏腑疾病的防治大多取背部俞穴。充分利用夏秋之气候比较温热，人体之阳气（尤其素以阳气偏虚之体）得天阳相助，辅以悬灸温热刺激背部腧穴，经人体脏腑经络系统而达到调整人体阴阳，驱散人体内部深伏之邪，使肺主气功能正常升降，脾肾得到温补，最后达到增强人体抗病防病能力的目的，且能有效防止旧病复发。

  本临床观察结果显示，利用自制悬灸器进行悬灸对防治慢性支气管炎的干预效果确切，治疗组疗效明显优于对照组。自制悬灸器是笔者依据指导老师多年临床经验和临床实践应用中探索而来，使用方便、安全、经济，自制悬灸器解放了医师的双手，为患者解决了病痛，降低疾病的复发率，减轻社会和家庭负担，减少不良事件的发生，真正地降低医疗费用，节约国家卫生资源，值得在社区服务中心进一步推广应用。

参考文献

[1] 吴子英. 三伏灸结合中药治疗支气管哮喘缓解期临床研究[J]. 山东中医杂志，2012，31(3)：180-182.

[2] （宋）窦材. 扁鹊心书[M]. 北京：中医古籍出版社，1992.

[3] 张训浩，陈伟. 三伏灸防治支气管哮喘120例[J]. 江西中医药，2013，44(8)：48-49.

[4] 国家中医药管理局. 中医病证诊断疗效标准[S]. 南京：南京大学出版社，1994：165.

[5] 中华医学会呼吸病学分会哮喘学组. 慢性支气管炎临床诊断及疗效判断标准（1979年修订）[J]. 中华结核和呼吸杂志，1980，3(1)：61-62.

[6] 郑筱萸. 中药新药临床研究指导原则[S]. 北京：中国医药科技出版社，2002：210-211.

[7] 张燕萍，王书臣，苗青. 呼吸病中西医结合研究现状评述[J]. 中医杂志，2002，43(3)：168-170.

[8] 展照双，王加锋. 论治未病思想对慢性支气管炎防治的意义[J]. 山东中医杂志，2009，28(3)：147-149.

[9] 刘方土，张安根. 冬病夏治三伏"天灸"疗法[J]. 按摩与导引，2007(10)：42.

[10] 曹烨民，赵小英. 灸法对机体免疫功能影响的研究概况[J]. 湖南中医学院学报，1990，10(3)：185-187.

[11] 洪亚群，唐克乐. 浅析三伏灸疗法的理论与实践[J]. 光明中医，2016，31(17)：2470-2471.

本文原载于《湖南中医杂志》，2017年第10期

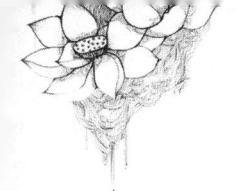

附 录

一、获奖成果

序号	获奖时间	获奖项目	获奖者	奖项级别
1	2009	中医适宜技术在社区卫生服务中心中推广应用的研究	齐昌菊	第二届南汇医学科技三等奖
2	2014	浦东新区中医服务补偿机制研究与应用	齐昌菊	中华中医药学会科技奖
3	2017	中医治未病预防保健指压简明图谱	齐昌菊	上海中西医结合科学技术奖
4	2018	二级中医院服务卫生标准化试点建设研究报告	齐佳龙、齐昌菊、桑　珍、沈远东、黄虞枫、李　静	上海市标准化优秀学术成果奖
5	2018	中医让您更健康——中医药养生保健服务社区巡讲推广公益活动	齐昌菊	上海市科普教育创新奖
6	2019	医者匠心不负韶华，坚定不移砥砺创新	齐昌菊	名医与共和国共成长优胜奖
7	2019	常见传染病中西医防治手册	齐昌菊、李　萍、齐佳龙等	中国民族医药学会科技著作奖
8	2022	伤寒论思维导图	齐昌菊、苏　齐、李　烨、李　萍、齐佳龙	上海市中医药科技著作奖
9	2024	第十一届浦东新区科普讲解大赛	齐昌菊	第十一届浦东新区科普讲解大赛优秀奖

二、出版著作

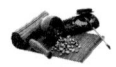

序号	出版书籍	主编	出版社	出版时间	书号（ISBN）
1	中医针灸适宜技术简明图谱	齐昌菊 李荣华	中医古籍出版社	2007年7月	978-7-80174-541-5
2	中医治未病预防保健指压简明图谱	郁东海 齐昌菊	中医古籍出版社	2012年5月	978-7-5152-0154-2
3	社区常见病中医预防保健指南	叶耘 齐昌菊	中医古籍出版社	2014年10月	978-7-5152-0618-9
4	常见传染病中西医防治手册	齐昌菊 李　萍	中医古籍出版社	2018年2月	978-7-5152-1488-7
5	听妈妈讲中药故事（双语手绘版）	陈　华 齐昌菊	中医古籍出版社	2018年8月	978-7-5152-1672-0
6	伤寒论思维导图（中医学习笔记）	齐昌菊 苏　齐	中医古籍出版社	2019年11月	978-7-5152-1797-0
7	临床中医治未病护理适宜技术操作手册	齐昌菊 赵春燕	中医古籍出版社	2021年11月	978-7-5152-1807-6
8	杨氏针灸流派医案医话续编	齐昌菊 付松松	上海科学技术出版社	2022年1月	978-7-5478-5578-2
9	跟医生认识常用穴位（双语手绘版）	陈　华 齐昌菊	中医古籍出版社	2024年1月	978-7-5152-2564-7
10	中医康复护理适宜技术实训手册	齐昌菊 唐　颖 朱　慧	上海科学技术出版社	2024年7月	978-7-5478-6691-7